"十二五"职业教育国家规划教材
经全国职业教育教材审定委员会审定

SHENGLIXUE

生理学

（第3版）

周森林 黄霞丽 主编
叶绍贵 冯润荷 罗小玲 副主编

编 者（以姓氏汉语拼音为序）

陈慧勤（泉州医学高等专科学校）　　　罗小玲（永州职业技术学院）
冯润荷（天津医学高等专科学校）　　　马　玲（永州职业技术学院）
郭　兵（重庆医药高等专科学校）　　　舒　丹（武汉大学医学职业技术学院）
郭　丽（临汾职业技术学院）　　　　　徐筱跃（乐山职业技术学院）
韩玉霞（滨州职业学院）　　　　　　　叶绍贵（遵义医药高等专科学校）
黄霞丽（襄阳职业技术学院）　　　　　张　君（湖南医药学院）
刘艳荣（黑龙江护理高等专科学校）　　周森林（武汉大学医学职业技术学院）

高等教育出版社·北京

内容提要

本书是"十二五"职业教育国家规划教材。全书共分13章，包括绪论、细胞的基本功能、血液、血液循环、呼吸、消化和吸收、能量代谢和体温、肾的排泄、感觉器官的功能、神经系统、内分泌、生殖及人体重要阶段的生理特征。每章内容由学习要点、具体内容和思考题3部分组成。全书贯穿生物－心理－社会医学模式的观念，以护理为主线，图文并茂，图表直观。

本书既是高职高专护理专业及其他相关专业的教材，也可作为广大临床医护工作者的学习参考用书。

图书在版编目（CIP）数据

生理学 / 周森林, 黄霞丽主编. -- 3版. -- 北京：高等教育出版社，2014.7（2015.12重印）
ISBN 978-7-04-040285-8

Ⅰ.①生… Ⅱ.①周… ②黄… Ⅲ.①人体生理学－高等职业教育－教材 Ⅳ.①R33

中国版本图书馆CIP数据核字(2014)第134346号

策划编辑	夏 宇	责任编辑	肖 娴	封面设计	王 琥	版式设计	于 婕
插图绘制	杜晓丹	责任校对	刘 莉	责任印制	尤 静		

出版发行	高等教育出版社	网 址	http://www.hep.edu.cn
社 址	北京市西城区德外大街4号		http://www.hep.com.cn
邮政编码	100120	网上订购	http://www.landraco.com
印 刷	北京京科印刷有限公司		http://www.landraco.com.cn
开 本	787 mm×1092 mm 1/16		
印 张	16.5	版 次	2003年10月第1版
字 数	400千字		2014年 8月第3版
购书热线	010-58581118	印 次	2015年12月第3次印刷
咨询电话	400-810-0598	定 价	28.00元

本书如有缺页、倒页、脱页等质量问题，请到所购图书销售部门联系调换
版权所有 侵权必究
物 料 号 40285-00

出版说明

教材是教学过程的重要载体,加强教材建设是深化职业教育教学改革的有效途径,推进人才培养模式改革的重要条件,也是推动中高职协调发展的基础性工程,对促进现代职业教育体系建设,切实提高职业教育人才培养质量具有十分重要的作用。

为了认真贯彻《教育部关于"十二五"职业教育教材建设的若干意见》(教职成〔2012〕9号),2012年12月,教育部职业教育与成人教育司启动了"十二五"职业教育国家规划教材(高等职业教育部分)的选题立项工作。作为全国最大的职业教育教材出版基地,我社按照"统筹规划,优化结构,锤炼精品,鼓励创新"的原则,完成了立项选题的论证遴选与申报工作。在教育部职业教育与成人教育司随后组织的选题评审中,由我社申报的1 338种选题被确定为"十二五"职业教育国家规划教材立项选题。现在,这批选题相继完成了编写工作,并由全国职业教育教材审定委员会审定通过后,陆续出版。

这批规划教材中,部分为修订版,其前身多为普通高等教育"十一五"国家级规划教材(高职高专)或普通高等教育"十五"国家级规划教材(高职高专),在高等职业教育教学改革进程中不断吐故纳新,在长期的教学实践中接受检验并修改完善,是"锤炼精品"的基础与传承创新的硕果;部分为新编教材,反映了近年来高职院校教学内容与课程体系改革的成果,并对接新的职业标准和新的产业需求,反映新知识、新技术、新工艺和新方法,具有鲜明的时代特色和职教特色。无论是修订版,还是新编版,我社都将发挥自身在数字化教学资源建设方面的优势,为规划教材开发配备数字化教学资源,实现教材的一体化服务。

这批规划教材立项之时,也是国家职业教育专业教学资源库建设项目及国家精品资源共享课建设项目深入开展之际,而专业、课程、教材之间的紧密联系,无疑为融通教改项目、整合优质资源、打造精品力作奠定了基础。我社作为国家专业教学资源库平台建设和资源运营机构及国家精品开放课程项目组织实施单位,将建设成果以系列教材的形式成功申报立项,并在审定通过后陆续推出。这两个系列的规划教材,具有作者队伍强大、教改基础深厚、示范效应显著、配套资源丰富、纸质教材与在线资源一体化设计的鲜明特点,将是职业教育信息化条件下,扩展教学手段和范围,推动教学方式方法变革的重要媒介与典型代表。

出版说明

教学改革无止境,精品教材永追求。我社将在今后一到两年内,集中优势力量,全力以赴,出版好、推广好这批规划教材,力促优质教材进校园、精品资源进课堂,从而更好地服务于高等职业教育教学改革,更好地服务于现代职教体系建设,更好地服务于青年成才。

高等教育出版社

2014年7月

前　言

本书是"十二五"职业教育国家规划教材，是根据教育部、中华人民共和国国家卫生和计划生育委员会关于医学人才的培养目标，力求做到科学性、先进性、启发性、创造性和适用性相结合，在普通高等教育"十一五"国家级规划教材《生理学》第2版的基础上进行修订和编写的。教材在继续保留2007年7月第2版教材风格特色和优点的基础上，力求做到"四个适应"：①适应社会经济发展和人群健康需求变化，护理对象从"病人"扩大到"人的健康"；②适应科学技术的发展，教材内容体现"新"；③适应医学模式的发展，教材内容的选择和构建从传统的"生物医学模式"转变为"生物-心理-社会医学模式"，以人的健康为中心，以护理为主线；④适应医学教育改革发展和职业教育的特点，以学生为主体，注重学生能力的培养，把教材编写成方便学生学习的材料。

编写过程中编者们结合自己的教学经验及参考国内、外著名的生理学教材和文献，精选内容，力求在形式上有所创新，在内容上体现特色。本书介绍生理学的基本理论、基本知识、基本技能，以"必需、够用"为度，同时注意新知识、新观念的引入。因此，本书内容有助于学生对基本理论、基本知识、基本技能的学习和培养。全书图文并茂，图表直观，以生物-心理-社会医学模式的观念进行编写，尤其在各器官、系统生命活动调节中介绍心理、社会因素对人体的影响，这些有利于学生对生理学重点、难点知识的学习与掌握。

由于我们的水平有限，书中难免存有错误或不当之处，恳请广大师生和读者批评、指正。

周森林　黄霞丽
2014年4月于武昌

目 录

第一章　绪论 ································· 1
　第一节　概述 ··································· 1
　第二节　生命活动的基本特征 ····· 2
　第三节　机体的内环境与稳态 ····· 5
　第四节　人体生理功能的调节 ····· 7

第二章　细胞的基本功能 ··········· 10
　第一节　细胞膜的基本结构和
　　　　　物质转运功能 ··················· 10
　第二节　细胞的跨膜信号转导
　　　　　功能 ································· 16
　第三节　细胞的生物电现象 ······· 18
　第四节　肌细胞的收缩功能 ······· 23

第三章　血液 ································ 31
　第一节　概述 ································· 31
　第二节　血细胞 ···························· 34
　第三节　生理性止血和纤维
　　　　　蛋白溶解 ·························· 38
　第四节　血型与输血 ···················· 43

第四章　血液循环 ······················· 47
　第一节　心脏的功能 ···················· 47
　第二节　血管生理 ························ 58
　第三节　心血管活动的调节 ······· 68
　第四节　器官循环 ························ 74

第五章　呼吸 ································ 78
　第一节　肺通气 ···························· 79
　第二节　呼吸气体的交换 ············ 86
　第三节　气体在血液中的运输 ···· 88
　第四节　呼吸运动的调节 ············ 92

第六章　消化和吸收 ··················· 97
　第一节　概述 ································· 97
　第二节　口腔内消化 ·················· 101
　第三节　胃内消化 ······················ 103
　第四节　小肠内消化 ·················· 109
　第五节　大肠的功能 ·················· 112
　第六节　吸收 ······························· 114

第七章　能量代谢和体温 ········· 118
　第一节　能量代谢 ······················ 118
　第二节　体温及其调节 ·············· 123

第八章　肾的排泄 ····················· 129
　第一节　肾的结构和血液循环
　　　　　特点 ······························· 129
　第二节　肾的泌尿过程 ·············· 131
　第三节　尿液的浓缩和稀释作用 ······· 141
　第四节　肾泌尿功能的调节 ······ 144
　第五节　清除率 ·························· 147
　第六节　尿液及其排放 ·············· 148

第九章 感觉器官的功能 ·········· 151

- 第一节 概述 ·········· 151
- 第二节 视觉器官 ·········· 152
- 第三节 听觉器官 ·········· 160
- 第四节 前庭器官 ·········· 164
- 第五节 其他感觉器官 ·········· 167

第十章 神经系统 ·········· 168

- 第一节 神经系统功能活动的基本原理 ·········· 168
- 第二节 神经系统的感觉功能 ·········· 178
- 第三节 神经系统对躯体运动的调节 ·········· 183
- 第四节 神经系统对内脏活动的调节 ·········· 191
- 第五节 脑的高级功能和脑电图 ·········· 196

第十一章 内分泌 ·········· 205

- 第一节 激素的概述 ·········· 205
- 第二节 下丘脑-垂体的内分泌 ·········· 210
- 第三节 甲状腺的内分泌 ·········· 214
- 第四节 肾上腺的内分泌 ·········· 218
- 第五节 胰岛 ·········· 222
- 第六节 甲状旁腺和甲状腺C细胞 ·········· 224
- 第七节 其他内分泌腺 ·········· 226

第十二章 生殖 ·········· 228

- 第一节 男性生殖功能与调节 ·········· 228
- 第二节 女性生殖功能与调节 ·········· 231

第十三章 人体重要阶段的生理特征 ·········· 240

- 第一节 青春期 ·········· 240
- 第二节 更年期 ·········· 244
- 第三节 老年期 ·········· 246
- 第四节 衰老与死亡 ·········· 249

参考文献 ·········· 252

第一章 绪 论

> **学习要点：**
> 1. 掌握生理学的基本观点和兴奋、兴奋性、反应、反射、机体内环境及内环境稳态、神经调节、体液调节、自身调节、反馈调节、负反馈、正反馈、前馈等主要概念。
> 2. 熟悉生命活动过程中机体与环境之间的联系以及对立统一的规律。
> 3. 了解人体生理学与临床医学、护理学之间的关系。

第一节 概 述

一、生理学的研究对象和任务

生理学（physiology）是生物科学的一个分支，是研究生物体生命活动规律的科学，也就是以生物机体的生命活动现象和机体各个组成部分的功能为研究对象的一门科学。根据研究对象的不同，生理学可分为植物生理学、动物生理学和人体生理学。人体生理学就是要研究构成人体各个系统的器官和细胞的正常活动过程，特别是各个器官、细胞功能的内部机制，不同细胞、器官、系统之间的相互联系和相互作用，从而使人们认识人体作为一个整体，其各部分的功能活动如何互相协调、互相制约，在复杂变化的环境中维持正常的生命活动过程。

生理学是一门实验性科学，生理学知识来源于实践，也就是说生理学知识主要是通过实验研究获得的。以科学实验研究为特征的近代生理学是从 17 世纪开始的。在此之前，我国和其他国家都有一些经典医学著作对人体器官的生理功能进行描述，但这些描述仅是通过尸体解剖和动物活体解剖对身体器官功能的一些推测。直到 17 世纪初，英国医生哈维（William Harvey, 1578—1657）用动物活体实验的方法，第一次科学地阐明了血液循环的途径和规律，证明心脏是循环系统的中心，血液由心脏射入动脉，再由静脉回流心脏，不断循环，并于 1628 年正式出版了《心与血的运动》一书，这是历史上第一本基于实验证据的生理学著作，它揭开了科学研究生命活动的序幕。因此，哈维被公认为是近代生理学的奠基人。几百年来，生理学随着其他自然科学技术的发展而不断进步，并互相促进，尤其是当今新技术的应用，促进了现代生理学研究实验技术、手段、方法的改进和提高，人类揭示生命活动的规律更客观和日益深入，研究的手段更先进、方法更科学，生理学知识和理论得到不断的更新和发展。

二、生理学研究的三个水平

人体是由各种器官和系统组成,各种器官和系统又由不同的组织和细胞组成。由于人体的结构与功能极为复杂,在研究生命活动变化规律,探讨人体生理作用发生机制及环境条件对机体功能的影响时,需要从各个不同的角度提出问题进行研究。根据研究的层次不同,生理学的研究可分为三个水平:即细胞和分子水平的研究;器官和系统水平的研究;整体水平的研究。各器官的功能都是由构成该器官的各种细胞特性决定的,而细胞生理特性又是由构成细胞的分子特别是生物大分子的物理和化学特性决定的。在整体情况下,体内各器官、系统之间相互联系和相互影响,各种功能相互协调,使机体成为一个完整的整体,在变化的环境中维持正常生命活动。上述三个水平的研究不是孤立的,而是互相联系、互相补充。因此学习生理学时,要用发展的、联系的、对立统一的观点来认识生命活动规律。

生理学是一门重要医学基础课程,它与基础医学其他各科有着紧密的联系,是临床医学和护理学的基础。只有在了解正常人体各组成部分生理功能的基础上,才能理解在疾病情况下身体某个或某些部分发生的变化,器官在疾病时发生的功能变化,以及功能变化与形态变化之间的关系,某个器官的疾病如何影响到其他器官甚至整个机体,等等。在长期与疾病作斗争的过程中,人们用积累起来的生理学知识指导临床医疗和护理实践。同样,在临床医疗和护理实践过程中又不断地对生理学研究提出新的课题,从而不断丰富和发展生理学知识。

第二节 生命活动的基本特征

从单细胞生物体到各种多细胞低等或高等动物,尽管他们生命活动的现象各异,功能千差万别,但通过研究发现生命现象表现至少有四种基本形式:即新陈代谢、兴奋性、适应性和生殖,它们是一切生物体包括人体生命活动的基本特征。

一、新陈代谢

新陈代谢(metabolism)就是指生物体与外界环境之间的物质交换和能量交换,以及生物体内部的物质变化和能量转变的过程。概括地说就是生物体的新老交替,不断自我更新。新陈代谢包括同化作用和异化作用两个方面。机体从外界环境中摄取营养物质,合成自身物质,同时伴随着能量的储存称为同化作用;另一方面机体不断地分解自身物质,释放出能量供给机体生命活动的需要,并将代谢产物排出体外,称为异化作用。在新陈代谢的过程中伴随着物质的合成与分解,在物质代谢的过程中伴随着能量的储存、转移、释放和利用。因此,在新陈代谢过程中物质代谢与能量代谢是不可分割地联系在一起。机体表现出生长、发育、运动、分泌、生殖等生命活动都是建立在新陈代谢基础上的。新陈代谢一旦停止,生命也就立即终止。

二、兴奋性

生物体具有对刺激发生反应的能力或特性,称为**兴奋性**(excitability)。它使生物体对环境条件的变化发生相应的反应,是生物体生存的必要条件。和新陈代谢一样,兴奋性是机体生命活动的基本特征之一。

(一) 刺激与反应

人体生活在千变万化的环境中,变化的环境条件对人体产生作用,影响人体的功能活动。生理学上,把能引起机体发生反应的内外环境变化称为**刺激**(stimulus)。按照刺激的性质不同,可以将刺激分为:①物理刺激:声、光、电、机械、温度等。②化学刺激:酸、碱、盐各种化学物质等。③生物刺激:细菌、病毒、病原微生物等。④社会心理性刺激:情绪波动、战争、灾害以及社会变革等。

在刺激的作用下人体发生内部和外部功能活动的改变,称为**反应**(reaction)。任何组织或细胞对刺激发生反应有两种不同的形式:一种为由相对静止变为活动状态或活动状态的加强,称为**兴奋**(excitation)。另一种是由活动变为相对静止状态或活动状态的减弱,称为**抑制**(inhibition)。机体受到刺激后发生的反应无论是兴奋或抑制都是功能活动状态发生改变的形式,如正常人体运动时心率加快,运动停止后心率逐渐减慢到恢复正常。

刺激引起机体发生反应,除了机体必须具有兴奋性之外还应具备三个条件:①刺激强度。②刺激时间。③刺激强度 - 时间变化率。这三个条件中各要素大小、长短组合不同,可以产生各种各样的刺激。并且这三种要素并不是一个固定值,它们可以相互影响。在生理学实验研究中,通常用电刺激作为人工刺激,这是因为用各种电子刺激仪器来进行电刺激时,它们的强度、时间和强度 - 时间变化率容易控制和改变。在一般情况下,能够引起组织兴奋的电刺激既不造成组织损伤,又可重复使用。如果刺激的作用时间和强度 - 时间变化率固定不变,从小到大逐步加大刺激强度,而能引起组织或细胞发生反应的最小刺激强度称为**阈强度**,又称为**阈值**(threshold)。因此,刺激又根据刺激强度的不同分为**阈刺激**(threshold stimulus)、**阈下刺激**和**阈上刺激**。刺激强度等于阈值的刺激称为阈刺激(threshold stimulus)。同理,刺激强度小于阈值的刺激称为**阈下刺激**,刺激强度大于阈值的刺激称为**阈上刺激**。不同的组织细胞或同一组织细胞在不同的状态下其阈值会不相同,所以阈值是衡量组织或细胞兴奋性高低的重要指标。阈值的大小与组织兴奋性的高低呈反变关系,即阈值愈小,组织兴奋性愈高,对刺激反应愈灵敏;反之,阈值愈大,组织兴奋性愈低,对刺激的反应愈迟钝。

当强度 - 时间变化率固定不变时,引起组织兴奋所需的最小刺激强度和刺激持续时间在一定范围内互呈反变关系。当延长刺激时间时,可降低刺激强度。但是刺激持续时间超过一定限度时,时间因素就不再影响刺激强度,那么无论刺激持续多长时间,也必须有一个最小的基本强度(基强度)才能引起组织兴奋。反之,如果增加刺激强度,则可缩短刺激持续时间,但刺激强度无论多大,也必须有一个最短的基本作用时间(时值)。否则,即使再大的刺激强度也不能引起组织兴奋(图1-1)。

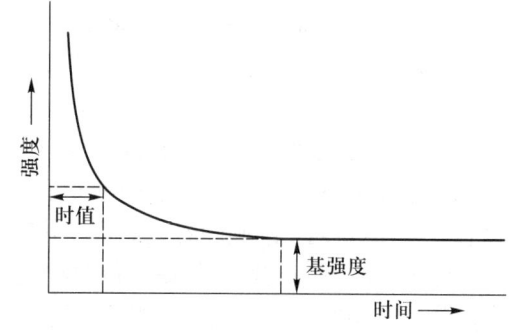

图1-1 可兴奋组织的强度 - 时间曲线

因此,在临床实践中,常采用100 kHz以上的高频电流进行电疗,由于频率太高,每次刺激的持续时间太短,尽管强度很大,却不能引起组织反应,而只能产生热效应,起到温热治疗的作用。

(二) 可兴奋组织及其兴奋性的变化

各种组织或细胞兴奋性高低不同,兴奋后其功能活动的外部表现也不相同。一般神经和肌细胞及某些腺细胞表现出较高的兴奋性,这就是说它们只需接受较小强度的刺激,就能表现出某种形式的反应。因此,习惯上称它们为可兴奋细胞或可兴奋组织。如肌细胞表现出机械收缩,腺细胞表现出分泌活动,神经细胞在受刺激兴奋时虽无肉眼可见的外部反应,但可记录出**动作电位(action potential)**的产生,而且动作电位是大多数可兴奋细胞受刺激时共有的特征性表现,是细胞表现其功能活动的前提或触发因素。因此兴奋性又可理解为细胞在受刺激时产生动作电位的能力,动作电位的产生才是兴奋。

可兴奋组织或细胞受到一次刺激后,在兴奋及其后的短时间内,其兴奋性将经历一系列有规律的变化,如图1-2。

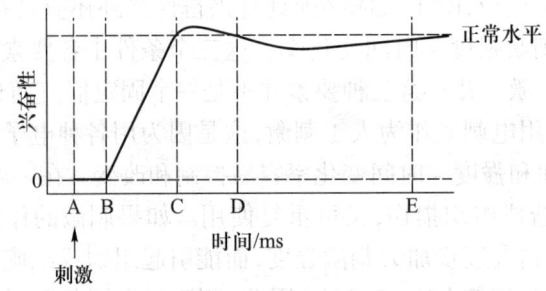

图1-2 组织兴奋及其恢复过程中兴奋性的变化
A—B. 绝对不应期；B—C. 相对不应期；C—D. 超常期；D—E. 低常期

(1) **绝对不应期(absolute refractory period)**:此期兴奋性降低到零,任何强大的刺激都不会引起细胞再次兴奋。

(2) **相对不应期(relative refractory period)**:此期兴奋性逐渐恢复,但仍低于正常,刺激强度必须大于阈值才有可能引起细胞兴奋。

(3) **超常期(supranormal period)**:此期兴奋性略高于正常,给予一定强度的阈下刺激也有可能引起细胞再次兴奋。

(4) **低常期(subnormal period)**:此期兴奋性低于正常,这段时间内要使组织兴奋,刺激强度必须大于阈值。此后,细胞的兴奋性恢复到原来静息时的正常水平。

组织兴奋时,以上各期持续的时间随不同组织细胞而异,所经历的时间也很短,这种兴奋性的变化规律在可兴奋细胞中普遍存在。如神经纤维和骨骼肌细胞的绝对不应期为0.5~2.0 ms,而心肌细胞的绝对不应期可长达200 ms左右。其他各期时程也因组织不同而存有差异,但是同一细胞随着它们机能状态不同其兴奋性也有很大的差异。正常情况下,绝对不应期的时程与动作电位锋电位时程相当。绝对不应期的长短决定了组织、细胞两次兴奋的最短时间间隔。也就是说组织细胞在兴奋的绝对不应期内无论给予多大强度的刺激,该组织或细胞不可能在该期内产生动作电位的融合。

三、适应性

动物或人体所处的环境包括大气、气压、温度、湿度等,无时不在发生着变化。在环境的影响下,机体在长期的进化过程中逐渐形成一种特殊的、适合自身生存的反应方式。机体按环境条件的变化调整自身生理功能的过程称为**适应**(adaption)。机体根据外环境变化调整体内各种活动,以适应变化的能力称为**适应性**(adaptability)。适应分为生理性适应和行为性适应两种。

(1) 生理性适应:如长期居住在高原地区的人,其红细胞数和血红蛋白含量远远超过居住在平原地区的人,这样就增加了血液运氧的能力,以适应高原缺氧的生存需要;又如在强光照射下,瞳孔缩小以减少进入眼内的光线,使视网膜免遭损伤。这些都属生理性适应。

(2) 行为性适应:寒冷时人们通过添衣和取暖活动来抵御严寒;动物的趋热活动。这些都属行为性适应。

四、生殖

生殖(reproduction)是指生物体生长、发育成熟后,能够产生与自己相似的新个体,以延续种系的生命过程。单细胞生物通过一个亲代细胞分裂为两个子代细胞来完成生殖过程。高等动物或人则通过雄性、雌性的生殖细胞结合,以生成子代个体。虽然生殖功能对于机体内环境稳态和机体生存的维持并非绝对需要,但一切生物个体的生命是有限的,只有通过生殖过程进行自我复制和繁殖,才能达到种系的延续。因此,生殖也是生物体区别于非生物体的生命活动基本特征之一。人类的生殖活动较复杂,随着科学进步,现已不仅是一个生物学问题,而且涉及社会科学诸多方面。

第三节 机体的内环境与稳态

一、机体的内环境

(一) 体液及其组成

人体内的液体总称为**体液**(body fluid)。正常成年人体液的总量约占体重的60%。体液的分布可分两大部分(图1-3)。分布于细胞内的称为细胞内液,约占体重的40%;分布于细胞外的称为细胞外液,约占体重的20%,其中血浆约占体重的5%,组织液、淋巴液和脑脊液共占体重的15%。

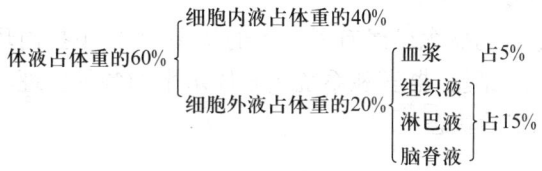

图1-3 体液的分布

(二) 内环境

人体内的绝大多数细胞与外界环境没有直接接触,而是浸浴在机体内部的细胞外液中,它们直接生存环境是细胞外液。机体内的细胞要进行新陈代谢,所需要的 O_2 和各种营养物质只能从其直接生存环境——细胞外液中获得,而细胞代谢产生的 CO_2 和代谢终产物也只能直接排到细胞外液中。因此,法国生理学家 Claude Bernard 早在 1852 年就首先提出了一个重要的概念,将细胞在体内直接生存的环境,即细胞外液称为**内环境**(**internal environment**),以区别于整个机体所处的外环境。内环境是机体细胞直接接触、生存与活动的场所。机体生存的外环境条件可能发生很大的变化,但为了维持细胞正常的新陈代谢和生命活动,内环境不会随着外界环境的变化而发生剧烈变化。它必须提供给细胞一个相对稳定的生存环境及合适的理化条件。内环境对细胞的生存及维持正常的生命功能非常重要。

二、内环境稳态

(一) 稳态的概念

在正常生理状态下,细胞外液的各种理化特性是相对稳定的。如温度、pH、渗透压和各种液体成分等都是处于相对恒定状态,它们只是在狭小的范围内波动。内环境这种理化因素保持相对稳定的状态称为**内环境稳态**(**homeostasis**)。如外界环境春、夏、秋、冬在依次变化,而人体正常体温仍可维持在 37℃ 上下波动,并且每天波动的幅度不会超过 1℃。血浆 pH 也仅在 7.35~7.45 波动,血浆中各种离子浓度波动的范围也很小,如血中 K^+ 浓度波动范围仅在 3.5~5.5 mmol/L。稳态是生理学中最重要的基本概念之一,是机体生存的基础条件。

(二) 稳态的维持和生理意义

机体保持内环境稳态是一系列复杂的生理过程,人体生存的外部环境会经常发生各种变化,如高温、严寒、低氧或高浓度二氧化碳吸入过多,饮食不当等。在正常生理情况下,机体的细胞也要进行新陈代谢,要不断地消耗氧和各种营养物质,同时还要产生二氧化碳和各种代谢终产物,这些都会干扰内环境稳态。机体在一定范围内可通过血液循环的运输作用,以及体内相关器官的吸收、排泄和调节功能维持机体内环境的稳定。

人体生命活动是在内环境稳定不断被破坏和不断恢复的动态平衡中得以进行,稳态的维持是正常生命活动所必要的条件。如果稳态不能维持,内环境理化条件发生较大变化,如高温、严寒、低氧或二氧化碳潴留,水与电解质平衡紊乱等都将导致细胞功能的严重损害,引起疾病甚至危及生命。机体电解质紊乱可能导致酸中毒,如不及时处理,就会导致严重后果。

(三) 稳态概念的拓展

在生理学中关于稳态的概念已经有了很大的拓展,不再单指内环境理化性质的相对稳定,而拓展到体内从分子、细胞、器官和系统到整体水平的各种生理功能活动在各种调节机制的作用下保持相对稳定的状态。

第四节　人体生理功能的调节

人体生存在不断变化着的外环境中,内环境中各种理化因素会受到外环境变化以及细胞本身代谢因素影响而发生改变。在高等动物中,内环境各种理化因素的稳定是生命生存的必要条件。人体之所以能在复杂多变的外环境中,适应各种外界环境的变化,使被扰乱的内环境重新得到恢复,维持稳态,是因为人体具有完善的调节机制。

一、人体功能的调节方式

(一) 神经调节

通过神经系统的活动对机体功能进行的调节称为**神经调节**(nervous regulation),它是人体的主要调节方式。神经调节的基本方式是**反射**(reflex)。反射是指在中枢神经系统的参与下,机体对内、外环境的变化所作出的规律性反应。反射发生的结构基础是**反射弧**(reflex arc),它由感受器、传入神经、神经中枢、传出神经和效应器五个部分组成(图1-4)。

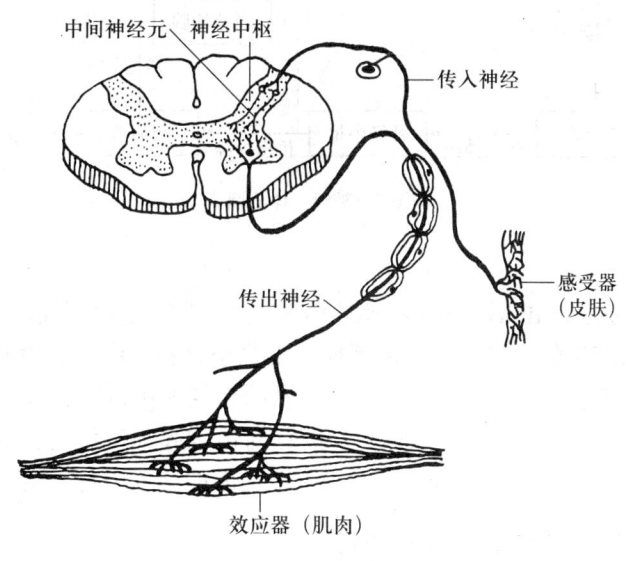

图1-4　反射弧

感受器能接受内、外环境的刺激,并将刺激转换成神经信息(即神经冲动),经传入神经传向中枢。神经中枢对传入信号处理后发出指令,经传出神经传至效应器,改变它的活动,使其发生与环境变化相适应的反应。反射的完成,有赖于反射弧的结构与功能的正常,其中任何一个部分结构被破坏或功能障碍,反射就不能完成。例如当动脉血压因某种原因突然升高时,位于主动脉弓和颈动脉窦的压力感受器可感受血压的变化,并将这种信息以神经冲动的形式传到中枢神经系统,中枢对传入信息进行分析后即发出指令,通过传出神经改变心脏和血管的活动,使血压回降到原来的水平。这一调节机制就是压力感受性反射,其在维持动脉血压的稳态中起重要作用(详见第四章)。神经调节的特点是:反应迅速、准确、作用局限而短暂,是人体内起主导作用的调节方式。

(二)体液调节

体液调节(humoral regulation)是指机体的某些细胞产生并分泌某些特殊的化学物质,通过体液运输被送到全身各处,对机体器官或组织细胞的功能活动进行调节。体内有多种内分泌腺细胞,能分泌各种**激素**(hormone),由血液运输至全身调节细胞的活动。如胰岛 B 细胞分泌的胰岛素经血液输送至全身,促进组织细胞对葡萄糖的摄取和利用,以维持人体血糖浓度的相对稳定,这种调节称为全身性体液调节。某些组织细胞产生一些化学物质可不经过血液运输,而是经组织液的扩散作用于邻近细胞,调节这些细胞的活动,这种调节称为局部性体液调节。体液调节的特点是:反应速度较慢,作用广泛而持久,对调节机体新陈代谢等生理过程有重要意义。

神经调节与体液调节是密切联系、相辅相成的,一般讲神经调节处于主导地位。另外,人体内有不少内分泌腺或内分泌细胞直接或间接地受神经系统的调节,体液调节有时是反射传出通路的延伸,形成神经调节传出环节的一个组成部分,这种调节称为神经-体液调节(图 1-5)。

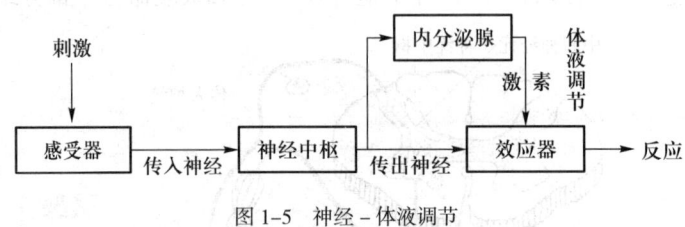

图 1-5 神经-体液调节

(三)自身调节

自身调节(autoregulation)是指内、外环境改变时,器官、组织、细胞不依赖于神经或体液调节,自身对刺激产生的一种适应性的反应。如当小动脉的灌注压力升高时,对血管壁的牵张刺激增加,小动脉的血管平滑肌收缩,小动脉的口径缩小,使其血流量不至于增大。这种自身调节对于维持组织和器官局部血流量的相对恒定起一定作用。自身调节的特点是:调节范围局限、调节幅度小、灵敏度低,但对于生理功能的调节仍有一定的意义。

二、人体功能调节的自动控制原理

人们通常用工程技术中控制论的原理和方法来分析和认识人体各种功能的调节。人体功能调节的控制方式主要有两种:一种是开环式非自动控制系统;另一种是闭环式自动控制系统。

开环式非自动控制系统,即系统内受控制部分的活动不会反过来影响控制部分的活动,控制方式是单向的,仅由控制部分对受控部分发出活动指令,在人体功能的调节中非常少见。

闭环式自动控制系统又称反馈控制系统,是人体功能调节控制中最普遍的方式(图 1-6),即由控制部分发出信号指示受控部分活动,受控部分则发出反馈信号返回到控制部分,使控制部分根据反馈信号来改变自己的活动,从而对受控部分的活动进行调节。在这样

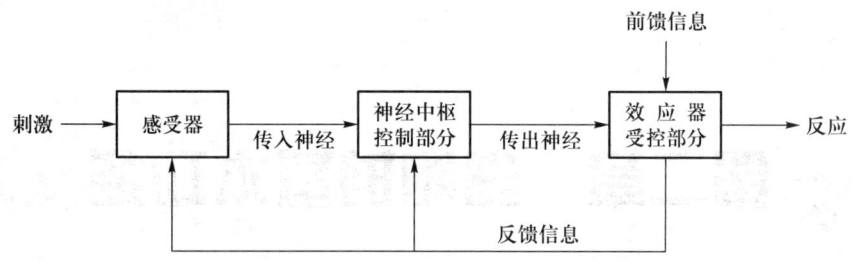

图 1-6 闭环式自动控制系统

的控制系统中,控制部分和受控部分之间形成一个闭环联系,它既有中枢传向效应器的指令,又有效应器传回中枢的反馈信息。这样于控制部分(中枢)与受控部分(效应器)之间的信息往来,相互作用,使人体功能调节更准确、更完善、达到最佳效果。

在反馈控制系统中,反馈信号对控制部分的活动有两种不同影响。一种是反馈信号能减弱控制部分的活动,称为**负反馈**(negative feedback);另一种是反馈信号能加强控制部分活动,称为**正反馈**(positive feedback)。正常的人体内,大多数情况下是通过负反馈控制系统的作用维持生理功能的相对稳定,如动脉压力感受性反射就是负反馈控制的典型例子。当动脉血压高于正常时,动脉压力感受器受到的刺激增强,通过传入神经冲动增多反馈到心血管中枢,使心血管中枢的功能活动发生改变,从而调节心脏、血管的活动,使动脉血压向正常水平恢复;当动脉血压由于某种原因降低时,动脉压力感受器传入中枢的神经冲动减少,心血管中枢的功能活动随之发生改变,继而改变心脏、血管的活动,使血压能保持相对稳定。与负反馈相反,正反馈不可能维持系统的稳态或平衡,而是使生理过程加快、加强,直到全部过程完成为止。正反馈控制系统在人体内很少,如血液凝固过程、排尿反射、分娩过程、细胞膜钠通道激活与开放等。

在人体功能的调节控制中,除反馈控制外,还有**前馈控制**(feed-forward control),是指控制部分发出信号,指令受控制部分进行某一活动的同时,又通过另一快捷途径向受控部分发出前馈信号,及时地调控受控制部分的活动。有些条件反射被认为是一种前馈控制,如动物看到食物时引起唾液分泌。前馈控制可以使机体反应更具有预见性和超前性,功能活动更准确。

(周森林)

思 考 题

1. 名词解释:生理学、兴奋性、兴奋、抑制、阈值、内环境稳态、神经调节、反射、体液调节、负反馈。
2. 生命活动的基本表现形式有哪几种?
3. 人体在正常情况下通过哪些功能活动的调节方式来适应环境条件的变化?
4. 试述正反馈与负反馈的区别和生理意义。
5. 何谓可兴奋组织?它们是否无论在什么情况下都具有兴奋性?

第二章 细胞的基本功能

学习要点：

1. 掌握单纯扩散、易化扩散和主动转运的功能及特点，静息电位、动作电位、极化、超极化、去极化、复极化、阈电位的概念。
2. 熟悉静息电位和动作电位产生机制，动作电位、局部反应的特点，兴奋在同一细胞上的传导机制，神经－骨骼肌接头处兴奋传递的过程及特点，局部反应、骨骼肌兴奋－收缩耦联的概念。
3. 了解入胞和出胞作用，细胞膜的跨膜信号转导方式，肌丝滑行的基本过程，骨骼肌的收缩形式及影响因素。

细胞是人体的基本结构和功能单位。人体的生理功能都是在细胞活动的基础上进行的。只有了解细胞的结构和功能，才能对机体各系统、器官的生命活动规律有更深入的理解和认识。人体细胞的数量极多，其形态、结构和功能差异甚大，但绝大多数细胞仍具有某些共同特点。本章重点讨论各种细胞的基本功能，如细胞膜的物质转运功能、细胞的跨膜信号转导功能、细胞的生物电现象，以及肌细胞的收缩功能等。

第一节 细胞膜的基本结构和物质转运功能

细胞的表面是一层具有特殊结构和功能的半透膜，称为细胞膜，它将细胞内容物与细胞的周围环境（主要是细胞外液）分隔开来，构成细胞的屏障，使细胞成为一个相对独立的结构和功能单位。细胞内外的物质交换、生物信号的传递等生理过程都必须经过细胞膜才得以实现。

一、细胞膜的基本结构

细胞膜主要由脂质、蛋白质和糖类等物质组成，其中以蛋白质和脂质为主，糖类只占少量。这几种物质分子在细胞膜中以怎样的形式排列和存在，是决定膜的基本生物学特性的重要因素。细胞膜的结构目前公认的是液态镶嵌模型学说。该学说的基本内容是：细胞膜以液态的脂质双分子层为基架，其间镶嵌着许多具有不同结构和功能的蛋白质（图 2-1）。

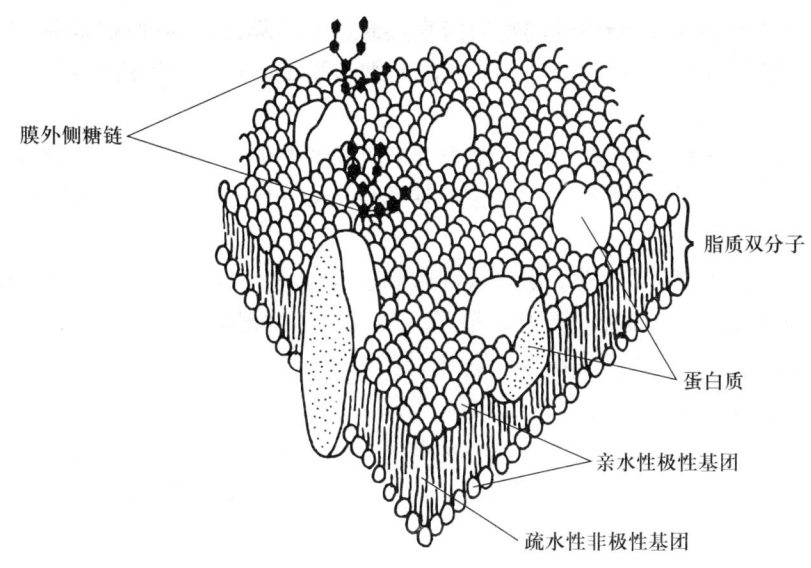

图 2-1 细胞膜的液态镶嵌模型

（一）脂质双分子层

细胞膜的脂质以磷脂为主，以双层形式整齐地排列。每个磷脂分子的一端由磷酸和碱基构成亲水性极性基团，因为膜的两侧均为水溶液，亲水基团与水相吸引，它们朝向膜的外表面和内表面。磷脂另一端由两条较长的脂肪酸烃链构成疏水性非极性基团，它们在膜的内部两两相对排列，这样的结构最稳定。另外，脂质的熔点较低，在体温条件下呈液态，从而使膜具有一定程度的流动性，细胞可以承受较大的压力而不至破裂，即使细胞膜发生一些较小的断裂，也易于自动融合和修复。由于细胞膜是以脂质双分子为基架的，故水溶性物质一般不能自由通过。

（二）细胞膜的蛋白

细胞膜的功能主要是通过膜蛋白实现的。根据膜蛋白在膜上的存在形式，可以将膜蛋白分为表面蛋白和整合蛋白两类。表面蛋白数量较少，主要附着于膜的内表面；整合蛋白数量较多，其特征为肽链一次或多次跨越膜的脂质双分子层。与细胞跨膜物质转运功能有关的功能蛋白，如载体、通道和离子泵都属于整合蛋白。各种细胞都有其特有的膜蛋白，这是决定细胞功能特异性的重要因素。

（三）细胞膜的糖类

细胞膜所含的糖类较少，主要是一些寡糖和多糖链，它们都以共价键的形式与膜脂质或膜蛋白结合，形成糖脂或糖蛋白，其糖链绝大多数都裸露在细胞膜的外表面。由于这些糖链在化学结构上具有特异性，因而可以作为细胞或所结合蛋白质的特异性标志。其中有些是作为膜受体的"可识别"部分，能特异地与某种递质、激素或其他化学信号分子相结合；有些则作为抗原物质，表达某种免疫信息。

二、细胞膜的物质转运功能

进出细胞的物质种类很多，有脂溶性的、水溶性的分子和带电荷的离子。由于细胞膜的基架是脂质双分子层,所以脂溶性的物质能直接通过细胞膜,而水溶性物质则不能直接通过细胞膜,它们必须借助膜蛋白的帮助才能通过。细胞膜转运物质的形式有多种。

(一)被动转运

单纯扩散和易化扩散转运物质时,动力都来自膜两侧的浓度差或电位差所含的势能,不需要细胞代谢提供能量,故将它们称为**被动转运**(passive transport)。被动转运是顺电–化学梯度将物质进行转运的。

1. 单纯扩散　脂溶性小分子物质从细胞膜的高浓度一侧向低浓度一侧转运的过程称为**单纯扩散**(simple diffusion)。单纯扩散是一种简单的物理扩散。人体内脂溶性的物质为数不多,因而靠单纯扩散进出细胞膜的物质种类较少,比较肯定的有 O_2、CO_2 等气体分子。单纯扩散的特点是物质顺浓度差转运,不需要细胞代谢提供能量及膜蛋白的帮助。影响单纯扩散的因素主要有两个:①细胞膜两侧该物质的浓度差,是物质扩散的动力;②物质通过细胞膜的难易程度,即膜的通透性的大小。浓度差越大,通透性越高,转运量就越多;反之,浓度差越小,通透性越低,转运量就越少。

2. 易化扩散　非脂溶性或脂溶性很低的小分子物质或离子,在膜蛋白的帮助下,由膜的高浓度一侧向低浓度一侧转运的过程称为**易化扩散**(facilitated diffusion)。易化扩散也是顺浓度差进行的,所以细胞也不消耗能量。根据参与易化扩散的膜蛋白不同,一般可将易化扩散分为两种类型:一种是以"载体"为中介的易化扩散,简称为载体转运;另一种是以"通道"为中介的易化扩散,简称为通道转运。

(1)载体转运:载体转运是在载体蛋白的帮助下完成的。载体蛋白上有与某些物质特异性结合的位点,当某物质在膜的高浓度一侧与载体蛋白特异性结合位点结合后,通过载体蛋白空间构象的变化,使结合位点转向膜的低浓度一侧,然后与物质分离,由此完成跨膜转运(图2-2)。载体蛋白与物质分离后,恢复原来的空间构象,又可继续进行其物质转运功能。载体转运的物质主要有葡萄糖、氨基酸、核苷酸等小分子有机物。

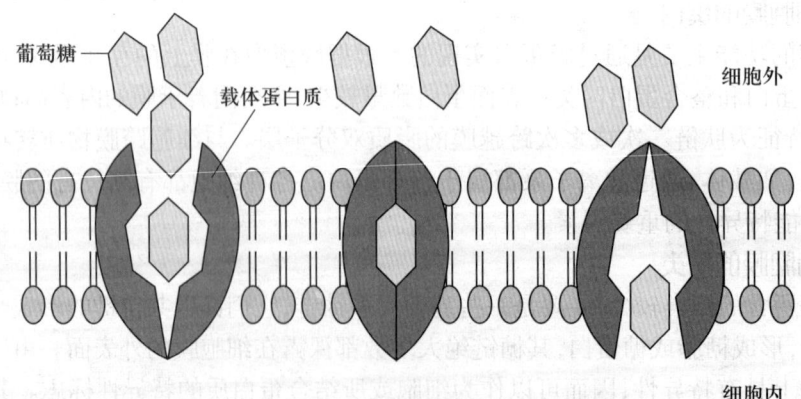

图 2-2　载体转运

载体转运具有以下特点:①特异性:每一种载体蛋白只能转运具有某种特定结构的物质,如葡萄糖载体只能转运葡萄糖,氨基酸载体只能转运氨基酸。②饱和现象:膜两侧物质的浓度差增大到一定程度后,转运量不再随浓度差的增大而增加,这是由于载体蛋白的数量和结合位点是有限的,所能结合的物质的数量也因此受到限制。③竞争性抑制:如果某一载体对 A 和 B 两种结构相似的物质都有转运能力,当 A 物质浓度增加时,B 物质的转运量就会减少,这也与载体的数量和结合位点有限有关。

(2) 通道转运:通道转运是在通道蛋白的帮助下完成的。通道蛋白像贯通细胞膜并带有闸门装置的一条管道(图 2-3)。闸门开放时,物质从高浓度的一侧经过通道向低浓度的一侧扩散;闸门关闭时,即使膜两侧存在物质的浓度差,物质也不能通过细胞膜。各种离子如 K^+、Na^+、Ca^{2+}、Cl^- 等,主要是通过这种方式进出细胞的。

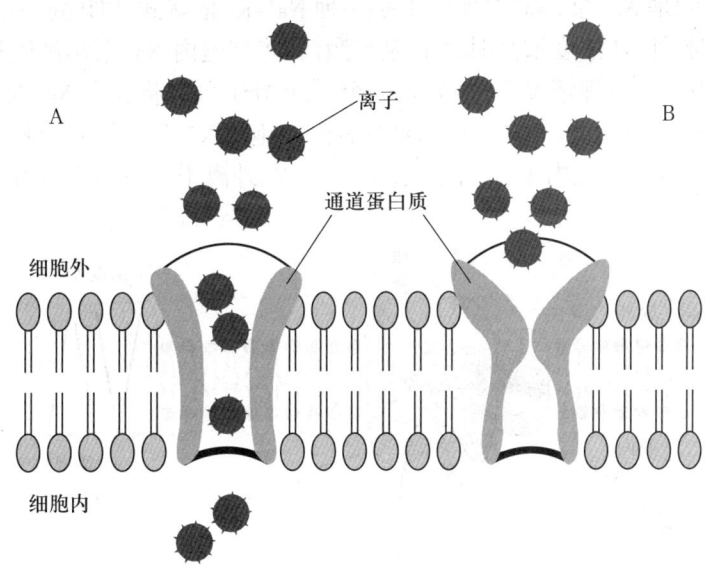

图 2-3　通道转运
A.通道开放;B.通道关闭

通道转运的特点:①转运速度快:每秒可达 $10^6 \sim 10^8$ 个离子,远大于载体的转运速率(每秒 $10^3 \sim 10^5$ 个)。离子扩散速率的大小,除取决于膜两侧离子的浓度差外,还受膜两侧电位差的影响。浓度差和电位差合称为电-化学梯度。电-化学梯度越大,驱动力就越大。②离子选择性:由于通道蛋白化学结构的特异性,离子通道的活动表现出明显的离子选择性。即每种通道都对一种或几种离子有较高的通透能力,而对其他离子则不易或不能通过。根据所转运的离子,对这些通道进行命名,如 K^+ 通道、Na^+ 通道、Ca^{2+} 通道、Cl^- 通道等,能分别转运相应的离子。③门控性:即通道的开放或关闭是由"闸门"来调控的,所谓的闸门实际上就是通道蛋白中的带电荷的分子或基团。通道的开放或关闭是由通道的构象改变引起的。根据引起通道开放与关闭的条件不同,一般可将通道分为电压门控通道(由膜两侧电位差变化引起闸门开关)、化学门控通道(由化学物质如神经递质引起闸门开关)和机械门控通道(由机械因素如牵拉、压迫等控制闸门开关)。需要指出的是,经通道转运的各种离子,其主要的意义并不是用于物质代谢,而是参与跨膜信号的转导和细胞的生物电活动。

(二) 主动转运

小分子物质或离子在膜蛋白的介导下,逆浓度差或电位差消耗能量的跨膜转运过程称为**主动转运**(activetransport)。主动转运分为原发性主动转运和继发性主动转运两种。一般所说的主动转运是指原发性主动转运。

1. 原发性主动转运　细胞直接利用 ATP 分解释放的能量,将离子逆浓度差或电位差转运的过程称为**原发性主动转运**(**primary active transport**)。介导这一过程的膜蛋白称为离子泵,其化学本质是 ATP 酶,可将 ATP 水解为 ADP,并利用高能磷酸键断裂所释放的能量完成离子的跨膜转运。

离子泵有多种,常以被其转运的物质命名,例如 Na^+-K^+ 泵(简称 Na^+ 泵)、Ca^{2+} 泵、H^+ 泵等。其中研究较清楚的是 Na^+ 泵,Na^+ 泵实际上是一种 Na^+-K^+ 依赖式 ATP 酶。当细胞内 Na^+ 浓度增高和(或)细胞外 K^+ 浓度增高时,Na^+ 泵被激活,将细胞内 Na^+ 泵出细胞外,同时将细胞外 K^+ 泵入细胞内。在生理情况下,每分解一个 ATP 分子可以将 3 个 Na^+ 泵出细胞外,2 个 K^+ 泵入细胞内(图 2-4)。由于 Na^+ 泵的活动使神经细胞内 K^+ 浓度为细胞外液的 28 倍左右,而细胞外液 Na^+ 浓度为细胞内 13 倍左右,造成细胞内、外离子分布的不均衡。

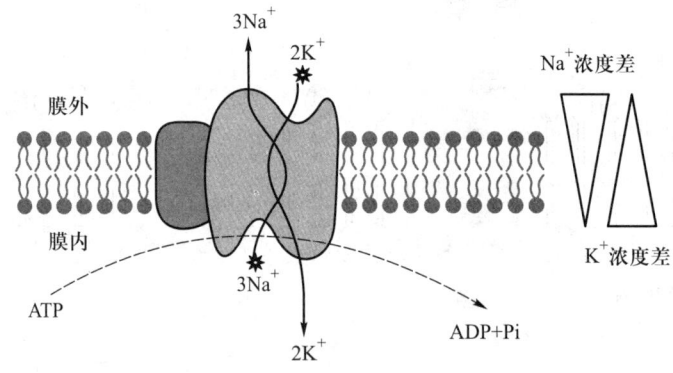

图 2-4　Na^+-K^+ 泵作用机制

细胞代谢所获得的能量有 20%~30% 用于 Na^+ 泵的转运。可见,Na^+ 泵的活动对维持细胞正常功能具有重要作用。Na^+ 泵的主要功能有①细胞内高 K^+ 为细胞内许多代谢反应所必需。例如核糖体合成蛋白质就需要高 K^+ 环境。②细胞内低 Na^+ 能维持细胞渗透压和细胞容积的稳定。③建立 Na^+ 跨膜浓度差,为继发性主动转运的物质提供势能储备。④Na^+、K^+ 分布的不均衡是维持细胞正常兴奋性的基础(详见本章第三节)。

2. 继发性主动转运　某些物质在进行逆浓度差或电位差转运时,所需的能量并不直接来自 ATP 分解,而是来自 Na^+ 在膜两侧的势能储备,后者是 Na^+ 泵利用分解 ATP 释放的能量建立的,这种间接利用 ATP 能量的主动转运过程称为**继发性主动转运**(**secondary active transport**)。如葡萄糖在小肠的主动转运,是由于肠黏膜上皮细胞基侧膜上 Na^+ 泵的活动,造成上皮细胞内低 Na^+,形成 Na^+ 的浓度差。Na^+-葡萄糖联合转运体则利用膜两侧 Na^+ 的化学驱动力,将肠腔中的 Na^+ 和葡萄糖一起转运至上皮细胞内,这一过程中 Na^+ 的转运是顺浓度差,葡萄糖是逆浓度差进行的(图 2-5)。

继发性主动转运分为同向转运和反向转运。与 Na^+ 转运的方向相同称为同向转运,例如葡萄糖、氨基酸在小肠黏膜上皮的吸收过程;与 Na^+ 转运的方向相反称为反向转运或交换,例如普遍存在的 Na^+-Ca^{2+} 交换和 Na^+-H^+ 交换。

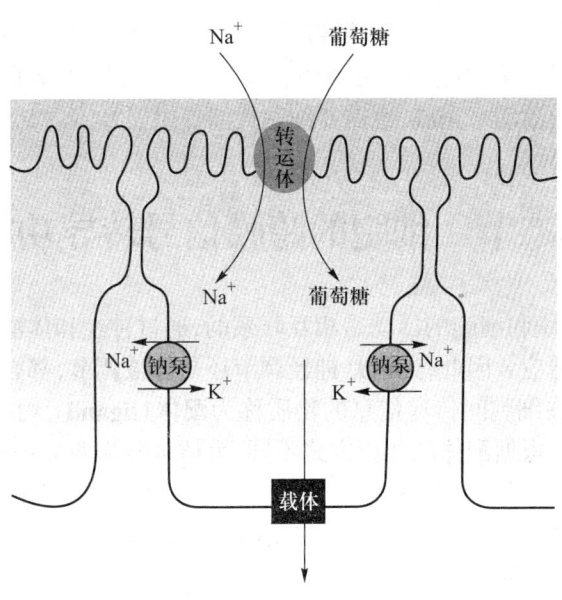

图 2-5　继发性主动转运

（三）入胞和出胞

以上所述的物质跨膜转运主要涉及小分子物质或离子。细胞对一些大分子物质或物质团块的转运,还要通过细胞膜的更复杂的结构和功能的变化,使之进、出细胞,称之为入胞或出胞(图 2-6)。

1. 入胞　入胞又称**胞吞**(endocytosis),是指细胞外大分子或物质团块进入细胞内的过程。例如血浆中的脂蛋白颗粒、某些激素、细菌、异物等进入细胞。首先,这些物质被细胞识别并相互接触,然后接触处的细胞膜向内凹陷或伸出伪足,把物质包裹起来,此后包裹的细胞膜融合断裂,使物质连同包裹它的细胞膜一起进入细胞(图 2-6A)。如果进入细胞的物质是固态,称为吞噬;进入细胞的物质是液态,则称为吞饮。

2. 出胞　出胞又称**胞吐**(exocytosis),是指细胞把大分子内容物排出细胞的过程。主要见于细胞的分泌活动。例如消化腺细胞分泌消化酶、内分泌腺细胞分泌激素、神经末梢释放递质等。大分子内容物在细胞内形成后,被一层膜性物质包裹形成囊泡,这些囊泡逐渐向细胞膜移动,最后囊泡膜与细胞膜融合,进而在融合处破裂,结果是囊泡内储存的内容物一次性地全部排出细胞(图 2-6B)。

综上所述,物质跨膜转运是人体内普遍存在的重要功能。单纯扩散和易化扩散是顺

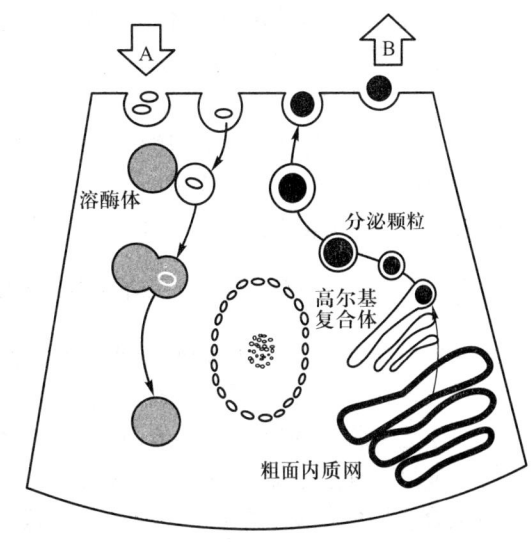

图 2-6　入胞与出胞
A. 入胞;B. 出胞

浓度差进行的,其扩散的动力来源于物质在膜两侧的浓度差或电位差形成的势能,并不需要细胞提供能量。主动转运则是逆浓度差或电位差进行的,必须由细胞提供能量。出胞和入胞主要依靠细胞本身的活动来完成,也需要细胞代谢提供能量。

第二节　细胞的跨膜信号转导功能

机体各种器官、组织和细胞的活动是相互联系的,通过神经和体液调节成为一个有机整体,并与内、外环境相适应。因此,无论是神经调节还是体液调节,都必然要求信息在细胞间的传递畅通无阻。能在细胞间传递信息的物质称为**配体**(ligand),约有数百种,例如神经递质、激素、细胞因子等。根据配体的作用方式不同,大体可分为两类:一类以疏水性的类固醇激素为代表,靠单纯扩散的方式透过细胞膜,与胞内受体结合发挥作用(详见第十一章);另一类是属于亲水性分子,其数量较大,它们首先作用于细胞膜上的受体,再经跨膜和细胞内的信号转导而产生生物学效应。

受体(receptor)是指细胞中能识别各种配体,并与配体特异性结合,从而引起各种生物效应的蛋白质。它是细胞接受外界信息的装置,在细胞的跨膜信号转导过程中起重要作用。受体按分布的部位可分为膜受体、胞质受体和核受体。根据膜受体的结构和功能特性,跨膜信号转导的路径大致可分为三类,即离子通道型受体介导的信号转导、G 蛋白耦联受体介导的信号转导和酶联型受体介导的信号转导。

一、离子通道型受体介导的信号转导

离子通道型受体(ion channel receptor)也称促离子型受体,同时具有受体和离子通道两种功能。通道的开放(或关闭)不仅涉及离子本身的跨膜转运,而且可实现化学信号的跨膜转导,因而这一信号转导途径称为离子通道型受体介导的信号转导。以运动神经末梢释放的乙酰胆碱(ACh)引起骨骼肌兴奋为例,来说明通道在跨膜信号转导中的作用。当神经冲动到达神经末梢时,先是由神经末梢释放一定数量的 ACh,ACh 经间隙扩散后与肌细胞终板膜 N_2 型 ACh 受体相结合,受体构象发生改变,使膜上化学门控通道开放,引起以 Na^+ 内流为主的跨膜离子移动,产生终板电位,最后引起骨骼肌的兴奋和收缩,从而实现 ACh 的跨膜信号转导(详见本章第四节)。离子通道型受体介导的信号转导路径简单,速度快。

二、G 蛋白耦联受体介导的信号转导

G 蛋白耦联受体(G protein-linked receptor)介导的信号转导是通过膜受体、G 蛋白、G 蛋白效应器、第二信使等一系列存在于细胞膜和胞质中的信号分子实现的。

由于这类膜受体要通过 G 蛋白才能发挥作用,故称为 G 蛋白耦联受体。又因为这种信号转导通过 G 蛋白耦联受体进行,故又称为 G 蛋白耦联受体介导的信号转导。G 蛋白为鸟苷酸结合蛋白的简称,是由三个亚单位组成的三聚体,是连接膜受体与细胞内效应器的膜蛋白,存在于细胞的膜内侧。G 蛋白效应器包括酶和离子通道两类。如腺苷酸环化酶(AC)作为效应器酶催化三磷酸腺苷(ATP),生成环磷酸腺苷(cAMP),即第二信使物质将信号转导

至细胞内（图 2-7）。其中，激素、神经递质、细胞因子等信号分子称为第一信使。第一信使作用于细胞膜后产生的细胞内信号分子称为第二信使。如环磷酸腺苷（cAMP）、三磷酸肌醇（IP_3）等。

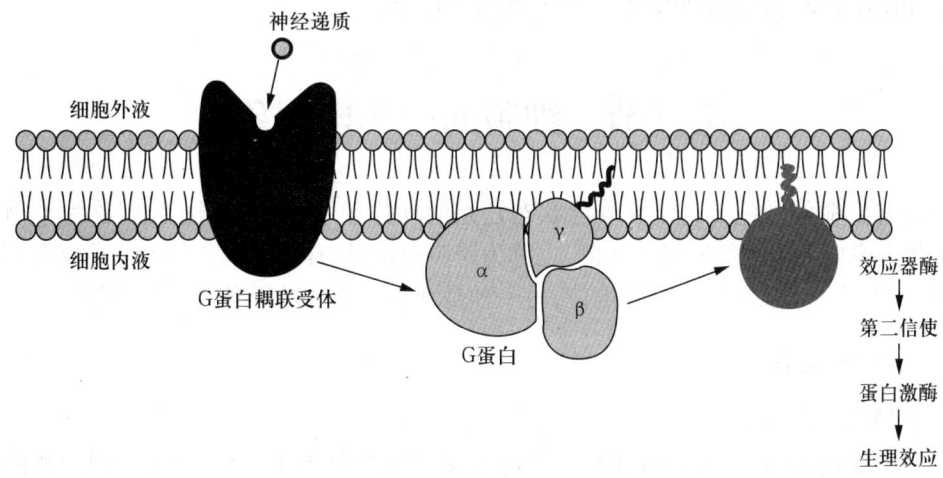

图 2-7　G 蛋白耦联受体介导的信号转导

受体 -G 蛋白 -AC 途径是 G 蛋白耦联受体介导信号转导的主要过程之一。激素为第一信使，带着内外界环境变化的信息，作用于靶细胞膜上的相应受体，经 G 蛋白耦联，激活 AC，在 Mg^{2+} 作用下，催化 ATP 转变为 cAMP，细胞内的 cAMP 作为第二信使，激活蛋白激酶 A（PKA），进而催化细胞内多种底物磷酸化，导致细胞产生生物学效应，如腺细胞的分泌，肌细胞的收缩，细胞膜通透性改变，以及细胞内某些酶促反应等。G 蛋白耦联受体介导的信号转导有多种 G 蛋白效应器酶和第二信使，故可有多种不同的途径。

三、酶联型受体介导的信号转导

酶联型受体也是一种膜蛋白，此类受体膜外侧有与配体特异结合的位点，膜内侧自身又具有酶的活性或能与膜内侧其他酶分子直接结合，调控后者的功能，从而完成信号的转导作用。其中较重要的有酪氨酸激酶受体、酪氨酸激酶结合型受体和鸟苷酸环化酶受体三类。

（一）酪氨酸激酶受体

酪氨酸激酶受体本身具有酪氨酸激酶的活性。当激素与酪氨酸激酶受体结合后，可使膜内侧酪氨酸激酶激活，导致受体自身和（或）细胞内酪氨酸残基磷酸化，经胞内一系列信息传递的级联反应，最终导致细胞生理和（或）基因表达的改变。大部分生长因子、胰岛素都是通过此类受体介导完成信号转导。

（二）酪氨酸激酶结合型受体

酪氨酸激酶结合型受体本身没有蛋白激酶的活性，与细胞外配体（如各种细胞因子和一些肽类激素）结合后即可在胞质侧结合，并激活胞质内的酪氨酸激酶，从而实现信号转导或产生生物学效应。

(三) 鸟苷酸环化酶受体

鸟苷酸环化酶受体与配体(如心房钠尿肽)结合,将激活鸟苷酸环化酶(GC),GC 使胞质内的鸟苷三磷酸(GTP)环化,生成环鸟苷酸(cGMP),作为第二信使的 cGMP 结合并激活蛋白激酶 G(PKG),PKG 对底物磷酸化,从而实现信号转导。

第三节 细胞的生物电现象

一切有生命的细胞无论是在安静状态还是活动过程中,都伴有电活动,称为生物电现象。生物电主要发生在细胞膜的两侧,也称为跨膜电位,简称膜电位。膜电位主要有两种表现形式:一种是细胞安静时的静息电位,另一种是细胞受刺激时所产生的动作电位。

一、静息电位

(一) 静息电位的概念

静息电位(resting potential,RP) 是指细胞处于安静状态下,存在于细胞膜两侧的电位差。它是一切生物电产生或变化的基础。

细胞的电变化用电生理仪器测量(图 2-8)。将示波器的两个测量电极 A 和 B 均置于细胞膜的外表面(图 2-8a)或均插入细胞内(图 2-8b),示波器荧光屏上的光点没有上下移动,说明细胞膜外表面任意两点之间或细胞内的任意两点之间不存在电位差。但是,如果把电极 A 置于细胞膜外表面而把电极 B 插入细胞内(图 2-8c),就在电极 B 插入细胞内的瞬间,荧光屏上的光点迅速从零电位下降到一定水平,并继续作横向扫描。这说明细胞膜两侧存在着电位差,即膜外的电位高,带正电荷;膜内的电位低,带负电荷。若规定膜外电位为零,

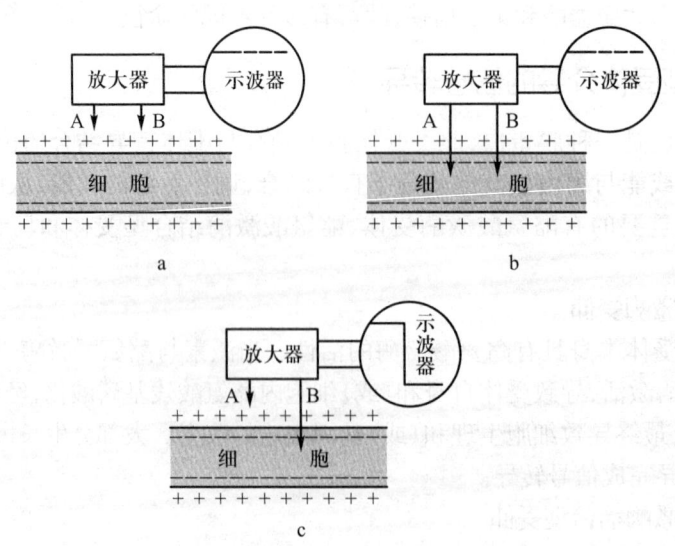

图 2-8 静息电位的测定
a. 电极 A 与 B 均置于细胞外表面;b. 电极 A 与 B 均置于细胞内;c. 电极 A 置于细胞外表面,电极 B 置于细胞内,细胞呈现外正内负的极化状态

则膜内为负电位。一般以膜内电位表示静息电位，所以静息电位是负值。

大多数细胞的静息电位都稳定在某一相对恒定的水平，在 –100～–10 mV。例如骨骼肌细胞的静息电位约为 –90 mV，神经纤维静息电位为 –90～–70 mV，红细胞静息电位约为 –10 mV 等。生理学中，把安静时细胞膜两侧处于"外正内负"的稳定状态称为极化；以静息电位为基准，膜内负电位绝对值增大称为超极化；膜内负电位绝对值减小称为去极化（又称除极）；细胞发生去极化后，膜电位再恢复到极化状态称为复极化（又称复极）。静息电位和极化都是细胞处于静息状态的标志。

(二) 静息电位产生的机制

静息电位的产生机制目前用离子流学说来解释。该学说认为生物电的产生有两个前提条件：①细胞内外各种离子的浓度和分布不均衡；②在不同状态下，细胞膜对各种离子的通透性不同。哺乳动物神经轴突内 K^+ 浓度高于细胞外 K^+ 浓度 28 倍，而细胞外 Na^+ 和 Cl^- 的浓度分别高于其细胞内浓度 13 倍和 30 倍。细胞内的负离子主要是大分子的蛋白质（A^-）。因此，如果细胞膜允许这些离子自由通过，将顺浓度差产生 K^+、A^- 的外向流及 Na^+、Cl^- 的内向流（表 2-1）。

表 2-1　哺乳动物神经轴突内外离子的浓度 /mmol·L^{-1}

	K^+	Na^+	Cl^-
细胞内	140	10	4
细胞外	5	130	120
细胞内外浓度比	28∶1	1∶13	1∶30
离子流动趋势	外向流	内向流	内向流

在安静状态时，细胞膜主要对 K^+ 有通透性，而对 Na^+ 的通透性很小，于是细胞内的 K^+ 将在浓度差的驱使下，由细胞内向细胞外扩散。由于细胞内带负电荷的蛋白质大分子不能通过细胞膜，被阻挡在膜的内侧面，所以带正电荷的 K^+ 外流将使膜内电位变负，而膜外电位变正。但是，K^+ 的外流并不能无限制地进行下去。因为流到膜外的 K^+ 产生的外正内负的电场力将阻碍 K^+ 的继续外流，随着 K^+ 外流增加，这种阻止 K^+ 外流的力量也不断加大。当促使 K^+ 外流的浓度差和阻止 K^+ 外流的电位差这两种力量达到平衡时，膜对 K^+ 的净通量为零，于是不再有 K^+ 的跨膜净移动，而此时膜两侧的电位差也就稳定于某一数值不变，此时形成的跨膜电位称为 K^+ 平衡电位，即静息电位。

离子扩散形成的平衡电位是由膜两侧离子的浓度差决定的，可以应用物理化学 Nernst 公式计算 K^+ 平衡电位。但是，K^+ 平衡电位的计算值和静息电位的实测值还是有小的差别。例如枪乌贼巨大神经纤维 K^+ 平衡电位的计算值为 –87 mV，而它的静息电位实测值为 –77 mV。这是因为安静状态下细胞膜对 Na^+ 也具有一定的通透性，少量的 Na^+ 内流也参与了静息电位的形成。

影响静息电位的主要因素是 K^+ 的外流量，K^+ 外流量的多少决定于细胞内外 K^+ 浓度差和细胞膜对 K^+ 的透通性。当细胞外液 K^+ 浓度增高时（如高钾血症），可使细胞内外的 K^+ 浓度差减小，向外扩散的驱动力减小，静息电位也随之减小；若细胞外液 K^+ 浓度降低时（如低钾血症),则引起静息电位变大。

二、动作电位

(一) 动作电位的概念

动作电位(action potential,AP)是指细胞受到有效刺激时,在静息电位基础上产生一次迅速、可逆、可扩布的电位变化。

神经纤维安静时静息电位为 -70 mV,刺激后立即有一个刺激伪迹,经过短暂的潜伏期后出现一个明显的电位变化,即动作电位。动作电位由上升支和下降支组成,上升支膜电位由原来的 -70 mV 上升到 +35 mV,为去极化,其中膜电位从 0 mV 达到 +35 mV 的部分,称为超射。此时,膜电位转变为内正外负的状态,出现了反极化。下降支膜电位从顶点 +35 mV 向 -70 mV 方向恢复,达到静息电位的水平。迅速除极的升支和迅速复极的降支共同形成尖锋状的电位变化,称为**锋电位**(spike potential),锋电位持续约 1 ms。在锋电位后膜电位呈现低幅缓慢的波动,称为**后电位**(after-potential)。后电位由负后电位(膜电位绝对值小于静息电位)和正后电位(膜电位绝对值大于静息电位)组成(图 2-9)。

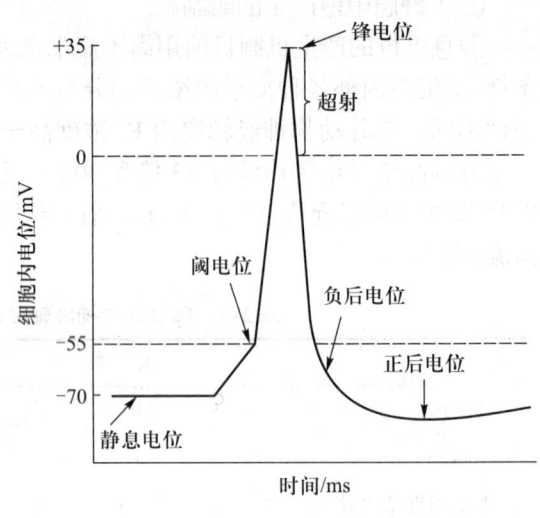

图 2-9 动作电位

动作电位是细胞产生兴奋的标志。在生理学中,动作电位和兴奋是同义语。对可兴奋细胞来说,兴奋性就是指细胞受到刺激后产生动作电位的能力。可兴奋细胞只有先产生兴奋,然后才能表现出各自特定的生理功能,如肌肉的收缩、腺体的分泌等。

动作电位的特点:①"**全或无**"(all-or-none)现象:动作电位一旦产生就达到最大值,其幅度不会因刺激的加强而增大,也就是说,动作电位要么不产生(无),一旦产生就达到最大(全)。②不衰减性传导:动作电位一旦在细胞膜的某一部位产生,它就会立即向整个细胞膜传导,而且它的幅度不会因为传导距离的增加而减小。③脉冲式:由于不应期的存在,动作电位不可能重合,动作电位之间总有一定的时间间隔。

(二) 动作电位产生的机制

动作电位的产生机制目前也用离子流学说来解释。细胞外液 Na^+ 浓度比细胞内液高 13 倍左右。因此,Na^+ 有从细胞外向细胞内扩散的趋势。当细胞受到刺激时,膜上少量 Na^+ 通道开放,Na^+ 顺浓度差和电位差少量内流,使膜内电位负值减小,即产生轻度去极化。当去极化使膜电位负值减小到某一临界值时,引起大量的电压门控 Na^+ 通道激活开放,使 Na^+ 大量内流,导致膜内正电荷迅速增加,使膜内电位急剧上升,结果造成膜内负电位消失,直至继续内流 Na^+ 使膜电位发生逆转,形成内正外负的反极化状态。当促使 Na^+ 内流的动力(浓度差)和阻止 Na^+ 内流的阻力(电位差)达到平衡时,Na^+ 净内流停止,这时动作电位达到最大幅值,

称为 Na^+ 电-化学平衡电位，简称 Na^+ 平衡电位，这是动作电位上升支形成的机制。

细胞膜在除极的过程中，Na^+ 通道开放时间很短，仅万分之几秒，在动作电位的峰值时 Na^+ 通道关闭而失活。与此同时电压门控 K^+ 通道开放，细胞膜对 K^+ 的通透性增大，于是膜内 K^+ 在浓度差和电位差的驱动下快速外流，使膜内电位又从正值向负值转变，直到膜电位基本恢复到静息水平，这是动作电位下降支形成的机制。

复极结束，这时膜电位虽然基本恢复，但离子分布状态并未恢复，神经纤维每兴奋一次，可使膜内 Na^+ 浓度增加 1/(80 000~100 000)，复极时 K^+ 外流量也大致相当。这种微小的变化，足以激活细胞膜上的 Na^+ 泵，它将内流的 Na^+ 泵出，同时将外流的 K^+ 泵入，使细胞内外的离子分布完全恢复到原来的静息水平，为下一次兴奋作准备。

总之，锋电位的上升支主要是由于 Na^+ 大量、快速内流，形成 Na^+ 平衡电位；下降支主要是由于 K^+ 快速外流的结果。膜电位基本恢复后通过 Na^+ 泵转运，恢复细胞内外 Na^+、K^+ 的不均衡分布。不同的离子通道可以被不同的药物特异性阻断，如河豚毒（TTX）可以特异性阻断电压门控 Na^+ 通道，因而阻断锋电位的产生，但 TTX 不能阻断 K^+ 通道。而四乙基铵可特异性阻断电压门控 K^+ 通道，但不影响 Na^+ 通道。故它们可作为工具药用来研究 Na^+ 通道、K^+ 通道对动作电位的影响。

三、兴奋的引起和传导

（一）阈电位和兴奋的引起

一次阈刺激或阈上刺激可引起细胞的一次兴奋，由于细胞膜上的 Na^+ 通道是电压门控通道，只有细胞膜去极化达到某一临界值时，才能引起 Na^+ 通道突然大量开放，Na^+ 大量内流，产生动作电位。这个使细胞膜上 Na^+ 通道突然大量开放，触发动作电位的膜电位临界值称为**阈电位（threshold potential, TP）**。因此，静息电位去极化达到阈电位水平是产生动作电位的必要条件。通常阈电位的数值比静息电位小 10~20 mV。神经纤维的阈电位约为 −55 mV（图 2-10）。

一般说来，细胞兴奋性的高低与细胞的静息电位和阈电位的差值呈反变关系，即差值愈大，细胞的兴奋性愈低；差值愈小，细胞的兴奋性愈高。例如超极化时静息电位增大，使它与阈电位之间的差值扩大（图 2-10A），受刺激时静息电位去极化不容易达到阈电位，所以超极化使细胞的兴奋性降低。

如上所述，刺激能使膜电位上升到阈电位水平，就能触发动作电位。所谓阈强度或阈值，就是使细胞膜的静息电位去极化到阈电位的刺激强度。达到阈电位水平后，动作电位的爆发程度则是由通道性状本身和离子驱动力大小决定的，而与施加到细胞的刺激强度的变化无关。这正是动作电位具有"全或无"特征的原因。

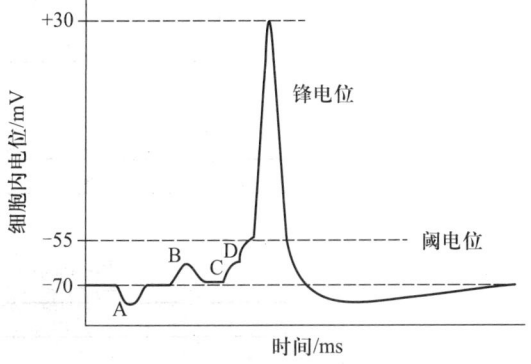

图 2-10 刺激引起膜超极化、局部兴奋及其在时间上的总和效应

A. 超极化；B. 局部兴奋；C 和 D. 局部兴奋的时间总和

(二) 局部兴奋及其特征

如前所述，刺激必须达到阈值，才能引起细胞兴奋，即产生动作电位。阈下刺激虽不能引起细胞产生动作电位，却可使受刺激的局部细胞膜 Na^+ 通道少量被激活，膜对 Na^+ 的通透性轻度增加，因而有少量 Na^+ 内流，造成原有静息电位减小，但尚达不到阈电位水平。因此，将这种受刺激后细胞膜产生低于阈电位的局部轻度去极化，称为局部反应或**局部兴奋**（**local excitation**）。

局部兴奋的特点是①电位幅度小且呈衰减性扩布，传播到很小距离即消失（呈电紧张性扩布）；②不是"全或无"式的，局部兴奋的幅度可随阈下刺激的增强而增大；③可以总和，如果相邻部位同时接受多个阈下刺激，它们引起的去极化可以叠加（空间总和）；如果同一部位连续接受数个阈下刺激，则这些阈下刺激引起的去极化也可以叠加（时间总和）。局部电位经总和达到阈电位水平时，即可产生扩布性的动作电位，是细胞兴奋的又一途径。

(三) 兴奋在同一细胞上的传导

细胞膜在任何一处爆发动作电位，该动作电位都可沿着细胞膜向周围不衰减地传播，直到整个细胞膜都产生动作电位为止。这种动作电位在同一细胞上的扩布称为**传导**（**conduction**）。

兴奋在同一细胞上的传导机制，可用"局部电流"学说来解释。下面以无髓神经纤维为例，说明动作电位在同一细胞上的传导机制。神经纤维的 A 点接受有效刺激产生动作电位，膜出现了内正外负的反极化状态，但与它相邻的未兴奋点仍处于内负外正的极化状态。由于膜两侧的溶液都是导电的，于是在兴奋点和未兴奋点之间出现电荷移动，形成了局部电流。局部电流的方向是：在膜外正电荷由未兴奋点流向兴奋点，在膜内正电荷由兴奋点流向未兴奋点（图 2-11a）。这样，通过局部电流对未兴奋点形成有效刺激，使未兴奋点去极化，当

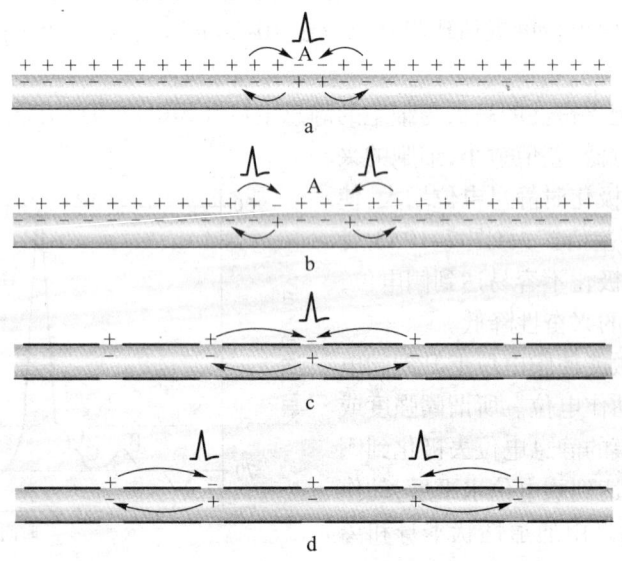

图 2-11 动作电位在神经纤维上的传导机制

a 和 b. 动作电位在无髓神经纤维上依次传导；c 和 d. 动作电位在有髓神经纤维上的跳跃式传导

去极化达到阈电位水平时,触发相邻未兴奋点爆发动作电位,使它转变为新的兴奋点。这样的过程沿着细胞膜连续进行下去,直到整个细胞膜都产生动作电位为止。由于局部电流可以同时在神经纤维兴奋部位的两端产生,因此动作电位可以从受刺激的兴奋点向两侧传导,即双向传导(图2-11b)。动作电位在神经纤维上的传导,称为神经冲动。由于局部电流的强度一般常超过引起兴奋所必需的阈强度数倍以上,因而以局部电流为基础的传导过程是可靠的,而且具有不衰减性。

兴奋在有髓神经纤维上的传导与上述过程有所区别。有髓神经纤维的髓鞘具有绝缘作用。动作电位的传导只能在没有髓鞘的郎飞结处进行。郎飞结的 Na^+ 通道密集,易产生动作电位。而局部电流也就在相邻的郎飞结之间形成(图2-11c),这一局部电流对相邻的郎飞结起着刺激作用,使之兴奋,好像动作电位由一个郎飞结跳跃到另一个郎飞结,称为跳跃式传导(图2-11d)。因此与无髓神经纤维相比,神经冲动在有髓神经纤维的传导速度要快得多。有髓神经纤维传导速度可达 100 m/s 以上,而无髓神经纤维的传导速度不到 1 m/s。

第四节　肌细胞的收缩功能

肌肉张力增加和(或)长度缩短的机械变化称为肌肉收缩。人体的肌细胞分为骨骼肌细胞、平滑肌细胞和心肌细胞三种。它们虽然在结构和功能上各有特点,但基本功能都是收缩,具有相同的物质基础和收缩原理。人体各种形式的运动主要就是靠肌细胞的收缩活动来完成的。例如躯体的各种运动和呼吸运动由骨骼肌的收缩来完成;心脏泵血活动由心肌的收缩来完成;胃肠运动是由平滑肌的收缩来完成。骨骼肌是体内最多的组织,约占体重的40%,本节以骨骼肌为例说明肌细胞的收缩功能。

一、神经-骨骼肌接头处的兴奋传递

骨骼肌的收缩是在中枢神经系统控制下完成的,每个肌细胞都受到来自运动神经元轴突分支的支配。只有当支配肌肉的神经纤维发生兴奋时,动作电位经神经-骨骼肌接头传递给肌肉,才能引起肌肉的兴奋和收缩。

(一)神经-骨骼肌接头的结构

神经-骨骼肌接头由运动神经元末梢和与其接触的骨骼肌细胞膜所构成。在电镜下观察,运动神经纤维在接近末梢处失去髓鞘,以裸露的轴突末梢嵌入到相应的肌细胞膜上,轴突末梢的膜称为接头前膜,与其相对的肌细胞膜称为接头后膜(终板膜),两者之间约有 50 nm 的间隙称为接头间隙,其中充满细胞外液。轴突末梢中含有许多囊泡(突触囊泡),囊泡内含有大量 ACh(每个囊泡约含有 1 万个 ACh 分子)。终板膜向内凹陷形成许多皱褶,以增加表面积,其上分布着高密度的 N_2 型 ACh 受体阳离子通道,在终板膜上还有大量的胆碱酯酶(图2-12)。

(二)神经-骨骼肌接头处兴奋的传递过程

如图 2-12 所示,当神经冲动传到神经末梢时,引起接头前膜去极化,膜上的电压门控 Ca^{2+} 通道开放,Ca^{2+} 大量内流,神经末梢轴浆内 Ca^{2+} 浓度升高,启动突触囊泡的出胞机制,将

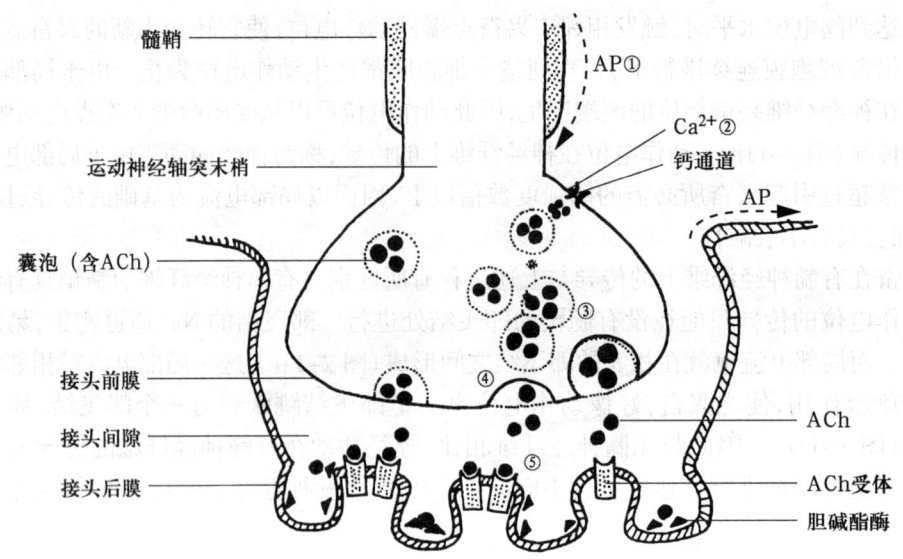

图 2-12 神经-骨骼肌接头的结构与化学传递过程
①AP 到达神经轴突末梢；②细胞外 Ca^{2+} 进入轴突末梢；③囊泡向接头前膜方向移动；④囊泡与接头前膜融合并破裂，释放 ACh；⑤ACh 进入接头间隙与接头后膜上的 ACh 受体结合

囊泡内 ACh 排放到接头间隙。接头前膜释放 ACh 是以囊泡为单位进行的，这种"倾囊"释放的方式称为量子式释放。据测算，一次动作电位引起的 Ca^{2+} 内流，可导致 200~300 个囊泡几乎同步地释放 ACh。ACh 通过接头间隙扩散到达终板膜，与 N_2 型 ACh 受体阳离子通道结合并使之激活，通过蛋白构象的改变使 Na^+、K^+ 化学门控通道开放，引起终板膜对 Na^+、K^+（以 Na^+ 为主）的通透性增加，出现 Na^+ 内流和 K^+ 外流，导致终板膜去极化，这一电位变化称为终板电位。终板电位属于局部电位，它的大小与接头前膜释放的 ACh 的多少呈正变关系。终板电位可经过电紧张传播使邻近的肌膜去极化，当邻近肌膜去极化达到阈电位时，肌膜上电压门控 Na^+ 通道大量开放而爆发动作电位，并迅速传导至整个肌细胞膜。ACh 发挥作用后被胆碱酯酶分解为胆碱和乙酸而失活。

正常情况下，一次神经冲动所释放的 ACh 及它所引起的终板电位，大约超过引起肌膜动作电位所需阈值的 3~4 倍。因此，神经-骨骼肌接头处的兴奋传递通常是一对一的，即运动纤维每一次神经冲动到达末梢，都能有效地使肌细胞产生一次兴奋、收缩。

（三）神经-骨骼肌接头处兴奋传递的特征

与神经纤维兴奋传导相比较，神经-骨骼肌接头处兴奋传递有以下特点。

1. 单向传递 兴奋只能由运动神经末梢传向肌肉，而不能作相反方向的传递，这是由神经-骨骼肌接头处的功能性结构特点所决定的。

2. 时间延搁 兴奋通过神经-骨骼肌接头，至少需要 0.5~1.0 ms，比兴奋在同一细胞上传导同样距离的时间要长得多。

3. 易受药物或其他环境因素的影响 因接头间隙本身属于细胞外液的一部分，细胞外液的离子成分、pH、药物等容易影响神经-骨骼肌接头的兴奋传递。许多药物可作用于神经-骨骼肌接头兴奋传递的不同环节。例如筒箭毒和 α-银环蛇毒可特异性阻断终板膜

上的 N_2 型 ACh 受体阳离子通道,使神经-骨骼肌接头传递的功能丧失,肌肉失去收缩能力,有类似作用的药物称为肌肉松弛剂。新斯的明等胆碱酯酶抑制药,可通过抑制胆碱酯酶增加 ACh 在接头间隙的浓度,因而能改善肌无力病人的症状。有机磷农药中毒则是由于胆碱酯酶被药物磷酰化而丧失活性,造成 ACh 在接头间隙内大量蓄积,使肌肉持续性兴奋和收缩,出现肌纤颤等一系列中毒症状。解磷定可恢复胆碱酯酶的活性,是有机磷农药中毒的特效解毒药。

二、骨骼肌的结构特征

与一般细胞相比,骨骼肌细胞在结构上最突出的特点是含有大量的肌原纤维和丰富的肌管系统。

(一)肌原纤维和肌节

每块肌肉是由许多根肌束组成的,每根肌束是由许多条肌纤维组成的,每条肌纤维又是由许多条与其长轴一致并平行排列的肌原纤维组成的。在光学显微镜下观察,每条肌原纤维的全长都呈现规则的明、暗交替,分别称为明带和暗带;在暗带的中央,有一段相对透明的区域称为 H 带;H 带的中央有一条横向的线称为 M 线;明带中央也有一条线称为 Z 线;位于相邻两条 Z 线之间的区域,称为肌节,肌节由中间暗带和两侧各 1/2 明带组成,端端相连的肌节构成了肌原纤维,肌节是肌肉收缩和舒张的最基本单位(图 2-13)。

电镜观察证明,肌原纤维主要由规则排列的粗肌丝和细肌丝组成。粗肌丝主要由肌凝蛋白(肌球蛋白)分子组成,每个肌凝蛋白分子呈杆状,杆的一端有两个球形的头,形如豆芽(图 2-14a)。杆部朝向 M 线平行排列,形成粗肌丝主干;头部突出于粗肌丝的表面形成横桥(图 2-14b),每条粗肌丝上伸出的横桥有 300~400 个。横桥在肌丝滑行过程中有重要作用:①在一定条件下,横桥可以和细肌丝上的肌纤蛋白分子呈可逆性结合。②横桥

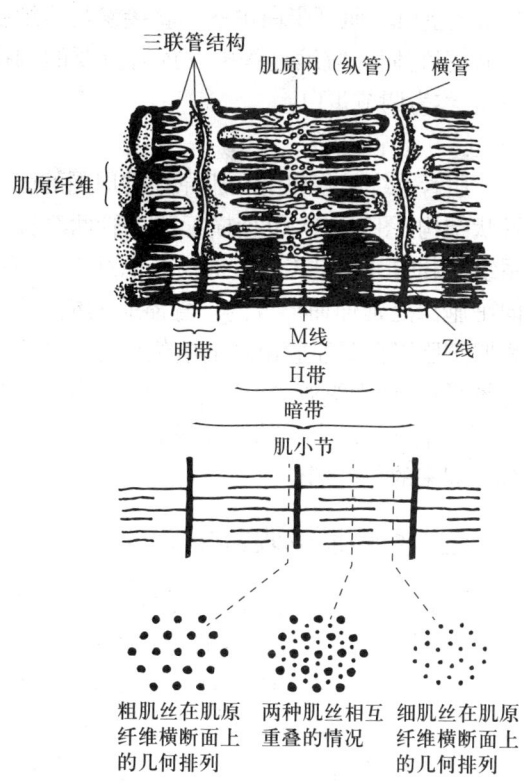

图 2-13 骨骼肌细胞的肌原纤维和肌管系统

具有 ATP 酶的活性,能分解 ATP,为横桥向 M 线扭动提供能量,拖动细肌丝向粗肌丝方向滑动,使肌节变短。

细肌丝由三种蛋白构成(图 2-14c),即肌纤蛋白(肌动蛋白)、原肌凝蛋白(原肌球蛋白)和肌钙蛋白。它们在细肌丝中的比例是 7:1:1。肌纤蛋白单体是球形分子,它在细肌丝中聚合成两条链并相互成螺旋状,构成细肌丝的主干;原肌凝蛋白呈细长丝状双螺旋状态,与

肌纤蛋白双螺旋并行,但在肌肉安静时,原肌凝蛋白的位置正好在肌纤蛋白和横桥之间,掩盖了二者相互结合的位点;肌钙蛋白呈球形,以一定间隔分布在原肌凝蛋白的双螺旋结构上,对原肌凝蛋白起固定作用,以阻止肌纤蛋白与横桥的结合。肌钙蛋白含有3个亚单位,其中一个亚单位对肌质中出现的 Ca^{2+} 有很大的亲和力,当 Ca^{2+} 与其结合时,可把信息传递给原肌凝蛋白,引起原肌凝蛋白分子的构象改变和位置变化,暴露肌纤蛋白与横桥结合的位点。

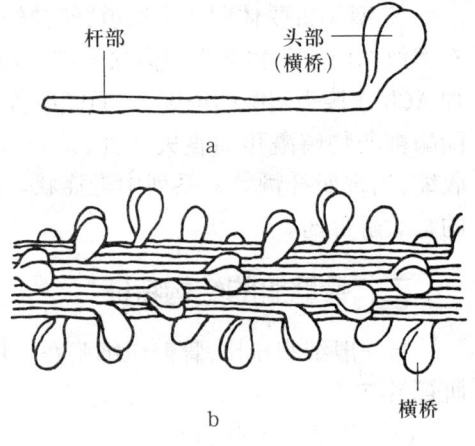

在细肌丝的滑行过程中,由于肌凝蛋白和肌纤蛋白直接参与肌细胞收缩,故称为收缩蛋白;而原肌凝蛋白和肌钙蛋白虽然不直接参与肌细胞的收缩,但它们在收缩过程中发挥着重要的调控作用,故称为调节蛋白。

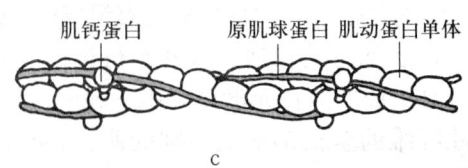

图 2-14 肌丝分子结构
a. 肌凝蛋白;b. 粗肌丝;c. 细肌丝及其组成

(二) 肌管系统

肌管系统是指包绕在肌原纤维周围的膜性囊管状结构(图 2-13),包括横管和纵管两套独立的系统。其中一套是走行方向与肌原纤维垂直的管道,称为横管,是肌细胞膜向细胞内凹陷并向细胞深处延伸而形成的。骨骼肌的横管位于每个肌节的明带和暗带的交界处,其作用是将肌细胞兴奋时肌膜出现的电位变化传导到肌细胞的深部。另一种管道的走行方向与肌原纤维平行,称为纵管,也称肌质网。在靠近横管处管腔膨大,称为终池,内含大量 Ca^{2+}。一个横管与来自两侧纵管的终池构成三联管。三联管是把肌膜上的电变化和肌细胞的收缩过程耦联起来的关键部位。

三、骨骼肌的收缩原理

目前公认的肌肉收缩原理是肌丝滑行学说。其主要内容是:肌细胞收缩时肌原纤维的缩短并不是由于肌丝本身的卷曲或缩短,而是细肌丝向粗肌丝之间滑行的结果。这一理论的最直接证据是肌肉收缩时暗带长度不变,只有明带缩短,同时 H 带相应变窄。

当肌质中 Ca^{2+} 浓度降低时,Ca^{2+} 脱离肌钙蛋白,肌钙蛋白与原肌凝蛋白恢复构型,肌纤蛋白上与横桥结合的位点再次被掩盖,阻断了横桥与肌纤蛋白的接触和相互作用,细肌丝从粗肌丝之间滑出,肌节恢复原长度,表现为肌肉舒张(图 2-15a)。

当肌细胞兴奋时,终池释放 Ca^{2+},肌质中 Ca^{2+} 浓度升高到一定程度时,Ca^{2+} 与肌钙蛋白结合,引起肌钙蛋白的构型变化,这种变化又引发原肌凝蛋白的构型发生改变,产生位移,暴露出肌纤蛋白上与横桥结合的位点。横桥一旦与肌纤蛋白结合,横桥的 ATP 酶被激活,使 ATP 分解,释放能量,引起横桥向 M 线方向扭动,拖动细肌丝向粗肌丝滑行。完成一次摆动后,横桥与肌纤蛋白脱离,然后与肌纤蛋白的下一个结合位点结合,多次重复上述过程,肌节缩短,表现为肌肉收缩(图 2-15b)。

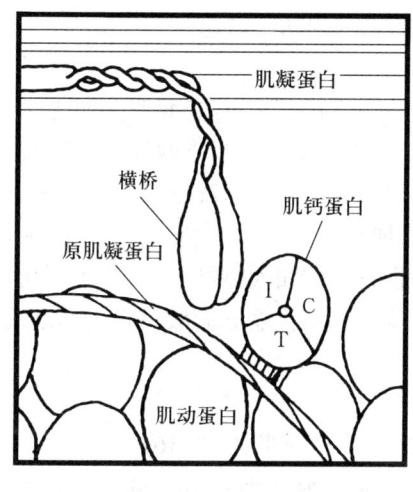 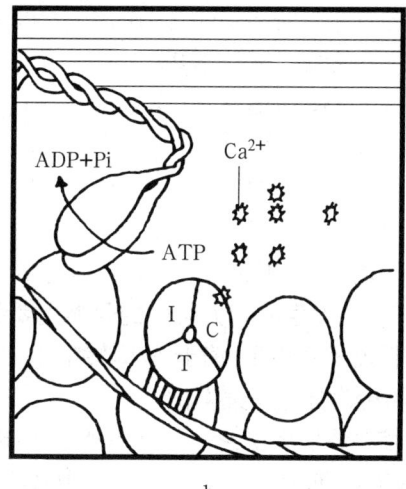

图 2-15 肌丝滑行原理
a. 肌肉舒张；b. 肌肉收缩

四、骨骼肌的兴奋－收缩耦联

当肌细胞兴奋时，首先是肌膜产生动作电位，然后才发生肌细胞的收缩。这种将肌细胞的电兴奋和肌细胞的机械收缩衔接起来的过程，称为肌细胞的**兴奋－收缩耦联**。

实验证明，肌肉安静时肌质中 Ca^{2+} 浓度 $<10^{-7}$ mol/L，此时 Ca^{2+} 主要聚积在终池。当运动神经冲动通过神经－骨骼肌接头传递到肌细胞，引发肌膜产生动作电位后，根据局部电流原理，动作电位沿肌膜迅速传播，经横管传到三联管，引起终池膜上的 Ca^{2+} 通道开放，于是 Ca^{2+} 就顺着浓度差由终池向肌质中扩散，导致肌质中 Ca^{2+} 浓度迅速升高（Ca^{2+} 浓度达到 10^{-5} mol/L），Ca^{2+} 与细肌丝上的肌钙蛋白结合，引发上述的肌丝滑行过程，使肌肉收缩。

由于肌质中 Ca^{2+} 浓度的升高，又激活肌质网膜上的钙泵，它是一种 Ca^{2+} 依赖式 ATP 酶。钙泵分解 ATP 获得能量，将 Ca^{2+} 逆浓度差由肌质泵入肌质网储存。由于肌质中 Ca^{2+} 浓度迅速降低，促使与肌钙蛋白结合的 Ca^{2+} 解离，引起肌肉舒张。

骨骼肌的兴奋－收缩耦联过程，有三个主要步骤：①肌膜动作电位经横管传导到三联管；②三联管的信号传递；③终池对 Ca^{2+} 的释放、回收、储存。在这一过程中，三联管是耦联的关键结构，Ca^{2+} 是关键的耦联因子。

从运动神经兴奋到骨骼肌细胞收缩的全过程，概括了人体由接受刺激到产生反应这一生命活动的一般情况。它也是人体内运动形式转换的典型例子，可以简单地表述为：神经细胞电活动（电）→神经－骨骼肌接头处的化学传递（化学）→骨骼肌细胞电活动（电）→肌质中 Ca^{2+} 转移（化学）→骨骼肌细胞收缩（机械）。虽然人体内其他生命活动的表现形式和细节不尽相同，但是这些最基本的程序和规律还是相似的。因此，它具有普遍的生理意义。

五、骨骼肌的收缩形式

肌肉的收缩可表现为肌肉的长度或张力的变化，这两种收缩形式的产生，取决于外加刺激的条件和收缩时所遇到的负荷的大小,以及肌肉本身的功能状态。

(一)等长收缩和等张收缩

等长收缩(isometric contraction)是指肌肉收缩时,长度不变而张力增加;**等张收缩**(isotonic contraction)是指肌肉收缩时,张力不变而长度缩短。肌肉收缩究竟以哪种形式为主,主要看肌肉所承受的负荷。人体骨骼肌的收缩形式大多数情况下是混合式的,就是说既有张力的增加,又有长度的缩短,而且总是张力增加在前,长度缩短在后。可见,人体在自然条件下进行活动时,不会产生单纯的等张或等长收缩。例如人体站立时,为了对抗重力和维持一定姿势,而发生的有关肌肉的收缩主要就是偏于等长收缩。而肢体自由运动时,有关的骨骼肌以长度缩短为主,偏于等张收缩。

(二)单收缩和强直收缩

单收缩是指肌肉受到一次有效刺激,出现一次收缩和舒张(图2-16)。单收缩曲线可分为潜伏期、收缩期和舒张期三个时期。潜伏期是从给予刺激到肌肉开始收缩的时间,收缩期是指肌肉开始收缩到收缩顶点的时间,舒张期是指肌肉从收缩顶点恢复到原来静息状态的时间。

强直收缩是指肌肉受到连续刺激时,肌肉处于持续的收缩状态(图2-16)。分析收缩情况与刺激频率的关系可以看出:若有效刺激的频率过低,每一个新的刺激到来时,由前一个刺激引起的收缩和舒张过程已经结束,则产生一个个分离的单收缩波形。随着刺激频率的增加,则各刺激所引起的单收缩相互融合起来,若后来的刺激均落在前一次收缩的舒张期内,则会表现出舒张不完全,记录的曲线形成锯齿波形,称为不完全强直收缩。如果刺激频率继续增加,以至后一刺激落在前一次收缩的收缩期内,就会出现收缩的叠加现象,肌肉处于更强的持续收缩状态,记录的曲线顶端呈一平线,称为完全强直收缩。据测定,完全强直收缩产生的肌张力是单收缩的3~4倍,因而可产生更大的收缩效果。在生理条件下,支配骨骼肌的运动神经总是发出连续的神经冲动。所以,体内骨骼肌的收缩都是完全强直收缩。

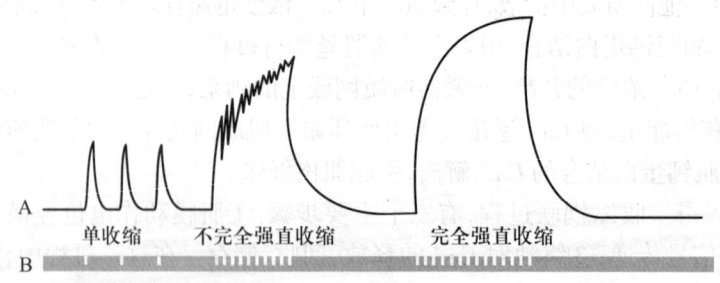

图2-16 单收缩和强直收缩
A.收缩曲线;B.刺激记号

六、影响骨骼肌收缩的主要因素

影响骨骼肌收缩的主要因素有**前负荷**(preload)、**后负荷**(afterload)和肌肉收缩能力。前负荷和后负荷是外在作用于骨骼肌的力,而肌肉收缩能力则是骨骼肌自身内在的功能状态。

(一)前负荷

前负荷是指肌肉收缩前承受的负荷。初长度是指肌肉收缩前在前负荷作用下的长度。

对一个具体肌肉来说,前负荷和肌肉的初长度关系密切,可以理解为肌肉在收缩前所处状态的同义语。

其他条件不变,逐渐增加前负荷(初长度增加)观察肌张力的变化(图2-17)。即肌肉的初长度在一定范围内与肌张力呈正变关系,但是超过一定限度,则呈反变关系。即在初长度增加的开始阶段,增加初长度能使肌张力相应增加,但是如果初长度增加超过一定限度时,再增加初长度,肌张力不但不会相应增大,反而相应减小,这个产生最大张力的肌肉初长度称为最适初长度。显然,肌肉处于最适初长度时开始收缩产生的张力最大,收缩速度最快,缩短的程度也最大,因为此时粗肌丝的横桥与细肌丝作用点的结合数量最多,做功的效率最高。骨骼肌在体内所处的自然长度大致相当于它们的最适初长度,最适肌节的长度为2.0~2.2 μm。而当肌肉处在小于或大于最适初长度时开始收缩,由于横桥与细肌丝上作用点的结合数量减少,其做功效率都将下降。

(二) 后负荷

后负荷是指肌肉开始收缩时承受的负荷。它是肌肉收缩的阻力或做功对象。肌肉在有后负荷的情况下收缩总是肌张力增加在前,肌长度缩短在后。如果其他条件不变,随着后负荷的增大,肌缩短前产生的最大张力和达到最大张力所需的时间均增加,而肌肉开始收缩时初速度及其缩短的最大长度均减小。后负荷亦可用相应的肌张力表示。当后负荷为零时肌缩短速度为无限大,当后负荷大于一定限度(P_0)时则肌缩短速度为零。后负荷在零与P_0之间,则它与肌缩短速度呈反变关系(图2-18)。显然后负荷过小或过大对肌肉做功效率都是不利的,因为后负荷过小,虽然缩短速度增加但肌张力会下降;反之后负荷过大,肌张力增加的同时肌缩短速度会相应减慢,所以适度的后负荷才能获得肌肉做功的最佳效率。

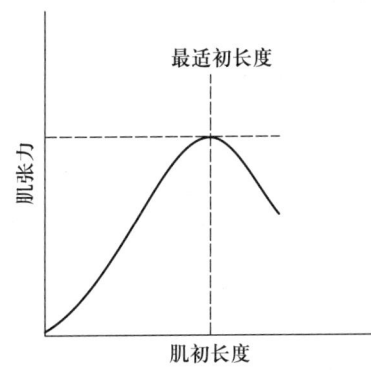

图2-17 肌初长度对肌张力的影响

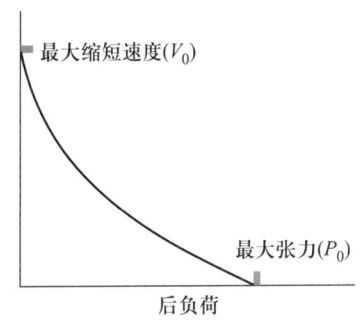

图2-18 骨骼肌张力-速度关系曲线

(三) 肌肉收缩能力

肌肉收缩能力是指与前、后负荷都无关的肌肉本身的功能状态和内在能力。其他条件不变时,肌肉的做功效率与其收缩能力呈正变关系。凡能影响肌丝蛋白的性质、横桥的功能、兴奋-收缩耦联过程等的因素均可改变肌肉的收缩能力。如缺氧、酸中毒、低钙血症、能源物质缺乏等,可削弱肌肉收缩能力;而Ca^{2+}和肾上腺素等体液因素,则能增强肌肉收缩能力;

肌肉收缩能力也受神经系统功能的影响；体育锻炼能增强肌肉收缩能力。

（刘艳荣）

思 考 题

1. 名词解释：主动转运、静息电位、动作电位、阈电位、兴奋－收缩耦联、去极化、复极。
2. 细胞膜转运物质的形式有哪几种？各有什么特点？
3. 静息电位和动作电位形成的原理是什么？
4. 动作电位在神经纤维中是如何传导的？
5. 简述神经－骨骼肌接头的兴奋传递过程。
6. 骨骼肌兴奋－收缩耦联包括哪几个主要步骤？

第三章 血 液

> **学习要点：**
> 1. 掌握血量的正常值，血浆渗透压的组成及生理意义，各种血细胞的数量及生理功能，血凝的基本过程，ABO 血型系统分型依据、输血原则及交叉配血试验。
> 2. 熟悉红细胞、血小板的生理特性，内、外源性凝血途径的区别，抗凝及纤溶的作用，红细胞凝集反应。
> 3. 了解血液的功能，红细胞生成的调节，Rh 血型系统分型及临床意义。

第一节 概 述

血液（blood）是在心血管系统中循环流动的液体组织。血液的功能有：①运输。血液能将氧、营养物质和激素等运送到各组织器官，同时将二氧化碳、代谢产物运输到排泄器官以排出体外。②维持内环境稳态。血液中含有的多种缓冲体系可以调节其 pH；血液中的水比热较大，有助于维持体温相对恒定。③防御保护。血液中的白细胞、免疫球蛋白能抵御病原微生物的入侵；血小板和凝血因子还参与凝血、生理性止血的过程。

一、血液的组成

血液由血浆和悬浮于其中的血细胞组成。

（一）血细胞的组成

血细胞包括红细胞、白细胞和血小板，分别占血细胞总数的 95%~97%、2%~5% 和 1%~2%。将血液与抗凝剂（如枸橼酸钠或肝素）混匀，置于比容管中离心（3 000 r/min，30 min），血液会明显分层。上层淡黄色透明的液体为血浆，下层红色的固体是红细胞，中间一薄层白色不透明的是白细胞和血小板（图 3-1）。

血细胞在全血中所占的容积百分比称为**血细胞比容**（hematocrit）。正常成年男性为 40%~50%；女性为 37%~48%。由于血液中白细胞和血小板的容积不足 1%，故血细胞比容主要反映红细胞的相对含量。贫血患者红细胞数量减少，血细胞比容降低；严重脱

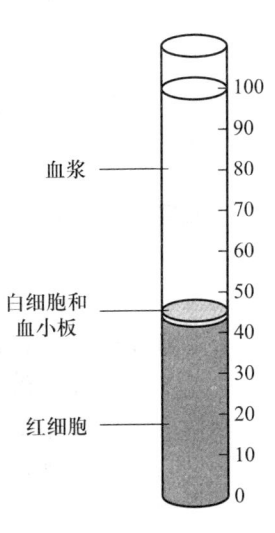

图 3-1 血液的组成

水患者血细胞比容则升高。

(二)血浆的组成

血浆(plasma)中91%~93%是水，其中溶解有多种电解质、血浆蛋白、小分子有机化合物和一些气体。人体血浆主要成分及含量见表3-1。

表3-1 人体血浆主要成分及含量

成分	含量	成分	含量
总蛋白	65~85 g/L	胆固醇	2.86~5.98 mmol/L
清蛋白(A)	40~48 g/L	Na^+	135~145 mmol/L
球蛋白(G)	15~30 g/L	K^+	3.5~5.5 mmol/L
清蛋白/球蛋白(A/G)	(1.5~2.5):1	Ca^{2+}	2.25~2.58 mmol/L
纤维蛋白原	2~4 g/L	Mg^{2+}	0.8~1.2 mmol/L
肌酐	53~106 μmol/L(男性)	Cl^-	95~105 mmol/L
	44~97 μmol/L(女性)	无机磷	0.97~1.61 mmol/L
尿素	3.2~7.1 mmol/L	葡萄糖	3.9~6.1 mmol/L

血浆中的无机盐大部分以离子状态存在，其中以Na^+、Cl^-为主，还有少量的K^+、Ca^{2+}、Mg^{2+}、HCO_3^-、$H_2PO_4^-$、HPO_4^{2-}等。它们在维持血浆晶体渗透压、酸碱平衡、神经和肌肉正常兴奋性等方面起着重要的作用。

血浆蛋白(plasma proteins)是血浆中多种蛋白质的总称。用盐析法可将血浆蛋白分为三类：清蛋白、球蛋白和纤维蛋白原。正常成年人血浆蛋白含量为65~85 g/L。其中清蛋白为40~48 g/L，球蛋白为15~30 g/L，清蛋白与球蛋白之比(A/G)为(1.5~2.5):1。肝功能异常时，A/G比值下降。

血浆蛋白的功能有①形成血浆胶体渗透压，使组织液回流入毛细血管，维持血容量。②抵抗病原微生物入侵。③参与血液凝固、抗凝血和纤维蛋白溶解等生理过程。④与某些激素结合，使血浆中这些激素不会很快经肾排出。⑤运输脂质、离子、代谢废物等低分子物质。⑥营养作用。

二、血量

血量(blood volume)指人体内血液的总量。正常成年人血量为体重的7%~8%，即每千克体重有70~80 mL血液。一个体重60 kg的人，其血量为4 200~4 800 mL。绝大部分血液在心血管系统内快速循环流动，这部分血量称为循环血量；一小部分血液滞留于肝、肺和皮下等处的血窦、毛细血管和静脉丛中，流动缓慢，称为储存血量。当剧烈运动、情绪激动或大失血时，储存血量可被动员出来以补充循环血量。

当人体急性失血，失血量不超过血量的10%时，可无临床症状。因为通过神经和体液调节，如心脏活动加强，血管收缩，同时储存血量补充进入循环，血管的充盈度可不发生明显改变。而且血浆中丢失的水和电解质可在1~2 h内由组织液进入血管；丢失的血浆蛋白在1 d内可由肝合成而得到补充；在促红细胞生成素的调节下，骨髓造血功能加强，丢失的红细胞在 1 个月内可恢复,因此少量出血(或献血)不会影响人体的血压和生理功能。但如果急性失血达血量的 20%,虽然机体各种调节机制仍发挥作用,但由于调节能力有限,血压会快速下降,并出现脉搏细速、四肢冰冷、口渴、乏力、眩晕等一系列临床症状。若失血量超过血量的 30%,就可能危及生命,必须争分夺秒地予以输血治疗。

三、血液的理化特性

(一)颜色

血液呈红色,这是由于红细胞内含有血红蛋白的缘故。动脉血血氧饱和度高,氧合血红蛋白多,血液呈鲜红色;静脉血血氧饱和度低,血红蛋白含氧量低,呈暗红色。

(二)相对密度

正常人全血的相对密度为 1.050~1.060,血液中的红细胞数越多,血液相对密度越大。血浆的相对密度为 1.025~1.030,与血浆蛋白含量成正比。

(三)黏度

血液的黏度为水的 4~5 倍,黏度来源于血液内部分子或颗粒之间的摩擦力。血液因含有大量血细胞和一定量的血浆蛋白,故黏度较大。

(四)酸碱度

血液呈弱碱性,正常人血浆 pH 为 7.35~7.45。血浆 pH 之所以能保持相对稳定,是由于血液、肺和肾在调节酸碱平衡中发挥着重要的作用。血液中有多种缓冲对,其中以血浆内的 $NaHCO_3/H_2CO_3$ 最为重要。若血浆 pH 低于 7.35,称为酸中毒;pH 高于 7.45,则为碱中毒。

(五)血浆渗透压

血浆渗透压是指血浆中溶质颗粒吸引水分的一种力量。血浆渗透压的高低与溶质颗粒的数量成正比,而与溶质颗粒的种类及大小无关。

1. 血浆渗透压的分类　血浆渗透压包括血浆晶体渗透压和血浆胶体渗透压。

(1) **血浆晶体渗透压(crystalosmotic pressure)**:是由溶解在血浆中的晶体物质(主要是 Na^+、Cl^-)形成的渗透压,其数值约为 298.7 mOsm/(kg·H_2O)或 766.7 kPa。

(2) **血浆胶体渗透压(colloid osmotic pressure)**:是由血浆中的胶体物质(主要是清蛋白)形成的渗透压,其数值是 1.3 mOsm/(kg·H_2O)或 3.3 kPa。

渗透压与血浆渗透压相等的溶液称为**等渗溶液**,如 0.85%NaCl 溶液(生理盐水)和 5% 葡萄糖溶液。高于或低于血浆渗透压的溶液称为**高渗或低渗溶液**。

2. 血浆渗透压的生理意义

(1) 血浆晶体渗透压的生理意义:正常情况下,细胞内、外各种晶体物质总的浓度比较接近,所以细胞内、外的晶体渗透压几乎相等,这对于维持细胞内、外水的平衡和正常的形态起了重要作用。如果某种原因使细胞外液的晶体渗透压明显升高或降低,细胞内、外的水平衡将遭到破坏(图 3-2)。如果血浆晶体渗透压过高,红细胞就会脱水皱缩,镜下观呈梅花状;而如果血浆晶体渗透压过低,红细胞会肿胀,甚至破裂,其中的血红蛋白逸出,造成**渗透性溶血(hemolytic)**,剩下的双凹碟形细胞膜空壳,称为**影细胞(ghost cell)**。临床上给病人输液一般应输入等渗溶液,特殊情况下需输入高渗或低渗溶液时,输入量也不宜过多。

(2) 血浆胶体渗透压:血浆蛋白分子量较大,不易透过毛细血管壁;组织中蛋白含量又

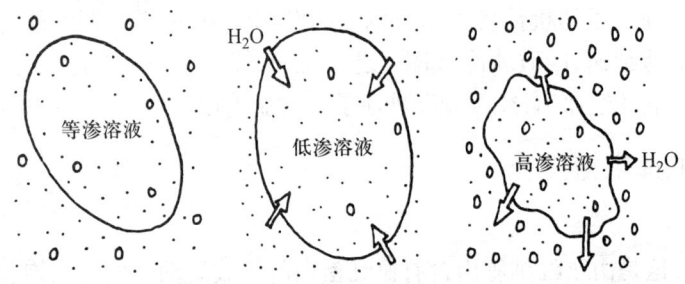

图 3-2 红细胞在不同溶液中的状态

低,因而血浆胶体渗透压高于组织液胶体渗透压,这样,组织中的水分就可以顺利进入毛细血管。所以,血浆胶体渗透压虽小,但在调节血管内、外水的平衡和维持正常的血容量中起重要的作用(图 3-3)。当肝病或肾病使血浆蛋白减少时,可因血浆胶体渗透压降低而使组织液回流减少,液体滞留于组织间隙内,造成组织水肿。

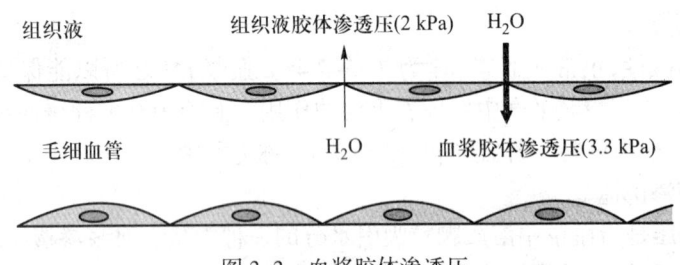

图 3-3 血浆胶体渗透压

第二节 血 细 胞

一、红细胞

(一)红细胞的形态、数量和功能

红细胞(erythrocyte,red blood cell,RBC)是血液中数量最多的血细胞。成熟的红细胞呈双凹圆盘形,直径为 7~8 μm,无核、无细胞器,胞质内充满大量**血红蛋白**(hemoglobin, Hb)。红细胞的主要功能是运输 O_2 和 CO_2。

我国正常成年男性红细胞数为 $(4.0\sim5.5)\times10^{12}$/L,血红蛋白浓度为 120~160 g/L;成年女性红细胞数为 $(3.5\sim5.0)\times10^{12}$/L,血红蛋白浓度为 110~150 g/L。凡红细胞的数量或血红蛋白浓度低于正常值下限,称为**贫血**。红细胞数量和血红蛋白浓度不仅有性别差异,还可因年龄、生活环境和机体功能状态不同而有差异。如儿童低于成年人(新生儿高于成年人);高原居民高于平原居民;妇女在妊娠后期由于血浆量相对增多,单位容积血液中红细胞数相对减少。

(二) 红细胞的生理特性

1. **红细胞膜的可塑变形性** 红细胞在血管内流动,当通过口径较小的毛细血管或血窦孔隙时,红细胞被拉长变形,挤过后又恢复原状,这种特性称为**可塑变形性**。红细胞的变形能力跟形状和膜的弹性有关。双凹圆盘形的红细胞体积约为 90 μm^3,表面积约为 140 μm^2,表面积/体积比值较大,有利于红细胞变形;遗传性球形红细胞增多症患者的红细胞变形能力降低。新生的红细胞膜弹性好,变形能力较大;衰老的红细胞变形能力降低。

2. **红细胞的悬浮稳定性** 红细胞能相对稳定地悬浮于血浆中不易下沉的特性称为**悬浮稳定性**。这是因为双凹圆盘形的红细胞表面积/体积比值较大,与血浆之间的摩擦力较大,阻碍了红细胞的下沉。通常以红细胞在第 1 小时末下沉的距离来表示红细胞的沉降速度,称为**红细胞沉降率(erythrocyte sedimentation rate,ESR)**,简称**血沉**。正常成年男性 ESR 为 0~15 mm/h,成年女性 ESR 为 0~20 mm/h。生理状况下,如女性月经期、妊娠期血沉可加快;某些疾病如活动性肺结核、风湿热、恶性肿瘤、肝炎、血液病等也会导致血沉加快。这些情况下血浆中球蛋白和纤维蛋白原含量增加,导致红细胞彼此以凹面相贴,形成**红细胞叠连**。红细胞叠连后,其总表面积与总体积之比值减小,与血浆的摩擦力亦减小,于是下沉速度加快。

3. **红细胞的渗透脆性** 红细胞膜在低渗盐溶液中发生膨胀破裂的特性称为**渗透脆性**,简称脆性。正常人红细胞在 0.85% NaCl 溶液中能维持正常形态和大小。当 NaCl 溶液浓度降至 0.42% 时,开始有部分红细胞破裂溶血;在 0.35% NaCl 溶液中,红细胞全部破裂溶血。这说明红细胞对低渗溶液有一定抵抗能力。红细胞膜的脆性越大,对低渗盐溶液的抵抗力越小,越容易破裂溶血。生理情况下,新生的红细胞脆性小,衰老的红细胞脆性大。某些疾病患者,如遗传性球形红细胞增多症患者,其红细胞脆性增大。

(三) 红细胞生成与破坏

1. 红细胞的生成

(1) 红细胞生成的部位和过程:胎儿时期,红细胞的生成部位为肝、脾和骨髓。出生后则主要由骨髓造血。成年人只有胸骨、肋骨、颅骨、髂骨等扁骨、不规则骨和长骨近端骨骺处的红骨髓才能造血。红细胞在骨髓中生成的过程为:由红骨髓中造血干细胞分化成红系定向祖细胞,再经原始红细胞,早幼、中幼、晚幼红细胞,网织红细胞阶段,最终成为成熟红细胞,释放进入血液。红细胞在发育成熟过程中,细胞体积逐渐由大变小;细胞核由大变小直至消失;细胞质内血红蛋白从无到有且逐渐增多。当骨髓造血功能受到放射线或某些药物(氯霉素、抗癌药物)等理化因素抑制时,可造成全血细胞减少,称为再生障碍性贫血。

(2) 红细胞生成所需物质:红细胞生成过程中,需要有足够的蛋白质、铁、叶酸和维生素 B_{12}。蛋白质和铁是合成血红蛋白的基本原料,叶酸和维生素 B_{12} 是影响红细胞成熟的物质。此外,红细胞生成还需要维生素 B_6、维生素 B_2、维生素 C、维生素 E 和微量元素铜、锰、钴、锌等。

成年人每天需要 20~30 mg 铁用于血红蛋白的合成,其中 95% 的铁来自体内铁的再利用,即衰老的红细胞被巨噬细胞吞噬后由血红蛋白分解释放出来的铁;剩下 5% 的铁从食物中获得。当铁摄入不足或吸收障碍,或长期慢性出血以致机体缺铁时,可使血红蛋白合成减少,引起小细胞低色素性贫血,即缺铁性贫血。儿童生长期、妇女月经期、妊娠和哺乳期等对铁的需求量增加,也易患缺铁性贫血。

叶酸和维生素 B_{12} 是合成 DNA 所需的重要辅酶。叶酸在体内需转化成四氢叶酸才能参与 DNA 的合成,转化过程中需要有维生素 B_{12} 的参与。若缺乏叶酸或维生素 B_{12},DNA 合成障碍可使细胞核发育异常,红细胞增大以致巨幼红细胞性贫血,即大细胞性贫血。一般体内叶酸的储量有 5~20 mg,每天叶酸约需 200 μg,当缺乏叶酸时,3~4 个月后会发生巨幼红细胞性贫血。而体内维生素 B_{12} 的储量有 4~5 mg,人体每天仅需 2~5 μg,所以维生素 B_{12} 不足时,常在 3~5 年后才出现贫血。

2. 红细胞生成的调节

(1) 促红细胞生成素:促红细胞生成素是一种糖蛋白,主要在肾合成。它能促使晚期红系祖细胞的增殖并向原红细胞分化,还能促进血红蛋白的合成,并促使成熟的红细胞释放入血。当肾组织受到缺氧或耗氧量增加的刺激时,促红细胞生成素的合成和释放会增加,使红细胞生成增多,血液的运氧能力提高,以满足组织对氧的需求。因此,高原居民(缺氧)、长期从事强体力劳动或体育锻炼的人(耗氧量增加),其体内红细胞数量往往较多。促红细胞生成素主要在肾合成。因此,晚期肾病患者可能会出现肾性贫血。

(2) 雄激素:雄激素可直接刺激骨髓造血组织,还能通过刺激肾产生促红细胞生成素,使红细胞数量增多。而雌激素可降低红系祖细胞对促红细胞生成素的反应,抑制红细胞生成。

3. 红细胞的寿命与破坏　红细胞平均寿命约为 120 d。衰老的红细胞因变形能力减弱、脆性大,不容易通过微小的孔隙而滞留在脾、骨髓,随后被巨噬细胞所吞噬。还有少量衰老红细胞在血流湍急处因受机械冲击而破损。

二、白细胞

(一) 白细胞的数量、形态和分类

白细胞(leukocyte,white blood cell,WBC)是一类无色有核的球形血细胞。正常成年人白细胞总数为 $(4.0~10.0)\times10^9$/L,其数量存在生理性波动。下午较上午高,进食、疼痛、剧烈运动、激动、分娩等情况下都会升高。一般低于 4.0×10^9/L 时称为白细胞减少,见于长期接触放射线、自身免疫病等情况;高于 10.0×10^9/L 时称为白细胞增多,见于急性炎症等疾病。

根据白细胞胞质中的颗粒,可将其分为有粒和无粒白细胞两大类。粒细胞又依所含嗜色颗粒特性不同,分为中性粒细胞、嗜酸性粒细胞和嗜碱性粒细胞。无粒白细胞包括单核细胞和淋巴细胞。血液中各类血细胞的正常值见表 3-2。

表 3-2　血液中各类血细胞的正常值

分类	绝对数 $/\times10^9 \cdot L^{-1}$	百分比 /%
粒细胞		
中性粒细胞(杆状核)	0.04~0.5	1~5
(分叶核)	2.0~7.0	50~70
嗜酸性粒细胞	0.02~0.5	0.5~5
嗜碱性粒细胞	0~0.1	0~1
单核细胞	0.12~0.8	3~8
淋巴细胞	0.8~4.0	20~40
白细胞总数	4.0~10.0	

(二)白细胞的生理特性和功能

除淋巴细胞外所有的白细胞都能伸出伪足做变形运动,凭借这种运动,白细胞得以穿过血管壁进入组织,这一过程称为**白细胞渗出(leukopedesis)**。白细胞具有朝向某些化学物质游走的特性,称为**趋化性**。能吸引白细胞作定向运动的物质称趋化因子,包括人体细胞的降解产物、抗原-抗体复合物、细菌及其毒素等。游走到这些物质的周围,将其包围起来并吞入细胞内的过程称为吞噬。

1. **中性粒细胞(neutrophil)** 中性粒细胞的变形游走和吞噬能力都很强。它能吞噬衰老的红细胞、坏死的组织碎片及微生物病原体,特别是化脓性细菌。当细菌入侵时,中性粒细胞常增多。它们被趋化因子吸引到炎症部位,吞噬细菌并释放大量溶酶体酶,分解细菌的同时,周围组织也被溶解,形成脓液。中性粒细胞数减少到 1×10^9/L 时,机体抵抗力明显降低,很容易感染。

2. **嗜碱性粒细胞(basophile)** 嗜碱性粒细胞的颗粒内含有肝素、组胺、嗜酸性粒细胞趋化因子和过敏性慢反应物质。肝素能抗凝血。组胺和过敏性慢反应物质可使毛细血管壁通透性增加,引起水肿;并能使支气管平滑肌收缩,引起哮喘、荨麻疹等过敏反应的症状。嗜酸性粒细胞趋化因子能把嗜酸性粒细胞吸引过来,聚集于局部以限制嗜碱性粒细胞在过敏反应中的作用。

3. **嗜酸性粒细胞(eosin phil)** 由于缺乏溶菌酶,嗜酸性粒细胞基本上无杀菌作用,仅有微弱的吞噬能力。嗜酸性粒细胞的主要作用是:①限制嗜碱性粒细胞在速发型过敏反应中的作用。嗜酸性粒细胞能抑制嗜碱性粒细胞合成和释放生物活性物质,并能吞噬已经释放出的物质。②参与对蠕虫的免疫反应。嗜酸性粒细胞颗粒内含有的过氧化物酶和碱性蛋白质能损伤幼虫虫体。寄生虫感染或过敏反应时,嗜酸性粒细胞常增多。

4. **单核细胞(monocyte)** 单核细胞在血液中停留 2~3 d 后进入组织,继续发育成具有更强吞噬作用的巨噬细胞。

5. **淋巴细胞(lymphocyte)** 淋巴细胞分为 T 细胞和 B 细胞两大类。T 细胞主要与细胞免疫有关,而 B 细胞则主要与体液免疫有关。

(三)白细胞的生成和破坏

1. **白细胞的生成** 白细胞起源于骨髓中的造血干细胞,在细胞发育过程中经历定向祖细胞、可识别的前体细胞,而后成为具有各种细胞功能的成熟白细胞。白细胞的分化和增殖受到一组**集落刺激因子(colony stimulating factor,CSF)** 的调节,此外还有一类抑制因子,如乳铁蛋白和转化生长因子-β(TGF-β)等,可抑制白细胞的生成。

2. **白细胞的破坏** 由于白细胞主要在组织中发挥作用,淋巴细胞往返于血液、组织液、淋巴之间,并可增殖分化。因此,白细胞的寿命较难准确判断。一般来说,中性粒细胞在循环血液中停留 8 h 左右即进入组织,4~5 d 后衰老死亡或经消化道排出。若有细菌入侵,中性粒细胞在吞噬活动中因释放溶酶体酶而发生"自我溶解",与破坏的细菌和组织碎片共同构成脓液。

三、血小板

(一)血小板的数量和功能

血小板(platelet,thrombosis) 是从骨髓成熟的巨核细胞脱落下来的具有生物活性的小块胞质。血小板无细胞核,正常成年人的数量是$(100\sim300)\times10^9/L$。血小板能维护血管壁的完整性,并在生理性止血过程中起重要作用。当血小板数减少到$50\times10^9/L$以下时,患者的毛细血管脆性增高,微小的创伤或仅血压升高即可使之破裂,出现小的出血点,称为血小板减少性紫癜。

（二）血小板的生理特性

1. 黏附　血小板与非血小板表面黏着称为血小板黏附。当血管受损,暴露出内皮下的胶原纤维时,血小板会立即黏附上去。黏附启动了生理性止血和血液凝固的过程。

2. 聚集　血小板之间相互黏着称为聚集。这一现象分为两个时相:第一时相是由受损组织释放二磷酸腺苷（ADP）引起的,是非常快的可逆性聚集;第二时相是由血小板释放ADP引起的,血小板聚集后不再解聚,过程较缓慢。

3. 释放　血小板受到刺激后,血小板颗粒中的储存物被排出,这一过程称为血小板释放。释放的物质有血栓烷A_2（TXA_2）、5-羟色胺（5-HT）、ADP、ATP、Ca^{2+}、血小板因子（PF_3）等,这些物质可使小血管收缩并促进血小板聚集。

4. 收缩　血小板内的收缩蛋白发挥收缩作用,可使血凝块回缩成较牢固的止血栓,堵住出血部位。

5. 吸附　血小板能吸附血浆中的凝血因子,当血小板发生黏附和聚集后,可使聚集处凝血因子增多,促进血液凝固和血栓形成。

（三）血小板的生理功能

血小板可随时融入毛细血管内皮细胞,填补血管内皮细胞脱落产生的空隙,维持血管内皮的完整性。循环血液中的血小板一般为"静止"状态,当血管损伤时可被激活,通过黏附、聚集、释放、收缩和吸附等特性,参与生理性止血和血液凝固。

第三节　生理性止血和纤维蛋白溶解

一、生理性止血

正常情况下,小血管破损引起的出血在几分钟内就会自行停止,这种现象称为**生理性止血**。用针刺破耳垂或指尖使血液自然流出,然后测定出血延续的时间,这段时间称为**出血时间（bleeding time）**。正常出血时间为1~3 min。临床上常用此指标了解生理性止血功能是否正常。生理性止血包括血管收缩、血小板止血栓形成和血液凝固三个过程。这三个过程相继发生又相互重叠,使生理性止血快速高效地完成。

（一）血管收缩

血管受损后首先局部血管收缩,使局部的血流量减少。其原因有:①损伤性刺激引起血管反射性收缩。②黏附于损伤处的血小板释放5-HT、TXA_2等缩血管物质。

（二）血小板止血栓形成

血管损伤暴露出内皮下胶原纤维,引起血小板黏附、聚集并释放活性物质,使血小板不断黏附、聚集,形成血小板止血栓,将伤口堵塞,达到初步的止血。

(三)血液凝固

血管受损也可启动凝血系统,在局部迅速发生血液凝固,使纤维蛋白交织成网,形成牢固的止血栓。最后,局部纤维组织增生,并长入血凝块,达到永久性止血(图3-4)。

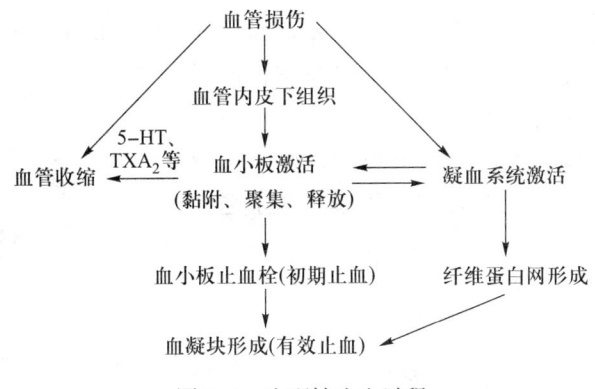

图3-4 生理性止血过程

1. **血液凝固的概念** **血液凝固**(blood coagulation)指血液由流体状态变成凝胶状态的过程。其本质是血浆中可溶的纤维蛋白原转变成了不溶于水的纤维蛋白,并且交织成网,网罗各种血细胞,从而形成血凝块(图3-5)。这种凝胶状的血凝块逐渐紧缩后,析出淡黄色液体,称为**血清**(blood serum)。血清与血浆的区别在于血清中缺乏纤维蛋白原及某些凝血因子,但增添了少量血小板释放出的化学物质。

2. **凝血因子** 血浆与组织中直接参与血液凝固的物质,称为**凝血因子**(blood clotting factor)。国际上依照凝血因子被发现的先后顺序,将12种凝血因子用罗马数字编号(表3-3),即凝血因子Ⅰ~ⅩⅢ(简称FⅠ~FⅩⅢ),其中FⅥ是FⅤ活化而来,因而被取消。此外,还有前激肽释放酶、高分子激肽原等。

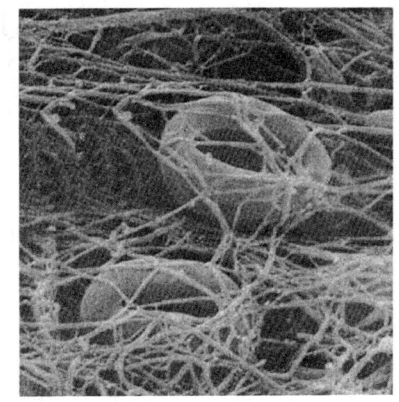

图3-5 血凝块

表3-3 按国际命名法编号的凝血因子

编号	同义名	编号	同义名
因子Ⅰ	纤维蛋白原	因子Ⅷ	抗血友病因子
因子Ⅱ	凝血酶原	因子Ⅸ	血浆凝血活酶
因子Ⅲ	组织因子	因子Ⅹ	斯图亚特因子
因子Ⅳ	钙离子	因子Ⅺ	血浆凝血活酶前质
因子Ⅴ	前加速素	因子Ⅻ	接触因子
因子Ⅶ	前转变素	因子ⅩⅢ	纤维蛋白稳定因子

在众多的凝血因子中,除FⅣ(Ca^{2+})外,其余全部属于无活性蛋白酶类,一旦被激活则在右下角标"a"(active);除FⅢ(组织因子)分布于组织外,其他凝血因子全部存在于血浆中。多数凝血因子在肝合成,FⅡ、FⅦ、FⅨ和FⅩ的合成需要维生素K参与。如肝功能受损或维生素K缺乏,都可导致凝血功能障碍。

3. 凝血过程　凝血过程大体可分为三个阶段:第一阶段生成凝血酶原激活物;第二阶段凝血酶原被激活生成凝血酶;第三阶段纤维蛋白原在凝血酶作用下生成纤维蛋白(图3-6)。

(1) 凝血酶原激活物的生成:凝血酶原激活物可通过内源性凝血途径和外源性凝血途径生成。两条途径的区别主要在于启动方式和参与的凝血因子不同。

1) 内源性凝血途径:血液与带负电荷的异物表面(如玻璃、白陶土、胶原等)接触,可激活FⅫ。血管受损时血管内膜下胶原纤维暴露,将FⅫ活化成FⅫa,FⅫa随即使FⅪ活化成FⅪa,FⅫa还可激活前激肽释放酶使之成为激肽释放酶,后者又反过来激活FⅫ,形成正反馈,从而使FⅫa大量生成。FⅪa在Ca^{2+}参与下,激活FⅨ成为FⅨa。FⅨa和FⅧa通过Ca^{2+}的连接与活化

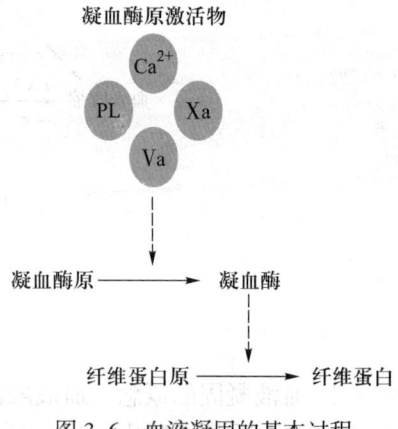

图3-6　血液凝固的基本过程

的血小板磷脂表面(PL)结合而形成复合物。该复合物可使FⅩ激活形成FⅩa,FⅩa与FⅤa被Ca^{2+}连接在血小板磷脂表面(PL)上,形成凝血酶原激活物。FⅧa的参与可使反应加速20万倍,因此缺乏FⅧ会导致凝血过程非常缓慢,甚至微小创伤也出血不止,称为甲型血友病。

2) 外源性凝血途径:损伤的组织释放FⅢ(组织因子),FⅢ与血浆中少量的FⅦa(约占0.5%)结合,形成FⅦa-FⅢ复合物,在Ca^{2+}和PL存在的情况下,该复合物也可激活FⅩ为FⅩa,同样FⅩa、FⅤa、Ca^{2+}与PL共同构成凝血酶原激活物。FⅩa可反过来激活FⅦ,使更多FⅩ被激活,此为外源性凝血途径的正反馈效应。

两条凝血途径相互联系,相互促进,因为外源性凝血途径中的FⅦa-FⅢ复合物能激活内源性凝血途径中的FⅨ,从而加强内源性凝血;而内源性凝血途径中的FⅨa可激活外源性凝血途径中的FⅦ,使外源性凝血途径加强。

(2) 凝血酶的形成:凝血酶原激活物可激活凝血酶原(FⅡ),使之成为具有活性的凝血酶(FⅡa)。

(3) 纤维蛋白的形成:凝血酶能迅速催化纤维蛋白原,使之成为纤维蛋白单体。凝血酶还能激活FⅩⅢ成为FⅩⅢa,在Ca^{2+}作用下,FⅩⅢa使纤维蛋白单体变为牢固的不溶性纤维蛋白多聚体,后者交织成网,把血细胞网罗其中,形成血凝块(图3-7)。

应该强调的是:①凝血过程是一种正反馈的酶促连锁反应,一旦触发,一系列凝血因子相继被激活,并产生逐级放大效应,形成"瀑布"样反应链,直到完成为止。②Ca^{2+}(FⅣ)在多个环节中起作用,任何去掉Ca^{2+}或加Ca^{2+}的方法都可延缓或加速血液凝固。

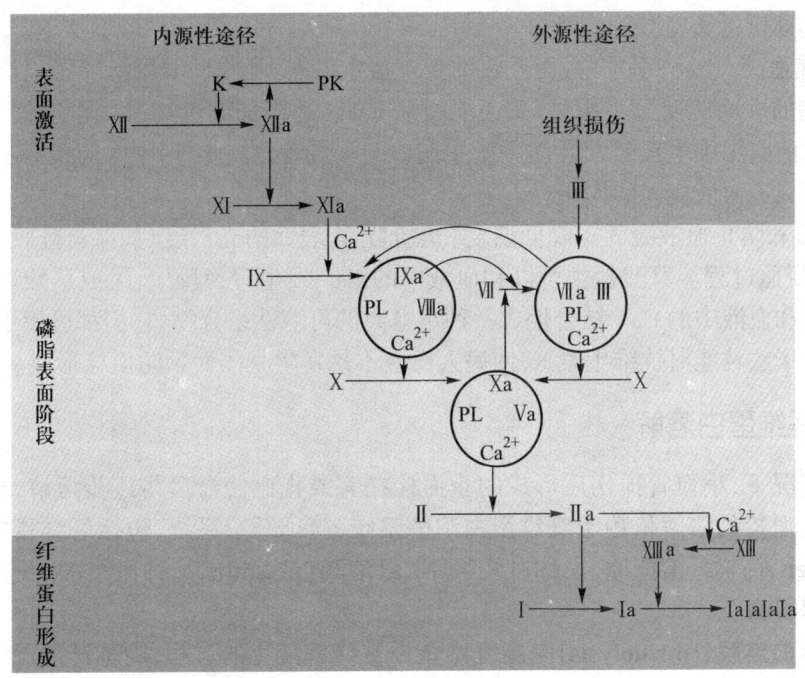

图 3-7 凝血过程
PL.磷脂;PK.前激肽释放酶;K.激肽释放酶

二、抗凝和促凝

(一)抗凝物质

正常情况下,血管内的血液能保持流体状态而不发生凝固;发生生理性止血时,凝血也仅限于受伤的一小段血管,是因为正常人体内有很强的抗凝物质。体内的抗凝物质主要包括抗凝血酶Ⅲ、肝素、蛋白质C系统、组织因子途径抑制物等。

1. **抗凝血酶Ⅲ** 抗凝血酶Ⅲ是肝细胞和血管内皮细胞分泌的,它通过其精氨酸残基与FⅡa、FⅨa、FⅩa、FⅪa和FⅫa分子活性中心的丝氨酸残基结合,从而使这些凝血因子灭活,发挥抗凝作用。抗凝血酶Ⅲ的直接抗凝作用非常慢而弱,不能有效地抑制凝血,当它与肝素结合后,其抗凝作用可增强约2 000倍。但在正常情况下,循环血液中几乎无肝素存在,抗凝血酶主要通过与内皮细胞表面的硫酸乙酰肝素结合而增强血管内皮的抗凝功能。

2. **肝素** 肝素是一种酸性黏多糖,主要由肥大细胞和嗜碱性粒细胞产生。缺乏抗凝血酶时,肝素的抗凝作用很弱。因此,肝素主要通过增强抗凝血酶的活性而间接发挥抗凝作用。

3. **蛋白质C系统** 蛋白质C是由肝细胞合成的,可水解FⅤa和FⅧa,抑制FⅩa的活性,以及促进纤维蛋白的降解等。

4. **组织因子途径抑制物** 组织因子途径抑制物是一种主要由血管内皮细胞产生的糖蛋白,可特异性抑制外源性凝血途径。它与FⅦa~FⅢ复合物、Ca^{2+}及FⅩa结合形成四聚体,从而灭活FⅦa~FⅢ复合物,抑制外源性凝血途径。

(二) 加速或延缓血凝的方法

1. **加速血凝** 外科手术中,用温热的生理盐水纱布、吸收性明胶海绵压迫伤口止血,因为纱布粗糙的表面能使血小板黏附,还能激活FXII。适当加温可加快凝血过程中酶促反应速度。手术前应用维生素K可预防手术中伤口的大量渗血。此外,中医药中的三七片、云南白药等都有促进血液凝固的作用。

2. **延缓和防止血液凝固** 降低温度和增加异物表面的光滑度(如涂有硅胶或石蜡的表面)能延缓凝血过程。草酸盐类可以和血液中的Ca^{2+}发生置换反应,生成草酸钙而沉淀;枸橼酸钠可以和血液中的Ca^{2+}结合生成一种难电离的可溶性络合物,它们都可用于体外抗凝。口服抗凝药华法林能对抗维生素K,使病人血液不易发生凝固而预防血栓形成。

三、纤维蛋白溶解

正常情况下,小血管损伤后形成的止血栓在完成止血使命后将逐步溶解,从而保证血管通畅。止血栓的溶解依赖于**纤维蛋白溶解系统**,简称纤溶系统,包括**纤维蛋白溶解酶原(plasminogen**,简称纤溶酶原,又称血浆素原)、**纤溶酶(plasmin**,又称血浆素)、**纤溶酶原激活物与纤溶抑制物**。

纤维蛋白溶解(fibrinolysis) 是指纤维蛋白被降解液化的过程,简称纤溶。纤溶的基本过程分为两个阶段,即纤溶酶原的激活与纤维蛋白(或纤维蛋白原)的降解(图3-8)。

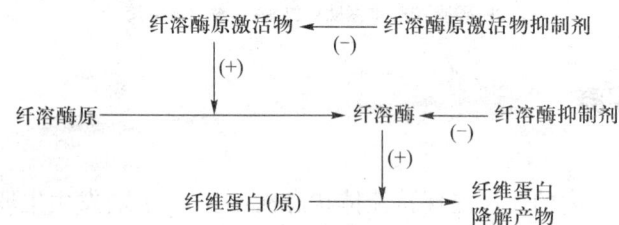

图 3-8 纤维蛋白溶解系统激活与抑制
(+)催化;(−)抑制

(一) 纤溶酶原的激活

纤溶酶原主要在肝合成。纤溶酶原的激活物有:①组织型纤溶酶原激活物(tissue-type plasminogen activator,t-PA),主要由血管内皮产生;②尿激酶型纤溶酶原激活物(urokinase-type plasminogen activator,u-PA),主要由肾小管和集合管上皮细胞产生;③激肽释放酶。前两者较重要。

纤溶系统在血凝块形成的时候就已经启动了,这是因为:①当血液与异物表面接触而激活FXII时,一方面启动内源性凝血途径,另一方面通过FXIIa激活激肽释放酶而激活了纤溶系统。②t-PA以非酶原的低活性形式分泌及与纤维蛋白结合后活性增强的特性,确保了纤维蛋白生成后立即启动纤维蛋白溶解,并将纤维蛋白溶解限制于血凝块局部。临床上已用重组人组织型纤溶酶原激活剂来溶解血栓。

(二) 纤维蛋白的降解

纤溶酶把纤维蛋白和纤维蛋白原分解成许多可溶性小肽,称为纤维蛋白降解产物。后者一般不再凝固,一些小肽还具有抗凝的作用。

(三) 纤溶抑制物

纤溶抑制物主要有纤溶酶原激活物抑制物 -1 和 α_2- 抗纤溶酶,能防止血凝块过早溶解和避免出现全身性纤溶。

凝血和纤溶两个功能保持着动态的平衡,这样既能有效止血,又能防止血凝块堵塞血管,从而维持血液正常流动(图 3-9)。

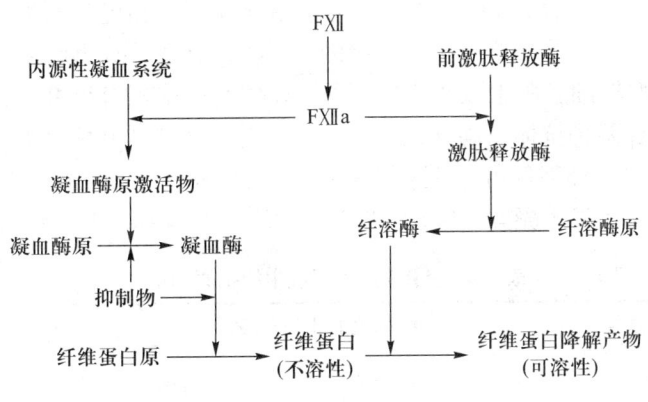

图 3-9 凝血与纤溶间的动态平衡

第四节 血型与输血

一、血型

1900 年,奥地利的医学家 Landsteiner 发现了 A、B、O、AB 四种血型中的前三种。这些成果为人类揭开了血型的奥秘,使输血成为安全性较高的临床治疗手段。因此 Landsteiner 在 1930 年获得了诺贝尔医学奖、生理学奖。

血型(blood group) 通常指红细胞血型,红细胞血型是指红细胞膜上特异性抗原的类型。除红细胞以外,白细胞和血小板也有特异性抗原。例如白细胞上的**人类白细胞抗原(human leukocyte antigen,HLA)** 是一个极为复杂的抗原系统,在体内分布广泛,是引起组织器官移植后发生免疫排斥反应的最重要的抗原。

抗原是镶嵌于红细胞膜上的特异糖蛋白或糖脂,抗体是存在于血浆中的 γ- 球蛋白。抗原和与之相对应的抗体相遇,红细胞即凝集成簇,这种现象称为**红细胞凝集反应(agglutination reaction)**,其本质是抗原与抗体的结合反应。每个抗体上有 2~10 个抗原结合位点,抗体可在若干个带有相应抗原的红细胞之间形成桥梁,使它们聚集成簇。在补体的作用下,凝集的红细胞可发生溶血。

已检出的红细胞血型系统有 29 个,医学上重要的血型除了 ABO、Rh 外,还有 MNSs、Lewis 等。与临床关系最密切的是 ABO 血型系统和 Rh 血型系统。

(一) ABO 血型系统

1. ABO 血型分型 ABO 血型系统中有两种抗原：A 抗原和 B 抗原。根据红细胞膜上是否存在 A 抗原和 B 抗原，将血液分成四种血型(表 3-4)。红细胞膜上只含 A 抗原者为 A 型；只含 B 抗原者为 B 型；既含 A 抗原又含 B 抗原者为 AB 型；两种抗原都不含者为 O 型。某种血型的人血清中不会含有与其自身红细胞抗原相对应的抗体，否则会发生凝集反应。因此，A 型血的血清中，只含抗 B 抗体；B 型血的血清中，只含抗 A 抗体；AB 型血的血清中，既无抗 A 抗体，也无抗 B 抗体；而 O 型血的血清中则含有抗 A 和抗 B 两种抗体。ABO 血型系统中还有几种亚型，其中最重要的是 A 型中的 A_1 与 A_2 亚型。A_1 型红细胞膜上含有 A 抗原和 A_1 抗原，而 A_2 型红细胞膜上仅含有 A 抗原；A_1 型血清中仅有抗 B 抗体，而 A_2 型血清中则含有抗 B 和抗 A_1 两种抗体。同样，AB 血型中也有 A_1B 和 A_2B 两种亚型。虽然我国汉族人中 A_2 型和 A_2B 型者分别仅占 A 型和 AB 型人群的 1% 以下，但由于 A_1 型红细胞可以与 A_2 型血清中抗 A_1 抗体发生凝集反应，因此输血时应注意 A_2 和 A_2B 亚型的存在。

表 3-4 ABO 血型系统中的抗原和抗体

血型	红细胞膜上的抗原	血清中的抗体
A 型		
A_1	$A+A_1$	抗 B
A_2	A	抗 B+ 抗 A_1
B 型	B	抗 A
AB 型		
A_1B	$A+A_1+B$	无
A_2B	$A+B$	抗 A_1
O 型	无 A，无 B	抗 A+ 抗 B

2. ABO 血型的遗传 ABO 血型是由 A、B 和 O 三种血型基因所决定，血型基因位于第 9 对染色体上，一对染色体上只可能出现上述三个基因中的两个。A 和 B 基因是显性基因，而 O 基因是隐性基因，例如来自父体的是 A 基因，另一个来自母体的是 O 基因。这个人的遗传型为 AO，表现型为 A，即 A 型。O 型血的人必须是两个染色体都是 O 基因(表 3-5)。血型的遗传规律在法医学上判断亲子关系时作为否定的参考依据。

表 3-5 ABO 血型的基因型和表现型

基因型	表现型	基因型	表现型
OO	O	BB，BO	B
AA，AO	A	AB	AB

3. ABO 血型的鉴定 鉴定 ABO 血型的方法是在玻片上分别滴加一滴抗 B 血清(采自 A 型血)、一滴抗 A 血清(采自 B 型血)和一滴抗 A 抗 B 血清(采自 O 型血)。在每一滴血清上再分别加一滴待测的红细胞悬液，轻轻摇匀，15 min 后观察结果。若待测红细胞与抗 A 和抗 A 抗 B 血清发生凝集，即为 A 型血；与抗 B 和抗 A 抗 B 血清发生凝集，即为 B 型血；与这三种血清都发生或都不发生凝集，则为 AB 型血或 O 型血(图 3-10)。

(二) Rh 血型系统

1940 年 Landsteiner 和 Wiener 用**恒河猴（Rhesus monkey）**的红细胞重复多次注射入家兔体内，引起家兔血清中产生抗恒河猴红细胞的抗体，再用含这种抗体的血清与人的红细胞混合，一部分人的红细胞可被这种血清凝集，表明其红细胞上具有与恒河猴同样的抗原，称为 **Rh 阳性血型**；另一部分人的红细胞不被这种血清凝集，称为 **Rh 阴性血型**。在我国各民族人群中，汉族和其他大部分民族，Rh 阳性者占 99% 以上，Rh 阴性者不到 1%，但在某些少数民族中 Rh 阴性者较多，如塔塔尔族约为 15.8%，苗族约为 12.3%，布依族和乌兹别克族约为 8.7%。

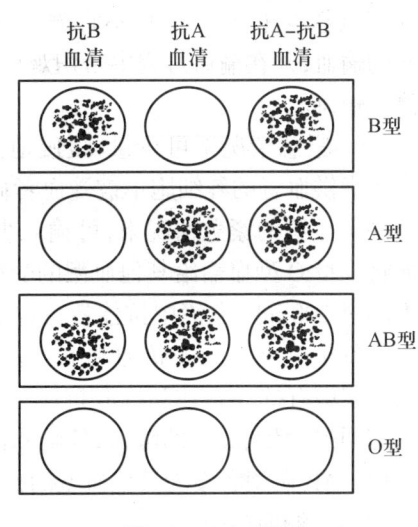

图 3-10 血型鉴定

1. Rh 血型系统分型及特点 目前已发现 40 多种 Rh 抗原，与临床关系密切的是 D、E、C、c、e 五种。在五种抗原中，D 抗原的抗原性最强，通常 Rh 阳性是指红细胞表面含有 D 抗原，Rh 阴性是指红细胞表面没有 D 抗原。人的血清中不存在抗 Rh 的天然抗体，只有 Rh 阴性者接受 Rh 阳性血液后通过体液免疫才会产生。这种抗体主要是 IgG，分子小，能透过胎盘。

2. Rh 血型的临床意义

（1）输血方面：Rh 阴性者，如果第 1 次接受 Rh 阳性的输血，由于他们体内没有天然的抗 Rh 抗体，因而不会发生凝集反应。但是他们体内将产生抗 Rh 抗体，当他们再次接受 Rh 阳性输血时，就会发生凝集反应而产生严重的后果。

（2）妊娠方面：Rh 阴性妇女如果怀有 Rh 阳性的胎儿，分娩时胎儿的 Rh 抗原会进入母体，刺激母体产生抗 Rh 抗体。如果第 2 次又怀 Rh 阳性的胎儿，母体的抗 Rh 抗体能透过胎盘进入胎儿血液，与胎儿的红细胞发生凝集反应而溶血，严重时可致胎儿死亡。

二、输血

(一) 输血原则

输血是近代医学的巨大成就之一，对于保证一些重大手术顺利进行、抢救急性大出血等病人，有起死回生的卓越疗效。为保证输血的安全、节约、有效，必须遵守输血原则。

1. 输血前必须鉴定血型，保证血型相合 输血前进行血型鉴定，保证供血者和受血者的 ABO 血型相符，即同型输血。对于育龄妇女和需反复输血的病人，还需使受血者和供血者的 Rh 血型相合，以免受血者在被致敏后产生抗 Rh 的抗体。

2. 即使同型输血，仍需做交叉配血试验 即使 ABO 血型系统相同，因为供血者和受血者的红细胞或血清中还可能存在其他不相容的血型抗原或血型抗体，所以输血前必须要做**交叉配血试验（cross-match test）**。具体做法是：把供血者的红细胞与受血者的血清混合，观察是否发生凝集反应，称为交叉配血试验主侧；再把受血者的红细胞与供血者的血清混合，观察是否发生凝集反应，称为交叉配血试验次侧（图 3-11）。如主侧和次侧均不出现凝集反应,为配血相合,可以输血;如主侧出现凝集,为配血不合,不管次侧结果如何,绝对不能输血;如主侧不发生凝集,次侧凝集,为配血基本相合,一般也不宜输血,只在紧急情况下,少量、缓慢的输血,并在输血过程中密切观察,一旦发生输血反应,立刻停止输血。

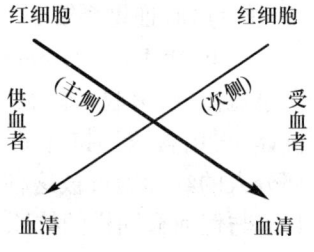

图 3-11 交叉配血试验

3. 紧急情况下可少量、缓慢地异型输血 由于输血时首先考虑供血者的红细胞不被受血者血清所凝集破坏,因此在缺乏同型血源的紧急情况下,可输入少量配血基本相合的血液,如将少量 O 型血输给其他血型的受血者或 AB 血型者接受其他血型的血液。但输入量一般不超过 200 mL,血清中抗体效价也不宜高于 1∶200,而且输液速度也不能太快。因为 O 型血的红细胞上虽无 A 抗原和 B 抗原,不会使输入的红细胞凝集(即主侧不凝集),但 O 型血的血浆中有抗 A 抗体和抗 B 抗体,会与受血者体内的红细胞发生凝集(即次侧凝集)。因此,只有通过少量、缓慢的输血,使输入的抗体迅速被受血者的血浆稀释,才能避免凝集反应的出现。AB 血型者接受其他血型的血液亦是同理。

(二) 输血类型

输血可分为异体输血和自体输血;又根据输注血液的成分分为全血输血和成分输血。自体输血是指在手术时采集患者部分血液,经器械洗涤后再回输给患者。成分输血是指把人血中各种有效成分,如红细胞、粒细胞、血小板和血浆分别制备成高纯度或高浓度的制品,针对病情需要再输注给患者。如慢性贫血患者可输注浓缩的红细胞,凝血因子缺乏患者可输注新鲜冰冻血浆。成分输血不但能提高疗效,减少不良反应,还可节约血源。

(舒 丹)

思 考 题

1. 名词解释:血细胞比容、血清、生理性止血、血液凝固、纤维蛋白溶解、血型。
2. 血浆和血清有何差异?如何制备血清、血浆标本?
3. 血浆晶体渗透压和胶体渗透压各有何作用?
4. 试述血液凝固的三个步骤及内源性与外源性凝血途径的主要差别。
5. 何谓红细胞凝集反应?列表说明 ABO 血型的抗原及抗体种类。
6. 何谓 Rh 阴性血型?有何临床意义?

第四章 血液循环

学习要点：

1. 掌握评定心脏泵血功能的指标，影响心排血量的因素，心脏正常起搏点，动脉血压的形成及影响因素，中心静脉压的概念及意义，微循环的途径和功能，心血管活动的基本中枢，心血管的神经支配及作用，压力感受性反射的基本过程及生理意义。

2. 熟悉心脏的泵血过程，心肌细胞动作电位形成的原理及特点，心肌的生理特性及影响因素，影响静脉回流的因素，组织液生成的原理及影响因素，体液因素对心血管活动的调节，正常心电图，化学感受性反射。

3. 了解影响冠状动脉血流量的因素及冠状动脉血流量的调节，肺循环和脑循环的血流特点。

心脏和血管组成机体的循环系统。血液在循环系统中按一定方向周而复始地流动，称为**血液循环**（blood circulation）。循环系统是人体的运输系统，其中心脏是血液循环的动力器官，血管是输送血液的管道和血液与组织进行物质交换的场所。血液循环的主要功能是完成体内的物质运输：通过运输代谢原料和代谢产物，使机体新陈代谢能不断进行；通过运输体内的激素或其他体液因素，实现机体的体液调节。

第一节 心脏的功能

一、心脏的泵血功能

心脏是一个由心肌组织构成并具有瓣膜的空腔器官。由于心脏的功能与水泵相似，所以把心脏称为**心泵**（heart pump）。心脏泵血功能的实现有赖于心肌电活动、机械收缩和瓣膜活动三者相互配合。

（一）心率和心动周期

1. **心率** 心率（heart rate, HR）是指每分钟心脏搏动的次数。正常成年人安静时，心率为 60~100 次/min，平均 75 次/min。心率可因年龄、性别及其生理状态而不同。小儿的心率较成年人快，尤其是新生儿可达 130 次/min 以上；老年人比成年人慢；女性一般比男性稍快；运动、情绪激动时心率加快，而安静或睡眠时心率较慢。

2. 心动周期 心脏每收缩和舒张一次，构成一个机械活动周期，称为**心动周期**（**cardiac cycle**）。由于心脏在功能上是由心房和心室构成，而心房和心室的活动是按先后次序依各自的时程进行的，故一个心动周期包括有心房的活动周期及心室的活动周期。

心动周期的长短与心率有关（心动周期 =60 s/HR）。如果以成年人安静时平均心率为 75 次/min 计算，则一个心动周期为 0.8 s。其中两心房先收缩，持续 0.1 s，继而舒张，持续 0.7 s；心房进入舒张期后，心室开始收缩，持续 0.3 s，进入舒张期，占 0.5 s。心室舒张的前 0.4 s，心房也处于舒张期，这一时期称为全心舒张期（图 4-1）。

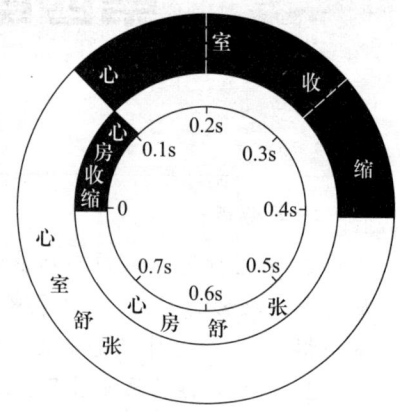

从图 4-1 可以看出，在同一个心动周期中，无论是心房还是心室，舒张期均长于收缩期，这既有利于静脉血液的回流，又能让心肌得到充分的休息。由于心动周期与心率成反比，故心率增快时，心动周期缩短，以舒张期缩短更为显著。因此，心率增快时，心肌工作时间相对延长，休息时间相对缩短，对心脏的持久活动不利。

图 4-1 心动周期中房室活动关系

（二）心脏的泵血过程

由于心室在心脏泵血活动中起主要作用，因此以心室泵血过程为例说明心脏的泵血过程。心室泵血过程包括心室射血过程和心室充盈过程。因左心和右心的活动基本同步，血液回流量和射血量也大致相等。故以左心室为例，说明心脏泵血的机制（图 4-2）。

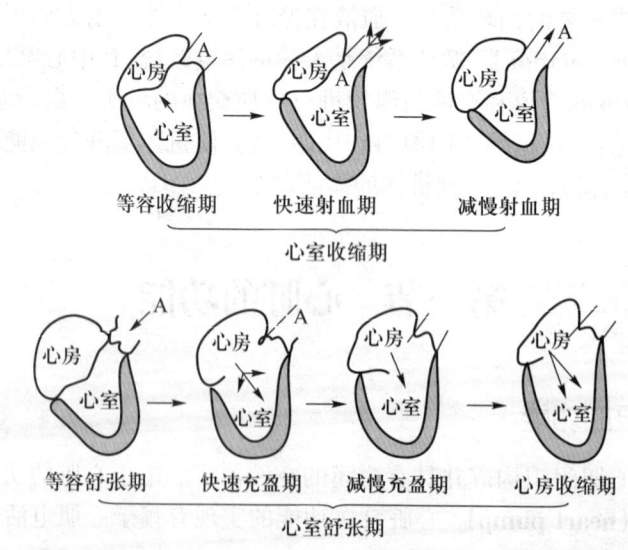

图 4-2 心脏泵血的机制

1. 心室收缩期（ventricular systole or ventricular contraction）

（1）等容收缩期：心室舒张期末，心室血量达最多，随后心室开始收缩，室内压力开始升高，当超过房内压时，心室内血液顺压力梯度流动推动房室瓣关闭。这时，室内压尚低于主动脉压，动脉瓣仍然处于关闭状态，由于血液不可压缩，心室容积不变，称为**等容收缩期**

(isovolumic contraction or isovolumetric contraction)。此期从房室瓣关闭到动脉瓣开放,持续约 0.05 s。在等容收缩期,室内压升高的幅度和升高速率最大(图 4-3)。

(2) 射血期:随着心室肌进一步收缩,室内压继续升高,当室内压超过主动脉压时,动脉瓣打开,血液由心室流入动脉,此期称为**射血期**(ejection phase)。在射血期的前期,由于心室肌强烈收缩,心室容积明显缩小,血液快速射入主动脉,称**快速射血期**(rapid ejection phase),持续约 0.11 s,是心动周期中射血最多,速度最快的时期,射血量占总射血量的 70%,室内压在这期内继续上升并达峰值;随后由于大量血液进入主动脉,心室内血液减少及心室肌收缩强度的减弱,室内压由峰值逐步下降,射血速度减慢,这段时期称为**减慢射血期**(slow ejection phase),持续约 0.14 s。这一时期内,射血量约占总射血量的 30%。据测定在整个射血期的中后期,心室内压已经低于主动脉压,但心室内血液依其惯性作用继续射入主动脉(图 4-3)。

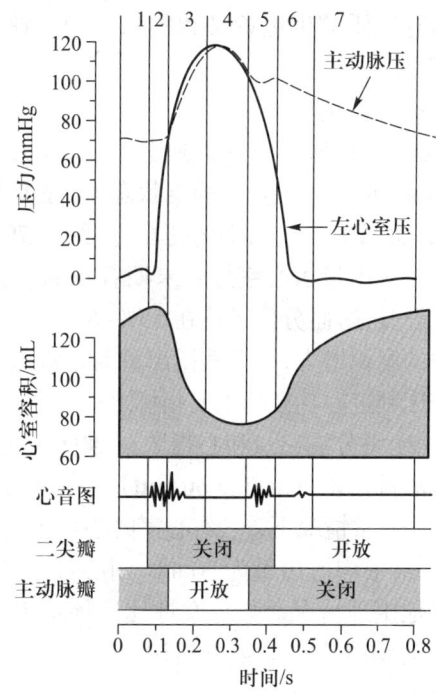

图 4-3 心动周期中左心室压力、容积和瓣膜的变化
1. 房缩期;2. 等容收缩期;3. 快速射血期;4. 减慢射血期;
5. 等容舒张期;6. 快速充盈期;7. 减慢充盈期

2. **心室舒张期**(ventricular diastrole or ventricular relaxation)

(1) 等容舒张期:减慢射血期后,心室开始舒张,室内压下降,由于主动脉压力高于室内压(图 4-3),主动脉内血液向心室方向反流,推动动脉瓣关闭,此时室内压仍明显高于心房压,房室瓣处于关闭状态,心室再次形成密闭的腔室,室内压急剧下降,但容积不变。从动脉瓣关闭到房室瓣开启称为**等容舒张期**(isovolumic relaxation phase),持续 0.07 s 左右(图 4-3)。

(2) 心室充盈期:随着心室继续舒张,室内压继续下降,当低于心房压时,血液冲开房室瓣流入心室,心室容积增大,称为**心室充盈期**(ventricular filling phase)。在心室充盈期初期,由于心室容积迅速增大,血液快速流入心室,称为**快速充盈期**(rapid filling phase),占时 0.11 s 左右;其间进入心室的血液约为总充盈量的 2/3,是心室充盈过程中的主要部分。随着心室充盈量的增多,房室之间的压力差逐渐减小,血液以较慢的速度继续流入心室,心室容积进一步增大,称**减慢充盈期**(slow filling phase),占时 0.22 s。此期仅有少量血液从心房流入心室。

(3) 心房收缩期:心室"抽吸"结束,心房开始收缩,房内压升高,血液顺压力差由心房进入心室,使心室进一步充盈。心房收缩期持续约 0.1 s。由心房收缩增加的心室充盈量仅占心室总充盈量的 10%~30%。故临床上心房纤维颤动者,尽管心室充盈量减少,但不致引起心输出量明显减少;若心室发生纤维颤动,如不及时抢救,就会危及生命。

(三)心脏泵血功能的评价

心脏的主要功能是不断地泵血以适应机体新陈代谢的需要。正确评价心脏的泵血功能具有重要的生理意义和临床意义。评价心功能的方法和指标较多,下面介绍几个常用的指标。

1. 心脏的输出量

(1) 每搏输出量和射血分数:一侧心室一次搏动所射出的血量,称**每搏输出量(stroke volume)**,简称搏出量。静息状态下,健康成年人舒张末期容积约为 125 mL,收缩末期容积约为 55 mL,两者之差,即为搏出量,约为 70 mL。由此可见,心脏射血只是射出了心室内部分血液。搏出量占心室舒张末期容积的百分数,称为**射血分数(ejection fraction)**。正常成年人安静时,射血分数维持在 55%~65%。在心室异常扩大、心室功能减退的情况下,由于舒张末期的容积增大,尽管其搏出量与正常人差别不大,但射血分数却明显降低。因此射血分数是临床判定心功能的重要指标之一。

(2) 每分输出量和心指数:一侧心室每分钟射出的血量,称**每分输出量(minute volume)** 简称**心排血量(cardiac output)**,它等于心率与搏出量的乘积。它是衡量心脏功能的最基本指标。正常情况下,左、右心室的心排血量基本相等。正常成年人安静状态下,如按心率为 75 次 /min,平均搏出量为 70 mL,则心排血量为 5 L/min(4.5~6.0 L/min)。心排血量因性别、年龄及其他生理情况而异。女性比同体重男性的心排血量约低 10%;青年时期高于老年时期;剧烈运动时心排血量可高达 25~35 L/min,较安静时提高 5~7 倍。麻醉情况下则可降低到 2.5 L/min。

人的身材大小不等,新陈代谢的水平亦因人而异。因存在这些个体差异,难以直接相互比较心排血量。安静状态下,心排血量与新陈代谢一样,与体表面积成正比。用心指数,即以每平方米体表面积的心排血量作为衡量心脏泵血功能的指标,可消除一些个体差异,便于个体间进行心功能比较。中等身材成年人的体表面积为 1.6~1.7 m^2,安静空腹时心排血量为 5~6 L/min。其心指数应为 3.0~3.5 L/(min·m^2)。安静空腹时的心指数称为静息心指数,是评定心脏泵血功能的常用指标。

2. 心脏做功量 一个人即便心功能正常,但由于动脉血压过高,也会导致搏出量和以搏出量为基础计算出的衡量心功能的指标降低,此时只有用心脏做功量才能正确衡量心功能。因此心脏做功量是衡量心功能最全面的指标。心室每收缩一次所做的功,称为**每搏做功(stroke work)**。每搏做功 =(射血期左心室内压 – 左心室舒张末期压)× 搏出量;**每分功(minute work)** 指心室每分钟做的功,每分功 = 每搏做功 ×HR。正常人安静时左心室每搏功为 83.1 g·m;每分功为 6.23 kg·m/min。

右、左心室搏出量基本相等,但肺动脉平均压仅为主动脉平均压的 1/6 左右,故右心室做功量也只有左心室的 1/6。

3. 心脏泵血功能储备 心排血量随机体代谢的需要而增加的能力称为**心泵血功能储备或心力储备(cardiac reserve)**。心力储备分为心率储备、收缩期储备和舒张期储备。健康人的心排血量能够在机体需要时成倍地增长,如在静息状态下心率 75 次 /min,搏出量约 70 mL,心排血量为 5 L 左右。强体力劳动时,心率可达 160~180 次 /min,搏出量可增加到 150 mL 左右,则心排血量可达 25~35 L,为静息时的 5~7 倍。而某些心脏疾病的病人,静息时心排血量与健康人没明显差别,尚能够满足静息状态下代谢的需要,但在代谢活动增强时,心排血量却不能相应增加,出现心悸、气短等症状。故心力储备能反映心脏泵血功能的潜力和心脏的健康程度。训练有素的运动员,由于长期的锻炼心肌纤维增粗,心肌收缩能力增强,运动时心排血量可达 35 L 以上,为静息时的 7 倍以上。因此,经常进行体育锻炼能有效地提高心力储备,增强心脏的泵血功能。

(四) 心脏泵血功能的影响因素

心泵血功能常用心排血量衡量,心排血量等于搏出量和心率的乘积,因此凡是能影响搏出量和心率的因素都能影响心泵血功能。

1. 搏出量的调节

(1) 前负荷:心脏的前负荷是指心室收缩前所承受的负荷,通常用心室舒张末期压力或容积来反映。在实验中,维持动脉压于一个稳定水平,逐步改变左心室舒张末期的充盈压,同时测算心室射血的搏出功或搏出量,可绘成正常心室功能曲线(图 4-4)。

心室功能曲线大致可分为三段:①充盈压在 12~15 mmHg(1.6~2.0 kPa,相当于 16~20 cmH$_2$O) 的范围内,是心室最适前负荷。位于其左侧的一段为心室功能曲线升支。它与骨骼肌长度 - 张力曲线升支段相似,表明当前负荷(初长度)未达最适水平之前,搏功随初长度的增加而增加。一般情况下,左心室充盈压为 5~6 mmHg(0.67~0.80 kPa,相当于 7~8 cmH$_2$O),远低于其最适前负荷水平,表明心室具有较大的初长度储备,可以通过增加心室舒张末期压力增加搏出量。这种通过心肌初长度的改变而引起心肌收缩力的变化,称为**异长自身调节**

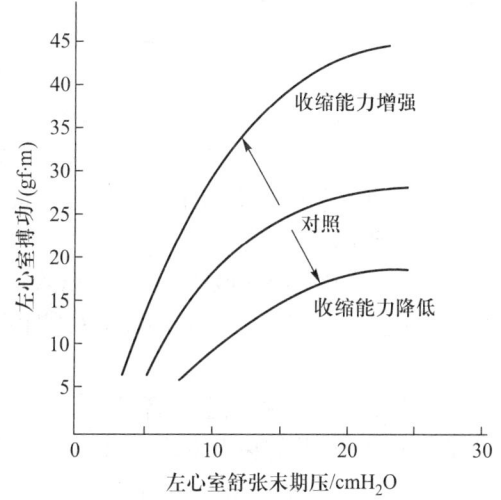

图 4-4　左心室功能曲线
(1 gf·m=9.8×10^{-3} J;1 cmH$_2$O=0.098 kPa)

(**heterometric autoregulation**),又称 Starling 机制。②充盈压在 15~20 mmHg(2.0~2.7 kPa,相当于 20~27 cmH$_2$O)的范围内,曲线逐渐平坦,说明前负荷在此范围内变动时对泵血功能的影响不大。③随后的曲线呈平坦状,或轻度下倾,并不出现明显的降支,说明正常心室充盈压即使超过 20 mmHg,搏功不变或仅轻度降低。

整体情况下,心室舒张末期容积是静脉回心血量和心室射血剩余血量之和。故当静脉回心血量增加时,心室舒张末期容积增加,搏出量增加;而心率增快时,充盈期缩短,心室充盈不完全,充盈压降低,搏出量减少。由于心肌细胞外间质内含有大量胶原纤维,致心肌肌小节的初长度即使在前负荷很大的情况下,一般不超过 2.30 μm。心肌的抗过度延伸特征使心脏在正常情况下不会因前负荷较大范围内增大而使搏出量和做功量骤然减小。

(2) 后负荷:心脏的后负荷指心室在收缩开始后所遇到的负荷,即动脉血压。如果动脉血压升高,室内压必须升高到超过动脉血压后才能射血,导致等容收缩期延长而射血期缩短,搏出量减少,那么余血量就增多,回心血量不变,则心室舒张末期血量增加,即前负荷增大,通过异长自身调节,搏出量又可恢复正常。如果动脉血压持续增高,心室肌将因收缩活动长期加强而逐渐发生肥厚,由于供应心肌的毛细血管数目不能增加,最后将导致心肌缺血,使泵血功能减退。因此,应该及时治疗高血压。

(3) 心肌收缩能力:心肌收缩能力是指心肌不依赖于前后负荷而能改变收缩的强度和速度的内在特性。这种在不改变心肌初长度和后负荷的情况下,通过改变心肌兴奋-收缩耦联等内在因素,使心肌收缩力的强度和速度发生改变,从而使搏出量和搏出功发生相应改变的过程,称为**等长自身调节(homometric autoregulation)**。如交感神经兴奋或儿茶酚胺增多时,心肌收缩力增强,搏出量增多。迷走神经兴奋,心肌收缩力减弱,搏出量减少。心肌收缩能力是影响搏出量的主要因素,也是神经体液因素调节的主要途径。

2. 心率　心排血量是搏出量与心率的乘积。在一定范围内,心率加快可使心输出量增加。当心率加快但尚未超过一定限度时,尽管此时心室充盈时间有所缩短,但由于静脉回心血量大部分在快速充盈期内进入心室,因此,心室充盈量和搏出量不会明显减少,因而心率的增加可使每分输出量明显增加。心排血量达最大时的心率称最适心率。但是如果心率超过180次/min,由于心室充盈时间过短,造成充盈量减少,搏出量减少到仅有正常50%左右时,心排血量必定减少。反之,心率太慢,低于40次/min,因为心室舒张期过长,再延长心室舒张时间也不能相应增加充盈量和搏出量,心排血量必定减少。

(五)心音

心动周期中,心肌收缩和舒张、瓣膜启闭,血流对心血管壁的冲击作用等引起的机械振动,可通过心脏周围组织传导到胸壁,如将听诊器放到胸壁某些部位,就能听到声音,称为**心音(heart sound)**。

正常心脏可听到四个心音:即第一、第二、第三和第四心音。多数情况下只能听到第一和第二心音,某些健康儿童和青年人也可听到第三心音,40岁以上的健康人也有可能出现第四心音。心脏某些异常活动可以产生杂音或其他异常心音。因此,听取心音或记录心音图对于心脏疾病的诊断有一定的意义。实际应用最广泛的是用听诊器作心音听诊。主要听取第一心音和第二心音。

第一心音的音调低、持续时间较长,是由房室瓣关闭和心室肌收缩振动所产生的。听诊时常作为心室收缩的标志,其强弱和性质变化,可反映心室肌收缩力的强弱和房室瓣的功能状态。第二心音的音调较高、持续时间较短。听诊时常作为心室舒张的标志,主要由动脉瓣关闭所产生,其强弱和性质变化可反映动脉压的高低和动脉瓣的功能状态。

二、心肌细胞的生物电现象

(一)心肌细胞的生物电活动

1. 心室肌细胞跨膜电位

(1) 静息电位:心室肌细胞和骨骼肌细胞一样,在静息状态下细胞膜处于外正内负的极化状态,静息电位约为-90 mV,主要由 K^+ 向外流产生的电-化学平衡电位。

(2) 动作电位:心室肌动作电位包括除极过程和复极过程,其主要特征在于复极过程比较复杂,持续时间长。通常用0、1、2、3、4等数字分别代表心室肌细胞动作电位的各个时期(图4-5)。

1) 除极过程(0期):心室肌细胞受到刺激时,膜电位由静息状态时的-90 mV上升到+30 mV左右,构成了动作电位的上升支,称为除极(0期)。它主要由 Na^+ 内流形成。当心室肌受到适宜刺激时，Na⁺通道开放，少量Na⁺内流造成肌膜部分除极，膜电位去极到阈电位水平时，膜上Na⁺通道大量开放，Na⁺顺其浓度梯度和电位梯度由膜外快速进入膜内，膜电位快速去极化至Na⁺的平衡电位形成动作电位0期。特点是持续时间短，除极幅度大。Na⁺通道的特点是失活快，激活快，因此被称为快钠通道，凡是0期由Na⁺内流形成，称快反应细胞。Na⁺通道可被河豚毒（TTX）所阻断。

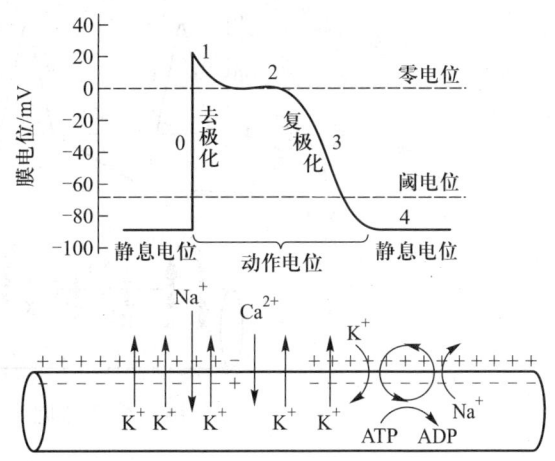

图4-5 左心室动作电位及形成机制

2）复极过程：当心室肌细胞除极达到顶峰之后，立即开始复极，包括三个不相同的阶段。

快速复极初期（1期）：在复极初期，膜电位由+30 mV迅速下降到0 mV左右，故1期又称为快速复极初期，占时约10 ms。0期除极和1期复极膜电位的变化速度都很快，在记录图形上表现为尖锋状，通常把这两部分合称为锋电位（图4-5）。1期是由于Na⁺通道失活，K⁺通道激活，引起一过性K⁺外流形成。

平台期（缓慢复极期，2期）：当膜电位复极到0 mV左右时，复极过程变得非常缓慢，基本上停滞在0 mV左右，故2期又称为平台期，持续100~150 ms，是整个动作电位持续时间长的主要原因，也是心室肌细胞动作电位曲线区别于神经纤维动作电位曲线的最大特征。主要是Ca²⁺缓慢而持久内流，与K⁺少量外流共同作用的结果。此Ca²⁺通道可被钙通道拮抗剂如硝苯地平、维拉帕米等阻断。

快速复极末期（3期）：此期膜电位由0 mV左右较快地复极到-90 mV，故3期又称为快速复极末期，占时100~150 ms。主要是Ca²⁺通道关闭，K⁺通道开放，K⁺外流所致。

3）静息期（4期）：膜电位稳定于静息电位水平，为恢复细胞内外离子的正常浓度梯度，保持心肌细胞的正常兴奋性，Na⁺-K⁺泵开始逆浓度差转运，Ca²⁺通过Ca²⁺-Na⁺交换被主动转运出细胞。

心房肌细胞的动作电位与心室肌细胞的相似，但动作电位的时程较短，历时仅150 ms左右。

2. 自律细胞的跨膜电位及其形成机制　心脏的特殊传导系统（除结区细胞外）除了具有兴奋性和传导性之外，还具有自动产生节律性兴奋的能力，故称为自律细胞。自律细胞生物电的最显著的特点是4期不稳定，能自动除极。4期自动除极是自律细胞产生自动节律性兴奋的基础。

(1) 窦房结P细胞的跨膜电位及其形成机制

1）0期：当自动除极达到阈电位水平时，膜上钙通道被激活，Ca²⁺内流去极化形成0期。

2）3期：Ca²⁺通道逐渐失活，Ca²⁺内流逐渐减少。与此同时，在复极初期，有一种K⁺通道被激活，K⁺开始外流，由于Ca²⁺内流逐渐减少和K⁺外流逐渐增加，形成了复极过程（图4-6）。

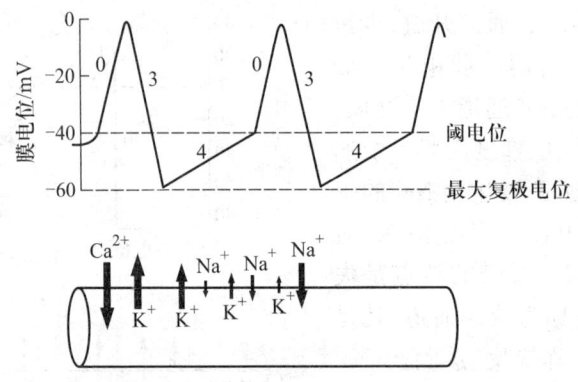

图 4-6 P 细胞动作电位及离子流

3) 4 期:当膜复极达 –40 mV 时,K^+ 通道便逐渐失活,K^+ 外流逐渐减少,与此同时,一种内向的 Na^+ 流逐渐增强,导致膜内电位缓慢上升,因而出现 4 期自动除极。构成窦房结细胞起搏电流的成分比较复杂,其中 K^+ 外流的进行性衰减是窦房结细胞 4 期自动除极最重要的离子基础(图 4-6)。

P 细胞动作电位的主要特征:① 4 期自动除极,其形成与三种离子流有关:K^+ 外流的进行性衰减;Na^+ 内流的进行性增强;生电性 Na^+–Ca^{2+} 离子交换。②除极 0 期由 Ca^{2+} 内流形成,除极速度较慢,因 Ca^{2+} 通道激活慢,失活也慢,故称慢钙通道。凡是 0 期由 Ca^{2+} 内流形成,称慢反应细胞。③无静息电位,复极到达的最大膜电位称最大复极电位也称最大舒张电位,约为 –60 mV。

(2) 浦肯野细胞的跨膜电位及产生机制:浦肯野细胞的动作电位及其产生机制与心室肌细胞基本相似,特点是 4 期自动除极,且速度较慢。

(二) 心肌细胞的分类

根据心肌细胞功能不同,分为两大类型:一类是普通心肌细胞,包括心房肌细胞和心室肌细胞,它们主要执行收缩功能,故又称为工作心肌细胞。另一类是一些特殊分化了的心肌细胞,组成心脏的特殊传导系统。

根据动作电位 0 期除极形成机制的不同和 4 期是否自动除极,可将心肌细胞分为以下几类:①快反应非自律细胞:心室肌细胞和心房肌细胞;②快反应自律细胞:房室束及其分支的细胞、浦肯野细胞;③慢反应非自律细胞:房室交界内的结区细胞;④慢反应自律细胞:窦房结细胞、房室交界内的房结区和结希区细胞。

(三) 心肌的生理特性

心肌细胞具有**自动节律性(autorhythmiticity)**、**兴奋性(excitability)**、**传导性(conductivity)**和收缩性。自律性、兴奋性和传导性是以生物电活动为基础的,称为电生理特性。收缩性是心肌细胞的机械特性。

1. 自动节律性　在没有外来刺激的条件下,心肌能自动地节律性兴奋的特性称为自动节律性,简称自律性。生理情况下,窦房结自动节律性最高,约 100 次/min,浦肯野纤维网自律性最低,为 25 次/min,而房室交界的自律性介于两者之间,约 50 次/min。

(1) 正常起搏点:正常情况下,窦房结主导整个心脏的节律,称为**正常起搏点(normal**

pacemaker）。以窦房结为起搏点的心律，称为**窦性心律**（sinus rhythm）。窦房结以外的起搏点，正常时不能表现其自律性，称为**潜在起搏点**（latent pacemaker）。异常情况下，它可以代替窦房结控制整个心脏的节律，称为**异位起搏点**（ectopic pacemaker）。

（2）影响自动节律性的因素：4 期自动除极是自律性形成的基础。因此，自律性的高低既受最大复极电位与阈电位的差距的影响，也取决于 4 期自动除极的速度。

1）最大复极电位与阈电位之间的差距：最大复极电位绝对值减小和（或）阈电位下移，均使两者之间的差距减小，自动除极达到阈电位水平所需时间缩短，自律性增高；反之，自律性降低。

2）4 期自动除极速度：4 期自动除极速度增快，达阈电位水平所需时间缩短，单位时间内产生兴奋的次数增多，自律性增高。反之，4 期自动除极速度减慢，到达阈电位的时间就延长，自律性降低。

2. 兴奋性 心肌与其他可兴奋组织一样，也具有兴奋性。

（1）心肌兴奋性的周期性变化：兴奋性的变化可分为以下几个时期（图 4-7）。

1）有效不应期：从 0 期除极开始到 3 期复极达 -55 mV 这一期间内，心肌细胞对任何刺激均不产生反应，称为**绝对不应期**（absolute refractory period，ARP）。从复极达 -55 mV 到 -60 mV 这段时间内给予强刺激，可使膜发生部分除极或局部兴奋，但不能暴发动作电位，称为局部反应

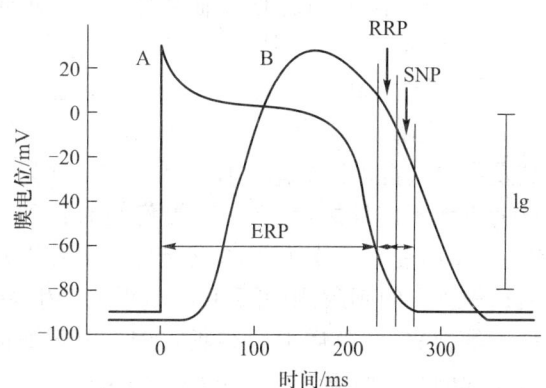

图 4-7 心室肌细胞动作电位兴奋性变化及其与机械收缩的关系

*A. 动作电位；B. 机械收缩

期。因此从 0 期除极开始至复极达 -60 mV 这段时期，给予任何刺激均不能产生动作电位，称为**有效不应期**（effective refractory period，ERP）。这是由于在这段时间内 Na^+ 通道完全失活或仅有少量 Na^+ 通道复活，大部分 Na^+ 通道未恢复到备用状态，心肌兴奋性等于零。

2）相对不应期：有效不应期完毕，3 期膜电位从 -60 mV 开始到 -80 mV 这段时期内，用阈上刺激才能引起动作电位，称为**相对不应期**（relative refractory period，RRP）。此期 Na^+ 通道部分恢复活性，心肌的兴奋性逐渐恢复，但仍低于正常。

3）超常期：从复极 3 期膜电位 -80 mV 开始至复极 -90 mV 这段时期内，用阈下刺激就能引起动作电位，说明心肌的兴奋性超过正常，故称为**超常期**（supernormal period，SNP）。此期，大部分 Na^+ 通道已恢复到备用状态，此时膜电位绝对值尚小于静息电位，距阈电位的差距较小，故兴奋性高于正常，所需的刺激强度小于正常阈值。

（2）影响兴奋性的因素

1）静息电位水平：静息电位绝对值增大时，距阈电位的差距就加大，兴奋性降低；反之，静息电位绝对值减小时，兴奋性增高。

2）阈电位水平：阈电位水平上移，则与静息电位之间的差距增大，兴奋性降低。反之阈电位水平下移，则兴奋性增高。

3) Na^+ 通道的性状:Na^+ 通道的性状是指 Na^+ 通道所处的状态,心肌细胞产生兴奋,都是以 Na^+ 通道能被激活为前提的。Na^+ 通道具有三种功能状态,即备用、激活和失活。这三种功能状态是电压依赖性和时间依赖性的。当膜电位处于静息电位水平 –90 mV 时,Na^+ 通道处于备用状态。这种状态下,Na^+ 通道是关闭的,当细胞膜受刺激,Na^+ 通道被激活,Na^+ 少量内流,当膜电位从静息电位除极到阈电位(–70 mV),Na^+ 通道被全部激活,Na^+ 大量内流,而 Na^+ 通道激活后就迅速失活,随后 Na^+ 通道关闭,Na^+ 停止内流。处于失活状态的 Na^+ 通道不仅限制了 Na^+ 的跨膜扩散,并且不能被再次激活;只有在膜电位恢复到静息电位水平时,Na^+ 通道才重新恢复到备用状态,才可以被再激活,这个过程称为复活。

(3) 心肌兴奋性变化的特点及其收缩活动的关系

1) 有效不应期长:心肌细胞的有效不应期特别长,几乎占据了整个心肌收缩期和舒张早期(见图 4-7)。这个特点使心肌不会像骨骼肌那样产生完全强直收缩而始终是收缩和舒张交替进行,有利于心室血液的充盈和射血,保证了心脏泵血功能的正常进行。

2) 期前收缩与代偿间歇:正常心脏是按窦房结发出的兴奋进行节律性收缩活动的。如果在心室的有效不应期之后,下一次窦房结兴奋到达之前,心室肌受到一次人工的或起自窦房结以外心肌组织兴奋的刺激,则可引起心肌提前产生兴奋,称为**期前兴奋**,随后引起心肌收缩。由于期前兴奋引起的心肌收缩发生在下一次窦房结兴奋所产生的正常收缩之前,故称为**期前收缩**(premature systole)(又称为早搏)。期前兴奋也有自己的有效不应期,当窦房结的兴奋传到心室时,正好落在期前兴奋的有效不应期内,因而不能引起心室兴奋和收缩,必须等到下次窦房结的兴奋传来,才能再产生兴奋。所以在一次期前收缩之后,往往有一段较长的舒张期,称为**代偿间歇**(compensatory pause)(图 4-8)。

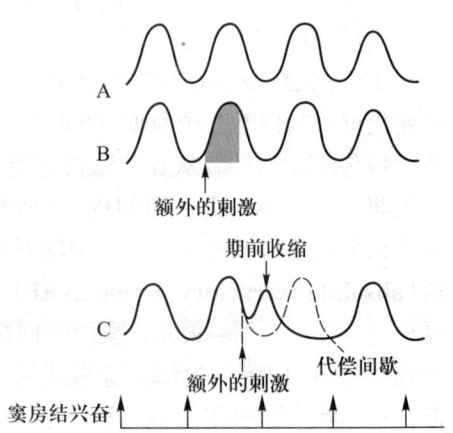

图 4-8 期前收缩与代偿间歇
A. 正常曲线;B. 刺激落在有效不应期内;
C. 刺激落在有效不应期后

3. 传导性 心肌细胞具有传导兴奋的能力,称为**传导性**。

(1) 心脏内兴奋传导的途径:正常情况下,窦房结产生的兴奋通过心房肌传遍左、右心房。同时沿心房肌细胞组成的"优势传导通路"传到房室交界区,再经房室束及左、右束支、浦肯野纤维至心内膜心室肌,兴奋由心内膜向心外膜传播,最后引起两心室兴奋(图 4-9)。

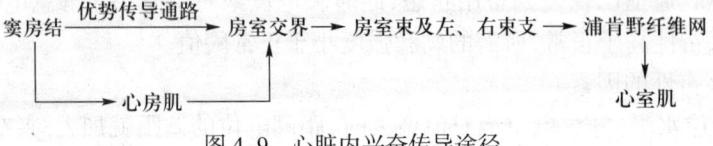

图 4-9 心脏内兴奋传导途径

(2) 心脏内兴奋传导的特点和意义:心脏不同部位的心肌细胞传导速度存在差异:普通心房肌细胞的传导速度约为 0.4 m/s,"优势传导通路"的传导速度较快,为 1.0~1.2 m/s,因此窦房结的兴奋可沿此通路迅速传到房室交界区。房室交界区的传导速度很慢,其中结区最慢,仅为 0.02 m/s,称为**房 – 室延搁**(atrio-ventricular delay)。心室肌的传导速度为 1.0 m/s,浦肯野纤维的传导速度为 4 m/s。

心内兴奋传导的主要特点:房 – 室延搁,即兴奋在房室交界处传导速度缓慢,历时约 0.1 s,持续整个心房收缩期。这就保证了心室收缩总是在心房收缩之后,保证心室足够的血液充盈。

(3) 影响传导性的因素

1) 结构因素:兴奋传导速度与心肌细胞的直径呈正变关系。心房肌细胞、心室肌细胞和浦肯野细胞的直径大于窦房结和房室交界细胞,故速度快,其中,末梢浦肯野细胞的直径最大,兴奋传导速度最快;结区细胞直径最小,传导速度最慢。

2) 生理因素:动作电位除极速度越快、幅度越大,形成的局部电流就越强,达阈电位的速度也就越快,那么传导速度就越快。快反应细胞 0 期除极速度和幅度明显高于窦房结等慢反应细胞,因此前者传导性比后者强。

3) 邻近未兴奋部位膜的兴奋性:兴奋在心肌细胞上的传导,是心肌细胞膜依次产生兴奋的过程。若未兴奋部位的膜上 Na^+ 通道尚处于失活状态(处于有效不应期),则兴奋和未兴奋之间形成的局部电流不能再使它暴发兴奋,结果传导阻滞;如果 Na^+ 通道部分复活(处于相对不应期或超常期),则局部电流可使邻近膜暴发兴奋,但兴奋所产生动作电位 0 期除极速度慢、幅度小,则传导性下降。

4. 收缩性 心肌细胞收缩原理与骨骼肌相似,但具有以下特点。

(1) 对细胞外液 Ca^{2+} 有明显的依赖性:由于心肌细胞的终池不发达,储 Ca^{2+} 量少。因此,心肌收缩 Ca^{2+} 的来源主要来自细胞外液。在一定范围内,细胞外液 Ca^{2+} 浓度升高,可增强心肌收缩力。反之,则可使心肌收缩力减弱。

(2) "全或无"式收缩:由于心肌细胞以闰盘相连,在结构和功能上形成一个功能性的合胞体,因此兴奋传导速度非常快,使心房肌细胞或心室肌细胞要么不收缩,要么全部收缩,这种现象称为"全或无"式收缩。

(3) 不发生强直收缩:由于心肌细胞的有效不应期特别长,相当于整个收缩期加舒张早期,因此心肌不会像骨骼肌一样产生强直收缩,而是收缩与舒张交替进行,从而保证了心脏射血和充盈的顺利进行。

三、体表心电图

心脏在每一次周期性活动中,都是由窦房结产生兴奋,依次传向心房、心室,引起心房、心室先后发生兴奋。心内兴奋传布所发生的电变化,可通过组织和体液传至体表。将心电图机的测量电极置于体表一定部位,可记录到心脏活动的电位变化,即**心电图**(electrocardiogram,ECG)(图 4–10)。

因测量电极连线方式(称导联方式)不同所记录到的心电图有所不同,下面以 II 导联的波形为例简介心电图。

1. P 波 P 波小而圆钝。历时 0.08~0.11 s,波幅不超过 0.25 mV。反映两心房的除极过程。

2. QRS 波群 反映左、右心室除极过程。典型的 QRS 波群,包括向下的 Q 波,向上的 R 波,向下的 S 波。在不同导联中,这三个波不一定都出现。正常 QRS 波群历时 0.06~0.10 s,

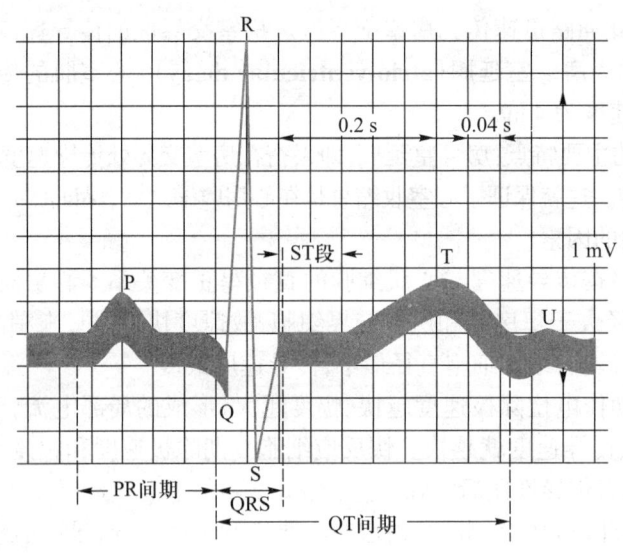

图 4-10 正常人心电模式

代表心室肌兴奋扩布所需的时间。

3. T 波　反映心室复极(3 期)过程中的电位变化。历时 0.05~0.25 s，波幅一般为 0.1~0.8 mV。其方向与 QRS 波群主波的方向一致。

4. PR 间期(或 PQ 间期)　P 波起点到 QRS 波起点之间的时程。它反映心房兴奋开始到心室兴奋开始所需要的时间，也称为房室传导时间，历时 0.12~0.2 s；PR 间期延长提示房室传导阻滞。

5. QT 间期　从 QRS 波群起点到 T 波终点的时程，它反映心室开始兴奋到完全复极的时间。QT 间期与心率密切相关，心率快则 QT 间期缩短。

6. ST 段　指从 QRS 波终点至 T 波开始之间的线段。它反映心室肌细胞全部处于除极状态，它们之间没有电位差，故曲线又恢复到基线水平。

第二节　血管生理

血管和心脏构成一个封闭的循环系统。其中血管分为动脉、毛细血管和静脉三大类。各类血管的结构和功能各不相同，它们不仅是运输、分配血液的管道，也是实现物质交换的场所。

一、各类血管的结构及功能特点

1. **弹性储器血管(windkessel vessels)**　指主动脉、肺动脉主干及其发出的最大的分支。这些血管管壁坚厚，富含弹性纤维，有明显的可扩张性和弹性，在心室收缩射血期被动扩张，储存部分血液。并可将心室收缩时产生的能量、暂时以势能的形式储存；心室舒张期，大动脉管壁弹性回缩，推动血液继续前进，维持血流的连续性。

2. **分配血管**(distribution vessels) 指中动脉,是弹性储器血管的分支到小动脉之间的血管,如肝动脉、肾动脉等,其中膜平滑肌较多,收缩和舒张时可以调节各器官的血流量,故称为分配血管。

3. **毛细血管前阻力血管**(precapillary resistance vessels) 指动脉系统的最小分支,包括小动脉、微动脉,由于管径小,管壁所含平滑肌平时保持一定的紧张性,是产生外周阻力的主要部位,故称为阻力血管。

4. **交换血管**(exchanging vessels) 指真毛细血管(capillary),小动脉、微动脉经过2~5次分支,成为直径为5~10 μm的细小血管,其管壁薄,由单层内皮细胞和基膜组成,通透性较高,是血液和组织液进行物质交换的场所,故称交换血管。

5. **毛细血管后阻力血管**(aftercapillary resistance vessels) 指微静脉,管径较小,舒缩可以改变毛细血管前阻力和后阻力的比值,从而影响毛细血管血压及组织液的生成和回流。

6. **容量血管**(capacitance vessels) 指静脉,其作用是将血液从微循环后阻力血管输送回心脏。静脉与相应的动脉比较,数量较多,口径较大,管壁较薄,具有扩张性,故容量较大,且管外压力的改变会引起容量的较大变化。安静状态下,循环血量的60%~70%容纳在静脉中,故称为容量血管。

7. **短路血管**(shunt vessels) 指一些血管床中小动脉和小静脉之间的直接联系的血管,称动-静脉吻合支。在手指、足趾、耳郭等处的皮肤中多见。它们可使小动脉内的血液不经过真毛细血管而直接流入小静脉。功能上与体温调节有关。

二、血流动力学

血液在心血管系统内流动的力学称为**血流动力学**(hemodynamics),其基本问题是血流量、血流阻力和血压的关系。

(一)血流量和血流速度

1. **血流量** 单位时间内流过血管某一截面的血量称为**血流量**(blood flow volume),也称容积速度,其单位通常以 mL/min 或 L/min 来表示。根据流体力学规律,血流量(Q)和血管两端的压力差(ΔP)成正比,和血流阻力(R)成反比,可写成下式:$Q=\Delta P/R$

在整个体循环系统,Q 相当于心输出量,R 相当于总外周阻力,ΔP 相当于平均主动脉压与右心房压之差。由于右心房压接近于零,故 ΔP 接近于平均主动脉压。因此,心排血量 $Q=\Delta P/R$。而对某一器官来说,Q 相当于器官的血流量,ΔP 相当于灌注该器官的平均动脉压和静脉压之差,R 相当于该器官的血流阻力。

2. **血流速度** 血液中的一个质点在血管内移动的线速度,称为血流速度。血流速度与血流量成正比,与同类血管的总横截面积成反比,由于毛细血管的总横截面积最大,主动脉的总横截面积最小,因此,血流速度在毛细血管中最慢,在主动脉中最快。

(二)血流阻力

血液在血管内流动时所遇到的阻力,称为**血流阻力**(resistance of blood flow,R)。它来源于血液流动时血液成分之间的摩擦阻力(即血液的黏滞性),以及血流与管壁之间的摩擦阻力,故血液在血管内流动时压力逐渐降低。根据泊肃叶定律:

$$R=8\eta l/\pi r^4$$

血流阻力与血管长度(l)和血液的黏滞系数(η)成正比,与血管半径(r)的4次方成反比。其中血管直径是形成血流阻力的主要因素。阻力血管直径增大时,血流阻力降低,血流量就增多;反之,当阻力血管直径缩小时,器官血流量就减少。

(三)血压

血压(blood pressure,BP)是指血管内流动的血液对于单位面积血管壁的侧压力。通常以千帕(kPa)或毫米汞柱(mmHg)为单位(1 mmHg=0.133 kPa)。在循环系统中,各类血管的血压均不相同。因此,就有动脉血压、毛细血管血压和静脉血压之分,一般所说的血压指动脉血压。血压是推动血液循环的直接动力。体循环中,血液从大动脉流向心房的过程中需不断消耗能量,故从主动脉到右心房,血压逐渐降低。在各段血管中,血压降落的幅度与该段血管对血流的阻力的大小成正比。大动脉血压基本相等,中动脉开始下降,小动脉、微动脉阻力最大,血压降落也最显著,小静脉、中静脉血压较低,大静脉和右心房几乎为零。各段血管血压、血管总横截面积与血流速度的关系见图4-11。

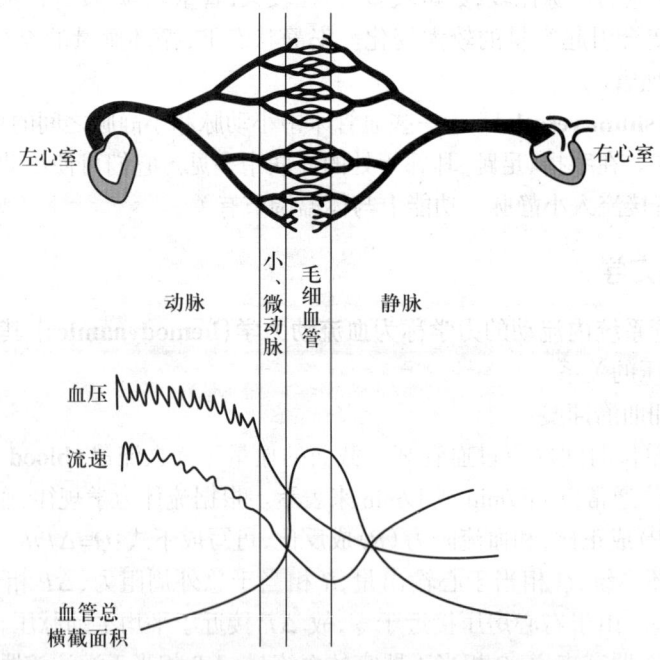

图4-11 各段血管血压、血管总横截面积与血流速度的关系

三、动脉血压和动脉脉搏

(一)动脉血压

1. 动脉血压的概念和正常值　一般所说的动脉血压是指主动脉压。在一个心动周期中,主动脉血压随着心室的舒缩而发生周期性波动。心室收缩期,动脉血压上升达到的最高值称为**收缩压**(systolic pressure,SP);心室舒张期,动脉血压下降达到的最低值称为**舒张压**(diastolic pressure,DP)。收缩压与舒张压之差称为脉搏压,简称**脉压**(pulse pressure)。在一个心动周期中,动脉血压的平均值称为**平均动脉压**(mean arterial pressure,MAP),约等

于舒张压 +1/3 脉压。

因大动脉血压几乎相等,通常测量肱动脉血压代表主动脉血压。我国健康青年人在安静状态时的收缩压为 100~120 mmHg(13.3~16.0 kPa),舒张压为 60~80 mmHg(8.0~10.7 kPa),脉压为 30~40 mmHg(4.0~5.3 kPa),平均动脉压在 100 mmHg(13.3 kPa)左右。如果安静时收缩压持续≥140 mmHg 或舒张压持续≥90 mmHg,可认为是高血压。舒张压低于 50 mmHg、收缩压低于 90 mmHg,则认为是低血压。一般来说,动脉血压存在个体、性别和年龄的差异。随着年龄的增长,收缩压和舒张压均有逐渐增高的趋势,收缩压增高较为显著。在性别方面,男性略高于女性。情绪激动和运动状态下,由于交感神经活动增强,血压特别是收缩压可明显增高。此外,体位、睡眠、环境温度等也会影响血压。

2. 动脉血压的形成　一般指正常主动脉压的形成。循环系统平均充盈压是血压形成的前提条件。心脏射血动力和外周阻力是形成血压的两个根本因素。主动脉和大动脉管壁的弹性起到缓冲收缩压、维持舒张压、保持血流的连续性的作用。

(1) 循环系统平均充盈压:充足的循环血量是形成血压的前提条件。当心脏突然停止搏动,血流暂停时,循环系统中各处压力很快取得平衡时所测得的压力即为循环系统平均充盈压,其压力数值的高低取决于循环系统中的血量和容量之间的关系,如血量增多或容量缩小,则这一数值增大,反之则减小,用巴比妥麻醉的犬,循环系统平均充盈压大约 7 mmHg (0.93 kPa),人的循环系统平均充盈压也接近这一数值。

(2) 心脏的射血动力:如果心室收缩力减弱,搏出量将减少,收缩压将低于正常。如果心室收缩力增强,搏出量将增加,收缩压将高于正常。

(3) 外周阻力:如果外周阻力增高,舒张期往外周流走的血量将减少,余下的血量将增加,舒张压将升高;反之舒张压将低于正常。

(4) 大动脉血管壁的弹性:左心室收缩,射出的血量,收缩期仅有 1/3 流向外周,其余 2/3 暂时储存在主动脉和大动脉内,使主动脉和大动脉扩张,主动脉和大动脉血压升高,升到的最高值,称为收缩压。心室舒张时,射血停止,被扩张的弹性储器血管弹性回缩,推动其余 2/3 血液继续流向外周,随着血液流向外周,主动脉压逐渐降低,至舒张期末接近最低,我们将舒张期末的血压称为舒张压(图 4-12)。可见,由于大动脉管壁的弹性储器作用,一方面,使左心室的间断射血变为动脉内的连续血流;另一方面,可以缓冲收缩压,维持舒张压。

3. 影响动脉血压的因素　由于动脉血压的形成与心脏射血、外周阻力、主动脉和大动脉管壁的弹性储器作用以及血管系统内有足够的血液充盈量等因素有关,因此影响动脉血压的因素如下。

(1) 每搏输出量:其他因素不变,当每搏输出量增加时,心脏收缩期射入主动脉和大动脉内的血量增多,故收缩期压明显升高。但动脉血压升高,血液流向外周的速度加快,使舒张期末主动脉内存留血量增加不多,故舒张压上升较小。因此,当搏出量增加时,动脉血压的升高主要表现为收缩压的升高,舒张压升高不明显。反过来,收缩压的高低主要反映每搏输出量的多少。

(2) 心率:心率加快,心动周期缩短,主要缩短心脏舒张期,主动脉中流向外周的血量减少,致使心脏舒张期末主动脉内存留的血量增多,故舒张压明显升高。反之,心率减慢时,舒张压降低。

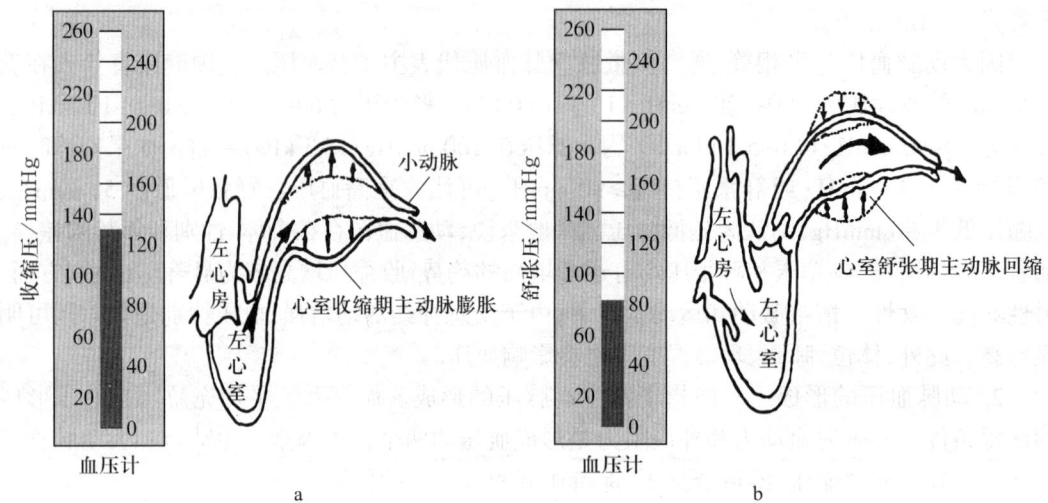

图 4-12　大动脉管壁的弹性储器作用
a. 心室收缩期；b. 心室舒张期

(3) 外周阻力：外周阻力加大，则心脏舒张期血液流向外周的速度减慢，心脏舒张期末存留在主动脉内的血量增多，故舒张压升高；反之，舒张压降低。舒张压的高低主要反映外周阻力的大小。心室快速射血期形成的收缩压主要受搏出量的影响，外周阻力的变化对收缩压的影响不大。原发性高血压的病因主要是由于阻力血管广泛持续收缩或硬化引起口径变小而导致外周阻力过高。

(4) 主动脉和大动脉的弹性储器作用：如前所述，由于主动脉和大动脉的弹性储器作用，动脉血压的波动幅度明显小于心室内压的波动幅度，而使收缩压不致过高和舒张压不致过低。老年人大动脉的弹性下降，缓冲收缩压和维持舒张压能力下降，致收缩压升高、舒张压降低，脉压增大。但由于老年人往往伴随有小动脉硬化，小动脉弹性也降低，外周阻力增大，所以舒张压也随着年龄的增长而升高，常表现为收缩压和舒张压均升高。

(5) 循环血量和血管容量的比例：正常情况下，循环血量和血管容量相适应。如果血管容积不变而循环血量减小（如大失血），或者循环血量不变而血管容积增大（如中毒引起的毛细血管、小静脉扩张），都可使体循环的平均充盈压降低，回心血量减少，心排血量减少，动脉血压降低。

上述分析是在假设其他因素不变的前提下，某一因素发生变化时对动脉血压可能发生的影响，实际上，在整体内单一因素的改变而其他因素不变的情况几乎是不存在的。在某种生理或病理情况下动脉血压的变化，往往是各种因素相互作用的综合结果。

4. 动脉血压相对稳定的生理意义　动脉血压过高或过低都会影响各器官的血液供应和心脏的负担。若动脉血压过低，将引起器官血液供应减少，尤其是脑和心脏等重要器官的供血不足，将导致严重后果。若血压过高，则心脏和血管的负担过重。长期高血压往往引起心室代偿性肥厚、心功能不全，甚至心力衰竭，加之动脉管壁硬化，甚至可导致脑动脉血管破裂而引起脑出血等严重后果。因此，维持动脉血压相对稳定十分重要。

（二）动脉脉搏

每个心动周期中，动脉血压发生周期性变化，会引起动脉血管壁周期性起伏，称**动脉脉搏**，简称**脉搏**。用手指可扪到身体浅表部位的动脉搏动，通常是触摸桡动脉。由于动脉脉搏与心排血量、动脉的可扩张性，以及外周阻力等因素密切相关，故脉搏可以反映心血管系统的功能状况。很早以前中医把切脉作为诊断疾病的重要手段之一。医生在进行诊断时，通过切脉可以了解病人的脉搏频率和节律是否规则等情况，同时在心理上拉近了医生和病人的距离。中医学中的脉象，就是研究各种生理和病理情况下桡动脉搏动的特征。

四、静脉血压和静脉回心血量

静脉血管是血液回流入心脏的通道。由于静脉易被扩张，故静脉系统容量大，是机体很大的一个储血库。静脉通过其舒缩活动，能有效地调节回心血量和心排血量。

（一）静脉血压

1. 中心静脉压　胸腔内大静脉或右心房的压力，称为**中心静脉压**（central venous pressure，**CVP**）。正常成年人中心静脉压为 4~12 cmH$_2$O。中心静脉压的高低取决于右心射血能力和静脉回心血量之间的相互关系。如果右心射血能力较强，能及时地将回流入心脏的血液射入动脉，中心静脉压就较低。反之，右心射血能力减弱时，中心静脉压就升高。另一方面，如果静脉回流速度加快（如输血、输液过多）时，中心静脉压升高；而静脉回流速度减慢（如血量不足或静脉回流障碍）时，中心静脉压会降低。可见，中心静脉压的高低可反映心脏的功能状态和静脉回心血量的多少。临床上观察中心静脉压可作为控制补液速度和补液量的指标。如果中心静脉压偏低或有下降趋势，常提示输液量不足；如果中心静脉压高于正常并有进行性升高的趋势，则提示输液过快或右心射血功能不全。

2. 外周静脉压　通常将各器官静脉的血压，称为外周静脉压。当体循环血液流经器官动脉和毛细血管到达微静脉时，血压已下降至 15 mmHg 左右，到达腔静脉和右心房时接近于零。

（二）影响静脉回流的因素

静脉回心血量取决于外周静脉压与中心静脉压之差，以及静脉对血流的阻力，故凡能影响外周静脉压、中心静脉压及静脉阻力的因素，都能影响静脉回心血量。

1. 体循环平均充盈压　体循环平均充盈压是反映血管系统充盈程度的指标。血管系统内血液充盈程度愈高，静脉回心血量也就愈多。当血量增加或容量血管收缩时，体循环平均充盈压升高，静脉回心血量也就增多。反之，血量减少或容量血管舒张时，如失血、脱水或静脉血管扩张，体循环平均充盈压降低，静脉回心血量减少。

2. 心肌收缩力　心脏收缩舒张是静脉回流的原动力，心肌收缩时将血液射入动脉，舒张时则从静脉抽吸血液，如果心脏收缩力增强，搏出量增加，心脏舒张期室内压明显降低，对心房和大静脉内血液的抽吸力量也就增大，有利于心房和胸腔内大静脉的血液回流，使中心静脉压降低，造成外周静脉压与中心静脉压的压力梯度增大，静脉回流量增加。反之，心力衰竭时，搏出量减少，心脏舒张期室内压明显升高，外周静脉压与中心静脉压之间的压力梯度减小，致使静脉回流量大大减少。故右心衰竭时，右心室收缩力减弱，使中心静脉压升高，外周静脉回流受阻，导致体循环静脉压和毛细血管血压升高，造成体循环静脉系统淤血和水肿,出现颈静脉怒张,肝充血增大,下肢水肿等。左心衰竭时,引起左心房和肺静脉压升高,造成肺循环淤血和肺水肿。

3. **重力和体位改变** 由于静脉血管管壁薄,血管的可扩张性大,因而静脉血压和静脉回流受重力和体位的影响较大。平卧时,多数血管与心脏处于同一水平,故各血管的静水压基本相同。直立时,在重力的作用下,低于心脏水平的静脉充盈扩张、容积增大,静脉压升高,而高于心脏水平的静脉则塌陷,容积减小,静脉压降低,甚至出现负压。因此,当人体由平卧位迅速转为直立时,因重力的作用,低于心脏水平的四肢、躯干的静脉充盈扩张,容积增大,可导致静脉回心血量减少,心排血量也相应减少,造成血压下降,引起直立性低血压。这种变化在正常人会引起压力感受性反射使血管收缩,心率增快,动脉血压及时恢复。但在体弱多病或长期卧床病人由于调节能力下降,由平卧位突然站立时,可因大量血液滞留在下肢,造成回心血量减少和血压下降而发生晕厥。

4. **骨骼肌的挤压作用** 静脉血管中因有瓣膜的存在,使血液不能倒流。骨骼肌收缩时,肌肉间和肌肉内的深静脉受到挤压,加速深静脉的血液回流心脏;骨骼肌舒张时,深部静脉压下降,又促使血液从静脉的远心端或浅静脉流入深静脉,当骨骼肌再次收缩时,又促使这部分血液流向心脏。骨骼肌的节律性舒缩在静脉瓣的配合下,对静脉回流起着一种"泵"的作用,所以把它们称为肌肉泵或静脉泵。骨骼肌的挤压作用有利于加速局部组织和全身的血液循环(图4-13)。

5. **呼吸运动** 由于胸膜腔内为负压,故胸腔内大静脉经常处于充盈扩张状态。吸气时胸腔容积增大,胸膜腔负压绝对值增加有利于胸腔内大静脉和右心房更加扩张,中心静脉压降低,有利于静脉回流。反之,呼气时,胸膜腔负压减少,静脉回流减少。可见,呼吸运动对静脉回流也起着"泵"的作用。

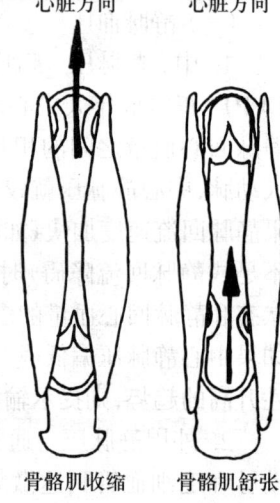

图4-13 肌肉泵

五、微循环

微循环(microcirculation)是指微动脉和微静脉之间的血液循环。微循环的基本功能是进行血液和组织液之间的物质交换。

(一)微循环及其组成

各器官、组织的结构和功能不同,微循环的结构也不同。典型的微循环由微动脉、后微动脉、毛细血管前括约肌、真毛细血管、通血毛细血管、动-静脉吻合支和微静脉等部分组成(图4-14)。其中微动脉、后微动脉、毛细血管前括约肌为毛细血管前阻力血管。微动脉口径的大小决定了微循环的血流量,起着"总闸门"的作用。后微动脉和毛细血管前括约肌开闭直接影响到真毛细血管的血流量,起着"分闸门"的作用。微静脉属毛细血管后阻力血管,其口径的变化在一定程度上控制着静脉回心血量,起着"后闸门"的作用。

(二)微循环的血流通路及其功能

1. **迂回通路** 血流从微动脉经后微动脉、毛细血管前括约肌、真毛细血管网,最后汇流至微静脉。由于真毛细血管迂回曲折,交织成网,血流缓慢,加之管壁薄,通透性高,是血液

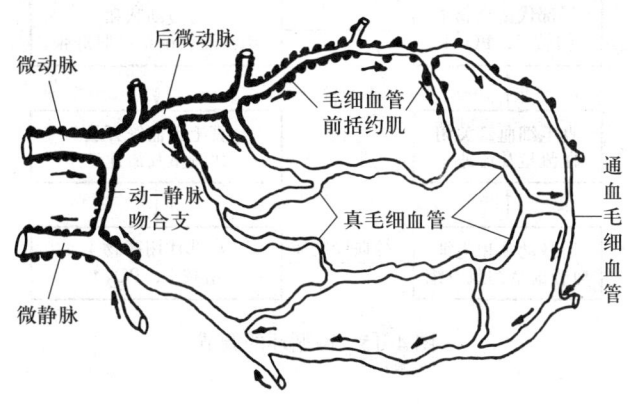

图 4-14　微循环组成模式

与组织进行物质交换的主要场所,又称为营养通路。真毛细血管是交替开放的。安静时,骨骼肌中真毛细血管网大约只有 20% 处于开放状态。

2. 直捷通路(thoroughfare channel)　血流从微动脉经后微动脉、通血毛细血管至微静脉。这条通路经常处于开放状态,血流速度较快,其主要功能并不是物质交换,而是使一部分血液能迅速通过微循环回流心脏,保证足够的回心血量。

3. 动-静脉短路(arteriovenous shunt)　血液流经微动脉通过动-静脉吻合支直接回到微静脉。在人体某些部分的皮肤和皮下组织,特别是手指、足趾、耳郭等处,这类通路较多。在体温调节中发挥重要作用。

(三) 微循环血流量的调节

正常情况下,微循环的血流量受神经、体液因素的调节。主要受局部代谢产物的调节,与组织的代谢水平相适应。

微动脉和微静脉均受交感神经支配,但微动脉平滑肌分布的交感神经密度较大,故当交感神经兴奋时微动脉收缩,血管口径明显缩小,导致微循环的前阻力加大,器官血流量减少。微静脉收缩,但不如微动脉明显。平时交感神经向血管平滑肌发放一定频率的冲动,使平滑肌维持一定张力,血管口径维持在一定水平,以保持微循环内血流量的稳定。微静脉对儿茶酚胺的敏感性也较微动脉低,但对缺氧与酸性代谢产物的耐受性比微动脉大。

毛细血管前括约肌不含平滑肌和神经支配,主要受体液因素的调节,它的舒缩活动取决于缩血管物质(如儿茶酚胺)与舒血管物质(如局部代谢产物)的作用。

当局部组织代谢增强或血液供给不足时,PO_2 降低、局部代谢产物堆积(CO_2、H^+、腺苷等)和组胺增多时,使后微动脉和毛细血管前括约肌舒张,真毛细血管开放,血流量增加,代谢产物被运走,PO_2 恢复。此时后微动脉和毛细血管前括约肌在体液中缩血管物质的作用下收缩,真毛细血管内血流停止,血液与组织细胞进行物质交换,一段时间后真毛细血管内局部代谢产物浓度升高,使后微动脉和毛细血管前括约肌舒张,新鲜动脉血流入真毛细血管网,将代谢产物运至微静脉,毛细血管前括约肌又收缩,如此循环往复,在缩血管物质和局部舒血管物质的交替作用下,使真毛细血管网交替开放。真毛细血管单位时间开放的次数与组织代谢水平正相关(图 4-15)。

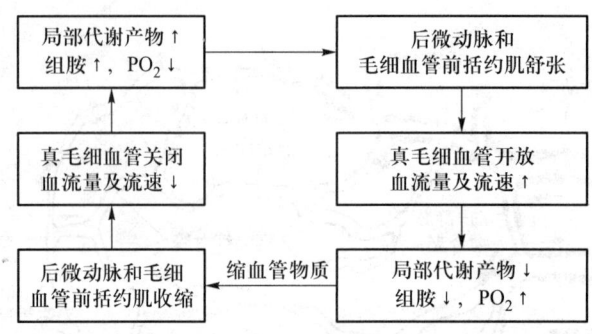

图 4-15 微循环的调节

六、组织液

组织液存在于组织细胞的间隙内,组织细胞通过细胞膜和组织液发生物质交换。组织液与血液之间则通过毛细血管壁进行物质交换。因此,组织细胞和血液之间的物质交换需通过组织液作为中介。

(一) 组织液生成与回流

组织液是血浆通过毛细血管壁滤过形成的,除大分子蛋白质较少外,组织液成分与血浆相同,故其生成的结构基础是毛细血管壁的通透性。由于血液和组织液之间通过滤过和重吸收的方式进行物质交换,所以,组织液生成和回流的动力是有效滤过压(图 4-16)。

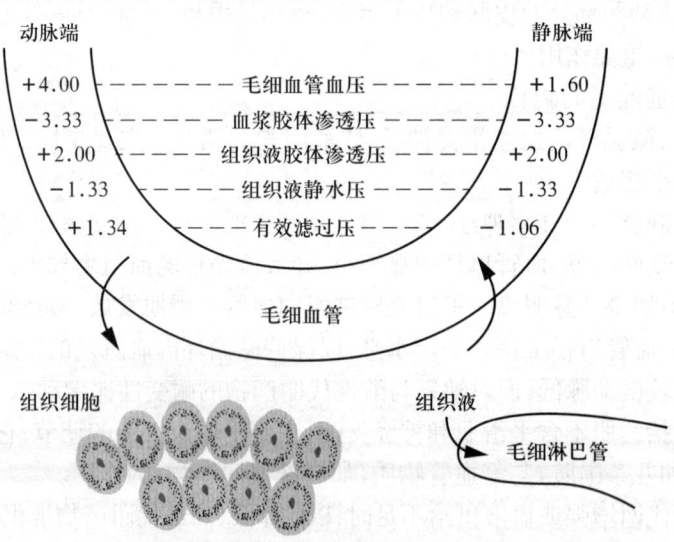

图 4-16 组织液生成与回流
图中数字单位均为 kPa

在毛细血管壁两侧静水压差和胶体渗透压差的作用下,液体由毛细血管内向毛细血管外的移动称为滤过,而液体向相反方向的移动称为重吸收。根据滤过 – 重吸收学说,在毛细血管内存在着毛细血管血压(动脉端 30 mmHg;静脉端 12 mmHg)及血浆胶体渗透压(25 mmHg);而在组织间隙中有组织液静水压(10 mmHg)及组织液胶体渗透压(15 mmHg)。

毛细血管血压和组织液胶体渗透压两者是促进组织液生成的力,而血浆胶体渗透压和组织液静水压两者是促进组织液重吸收的力。这两对力量之差称为**有效滤过压(effective filtration pressure,EFP)**。可用下式来表示:

有效滤过压=(毛细血管血压+组织液胶体渗透压)-(血浆胶体渗透压+组织液静水压)

若有效滤过压为正值,则有组织液生成;有效滤过压为负值,则组织液回流入血。据公式推算,有效滤过压在动脉端为+10 mmHg,静脉端为-8 mmHg。也就是说,流经毛细血管的血浆,在动脉端以滤过的方式进入组织间隙,其中约90%在静脉端被重吸收回血液,其余约10%进入毛细淋巴管,成为淋巴液,经淋巴系统又回到血液循环。因此,组织液生成与回流是动态平衡的(图4-16)。

(二)影响组织液生成的因素

正常情况下,组织液的生成与回流维持着动态平衡,因某种原因一旦使动态平衡失调,将产生组织液减少(脱水)或组织液过多(水肿)的不良后果。根据组织液生成与回流机制,凡影响有效滤过压和毛细血管通透性的各种因素,都可以影响组织液的生成与回流。

1. 毛细血管血压　毛细血管血压是影响组织液生成的主要因素。毛细血管血压升高,有效滤过压增大,组织液生成增加。如右心衰竭,因中心静脉压升高,静脉回流受阻,毛细血管后阻力增大,毛细血管血压升高,结果组织液生成增加,造成组织水肿。

2. 血浆胶体渗透压　当血浆蛋白减少,如长期饥饿、肝病或肾病致血浆蛋白减少,都可使血浆胶体渗透压降低,有效滤过压增大,组织液生成多于回流而造成组织水肿。

3. 毛细血管壁的通透性　若毛细血管壁通透性异常增加,致使部分血浆蛋白漏出血管,使得血浆胶体渗透压降低,组织液胶体渗透压升高,使有效滤过压增大,组织液生成增多,回流减少,引起局部水肿,如烧伤或过敏患者。

4. 淋巴回流　由于约10%组织液是经淋巴管回流入血,故当淋巴液回流受阻(如丝虫病、肿瘤压迫等因素)时,受阻部位远端组织发生水肿。

七、淋巴循环

淋巴管系统是组织液向血液回流的一个重要的辅助系统。毛细淋巴管以盲端起始于组织间隙,彼此吻合成网,并逐渐汇合成大的淋巴管。全身的淋巴液经淋巴管收集,最后由右淋巴导管和胸导管导入静脉。

(一)淋巴液的生成与回流

组织液进入淋巴管,即成为淋巴液,来自某种组织的淋巴液其成分与该组织的组织液非常相近。毛细淋巴管是末端封闭的盲端管道,起始于组织间隙,管壁仅由内皮细胞构成,相邻内皮细胞的边缘像瓦片般排列,形成向管腔内开启的单向活瓣(图4-17),故毛细淋巴管通透性较大。因此,组织液中的蛋白质及其代谢产物、漏出的红细胞、侵入的细菌及经

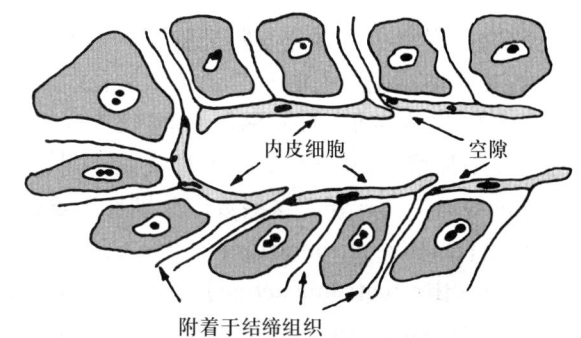

图4-17　毛细淋巴管盲端结构

消化吸收的小脂肪滴都很容易经细胞间隙进入毛细淋巴管,却不能倒流。

(二)淋巴循环的生理意义

1. 回收蛋白质　组织液中每天有75~200 g蛋白质由淋巴液回收到血液中,以保持组织液胶体渗透压在较低水平,有利于毛细血管对组织液的重吸收,回收蛋白质是淋巴回流的最重要的生理作用。

2. 运输脂肪　由小肠吸收的脂肪,80%~90%是由小肠绒毛的毛细淋巴管吸收。因此小肠的淋巴液呈乳糜状。

3. 调节血浆和组织液之间的液体平衡　淋巴回流的速度虽然较缓慢,但一天中回流的淋巴液相当于全身血浆总量,故淋巴液回流对调节血浆与组织间的体液平衡、维持体液的正常分布有重要作用。

4. 防御和免疫功能　淋巴结内巨噬细胞能清除组织中的红细胞、细菌及其他微粒,实现对机体的防御和屏障作用。此外,淋巴结还产生淋巴细胞参与免疫反应。

第三节　心血管活动的调节

人体通过神经调节、体液调节及自身调节来调节心血管的活动,从而满足各器官、组织在不同状况下对血流量的需要。

一、神经调节

人体对心血管活动的神经调节是通过各种心血管反射实现的。

(一)心脏和血管的神经支配

1. 心脏的神经支配　心脏受心迷走神经和心交感神经的双重支配(图4-18)。

(1) 心交感神经及其作用:脊髓胸段T_1-T_5侧角发出心交感神经节前纤维,经神经节换元后,节后纤维组成心上、心中、心下神经到达心脏后,组成心脏神经丛,支配心脏各个部分,包括窦房结、房室交界、房室束、心房肌和心室肌。

心交感神经兴奋时,节后纤维末梢释放**去甲肾上腺素**(noradrenaline or norepinephrine, NA or NE),去甲肾上腺素与心肌细胞膜上的$β_1$受体结合,使心肌细胞膜上的Ca^{2+}通道激活,故在平台期Ca^{2+}的内流增加,肌质网释放的Ca^{2+}也增加,导致心率加快,房室交界的传导加快,心房肌和心室肌的收缩能力加强。这些效应分别称为**正性变时作用**(positive chronotropic action)、**正性变力作用**(positive inotropic action)、**正性变传导作用**(positive dromotropic action)。心交感神经对心脏的兴奋作用可被肾上腺素能β受体拮抗剂(如普

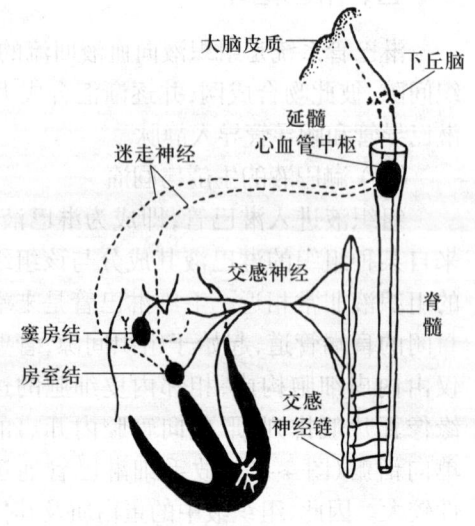

图4-18　心脏的神经支配

奈洛尔)所阻断。

(2) 心迷走神经及其作用：心迷走神经节前纤维起源于延髓的迷走神经背核和疑核，节前纤维下行进入心脏，在心内神经节换元后发出节后纤维支配窦房结、心房肌、房室交界、房室束及其分支，仅有少量纤维分布到心室肌，且心室肌对乙酰胆碱不敏感。迷走神经对心脏左右两侧的支配并不对称，右侧迷走神经对窦房结的影响占优势，而左侧迷走神经则对房室交界组织的作用较明显。

心迷走神经兴奋时，节后纤维末梢释放乙酰胆碱(acetylcholine, ACh)与心肌细胞膜上的 M 受体结合，通过提高心肌细胞膜对 K^+ 通透性及减少 Ca^{2+} 内流引起心率减慢、心房肌收缩能力减弱、房室传导减慢，即具有**负性变时作用**(negative chronotropic action)、**负性变力作用**(negative inotropic action)、**负性变传导作用**(negative dromotropic action)。心迷走神经对心脏的抑制作用可被 M 受体拮抗剂(阿托品等)所阻断。

心迷走神经和心交感神经对心脏的作用既相互拮抗，又相互协调。在安静状态下，心迷走神经的作用占优势；剧烈运动等情况下，心交感神经的作用占优势。

(3) 支配心脏的肽能神经元：心脏中还存在多种肽类神经纤维，其末梢可释放神经肽 Y、血管活性肠肽、降钙素基因相关肽、阿片肽等肽类递质。目前对其生理功能还不完全清楚，降钙素基因相关肽有加快心率的作用等。

2. 血管的神经支配　除毛细血管外，人体几乎所有的血管都接受自主神经的支配。交感神经中含有缩血管神经纤维和舒血管神经纤维两大类。

(1) 交感缩血管神经：交感缩血管神经起源于脊髓胸、腰段，在神经节内换元后，发出节后纤维支配血管平滑肌。

交感缩血管神经兴奋时，节后纤维释放 NE 主要与肾上腺素能受体结合，血管平滑肌有 α 受体和 β 受体两类受体。去甲肾上腺素与 α 受体结合，血管平滑肌收缩；与 $β_2$ 受体结合，血管平滑肌舒张。NE 与 α 受体结合的能力较与 β 受体结合的能力强，故交感缩血管神经纤维兴奋时引起缩血管效应。整体来讲，外周阻力增加，动脉血压升高。

绝大多数血管只受交感缩血管神经纤维的单一支配。但不同部位的血管中，交感缩血管神经纤维支配分布的密度不同。皮肤血管中，交感缩血管神经纤维分布最密；骨骼肌和内脏的血管次之；冠状血管和脑血管中分布较少。同一器官中，动脉中交感缩血管神经纤维密度较高，微动脉中密度最高，高于静脉。

近年来，研究证明缩血管纤维中有神经肽 Y 与 NA 共存，兴奋时两者可共同释放。神经肽 Y 具有极强烈的缩血管效应。

(2) 舒血管神经纤维：体内有一部分血管除接受缩血管纤维支配外，还接受舒血管纤维支配。舒血管纤维的活动只对器官组织局部血流起调节作用，对总的外周阻力的影响很小。舒血管神经纤维有以下几种。

1) 交感舒血管纤维：主要分布在骨骼肌的微动脉，兴奋时末梢释放 ACh 与 M 受体结合，使骨骼肌血管舒张。只在情绪激动、恐慌或剧烈运动时才发放冲动，使骨骼肌血流量增加。

2) 副交感舒血管纤维：少数器官如脑膜、唾液腺、胃肠外分泌腺和外生殖器的血管，除接受交感缩血管纤维支配外，还接受副交感舒血管纤维支配。副交感舒血管纤维末梢释放的递质为 ACh，与血管平滑肌的 M 受体结合后，引起血管舒张。因此，副交感神经兴奋时，上述器官功能增强。

3) 脊髓背根舒血管纤维：为一些传入脊髓的无髓纤维及其在外周末梢的分支。递质可能为组胺、ATP、P物质或降钙素基因相关肽。当皮肤受到伤害性刺激时，感觉冲动一方面沿着传入纤维向中枢传导，另一方面可在末梢分叉处沿其他分支到达受刺激部位邻近的微动脉，使微动脉舒张，局部皮肤出现红晕。这种通过轴突外周部位完成的反应，称为轴突反射。

4) 血管活性肠肽神经元：某些自主神经元除含有一般的神经递质外，还有一些肽类物质。例如支配汗腺的交感神经元和支配颌下腺的副交感神经元，除含有乙酰胆碱外，同时还含有**血管活性肠肽**(vasoactive intestinal peptede, VIP)。刺激这些神经时，其末梢一方面释放乙酰胆碱引起腺体细胞分泌；另一方面释放血管活性肠肽，引起腺体血管舒张，增加局部组织的血流量，协同腺细胞分泌。

（二）心血管中枢

心血管中枢是指位于中枢神经系统内与心血管活动有关的神经元集中的部位。心血管中枢广泛分布在中枢神经系统的各级水平，包括脊髓灰质侧角、脑干网状结构、下丘脑、小脑、大脑的边缘叶及大脑皮质的一些部位。它们各具不同的功能，又互相密切联系，使整个心血管系统的活动协调一致，并与整个机体的活动相适应。

1. 延髓 在动物实验中，如在延髓上缘横断脑干后，动脉血压无明显变化，但如果将横断水平逐步下移，则动脉血压逐步降低，当横断水平下移至延髓的上部时，血压很快下降至40~50 mmHg。因此，心血管活动调节基本中枢位于延髓，包括心迷走中枢、心交感中枢和交感缩血管中枢。

通常情况下，心迷走神经和交感神经总是发放低频冲动，称为紧张性活动。安静状态下，心迷走中枢紧张性占优势，故窦房结的自律性约100次/min，而心率平均约为75次/min。心交感中枢紧张性和心迷走中枢紧张性相互协调，共同调节心脏的功能活动，以适应机体不同状态的需要。

2. 延髓以上的心血管中枢 在延髓以上的脑干、小脑和大脑中，也存在心血管活动中枢。它们在心血管活动调节中所起的作用较延髓心血管中枢更加高级、更为复杂。

（三）心血管反射

当内外环境变化时，机体通过各种心血管反射使循环系统功能适应环境变化，以维持机体内环境的相对稳定状态。

1. 颈动脉窦和主动脉弓压力感受性反射 在颈动脉窦和主动脉弓血管壁的外膜下有丰富的感觉神经末梢，分别称为颈动脉窦压力感受器和主动脉弓压力感受器(图4-19)。压力感受器的适宜刺激是动脉血压升高导致管壁扩张所致的牵张作用。血压在一定的范围(60~180 mmHg)内变动，压力感受器的传入冲动频率与动脉血压、动脉管壁的扩张程度正相关，动脉血压愈高，动脉管壁被扩张的程度愈大，压力感受器传入冲动的频率也就越高。当颈动脉窦区的压力低于60 mmHg时，压力感受器没有传入冲动；当动脉血压超过180 mmHg时，压力感受器兴奋已接近最大值，传入冲动不再增加。另外，在正常情况下，颈动脉窦压力感受器比主动脉弓压力感受器更敏感。

颈动脉窦压力感受器的传入神经为窦神经，它汇入舌咽神经进入延髓。主动脉弓压力感受器的传入神经汇入迷走神经内进入延髓。

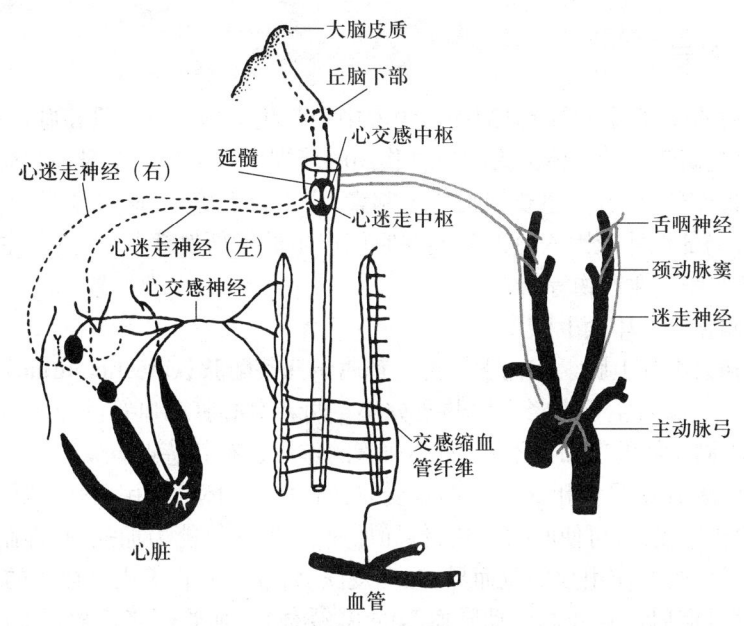

图 4-19 压力感受性反射过程

生理状态下，当动脉血压突然升高时，颈动脉窦和主动脉弓压力感受器的传入冲动频率增加，经舌咽神经和迷走神经传入纤维将冲动传入延髓，引起心迷走中枢兴奋、心交感中枢和交感缩血管中枢抑制。于是，心交感神经传出冲动减少，心迷走神经传出冲动增多，结果使心率减慢，心肌收缩能力减弱，心排血量减少；交感缩血管神经的传出冲动减少，使血管平滑肌舒张，外周阻力下降。心排血量减少和外周阻力下降，均可导致动脉血压回降(图 4-19)。由于这一反射效应可使血压下降，故称为**减压反射**(**depressor reflex**)。反之，当动脉血压突然降低时，颈动脉窦和主动脉弓压力感受器传入冲动频率减少，结果延髓心迷走中枢抑制、心交感中枢和交感缩血管中枢兴奋，使动脉血压上升，恢复到正常或接近正常。因此，减压反射是负反馈调节作用。其生理意义在于对动脉血压进行快速调节，防止动脉血压发生明显波动，以维持动脉血压的相对稳定。在高血压情况下，压力感受器的工作范围发生改变，即在高血压水平上进行工作，故动脉血压维持在比较高的水平。

2. 心肺感受器引起的心血管反射　在心房、心室和肺循环血管中存在许多压力感受器，总称为心肺感受器。血压升高或因血容量增大而使心脏或血管壁受较大的牵张刺激时，心肺感受器兴奋。其结果是使交感神经紧张降低，迷走神经紧张加强，心率减慢，血压降低。心肺感受器兴奋时还能抑制肾素和抗利尿激素的释放。

3. 颈动脉体及主动脉体化学感受性反射　当血液中氧分压下降、二氧化碳分压过高、氢离子浓度过高时，主动脉体和颈动脉体化学感受器兴奋，兴奋分别通过迷走神经和舌咽神经传至延髓，引起呼吸中枢兴奋，呼吸运动加深加快。但此反射在正常情况下对心血管活动不起明显的调节作用，其主要生理意义是调节呼吸运动。只有在机体发生低氧、窒息、动脉血压过低或酸中毒等情况时，兴奋交感缩血管中枢，引起阻力血管收缩，起维持血压的作用。

二、体液调节

心血管活动的体液调节是指血液和组织液中一些化学物质对心肌和血管平滑肌的活动产生影响,从而起调节作用。体液因素按其作用的范围大致可分为全身性和局部性两大类。全身性体液因素作用范围广,主要包括肾上腺素、去甲肾上腺素、血管紧张素、血管升压素、心房钠尿肽等;局部性体液因素一般只能在它们产生的局部发挥调节作用,主要有激肽、组胺、前列腺素及组织代谢产物等。

(一)肾上腺素和去甲肾上腺素

肾上腺素和去甲肾上腺素在化学结构上都属于**儿茶酚胺(catecholamine)**。血液中的肾上腺素和去甲肾上腺素主要由肾上腺髓质分泌。两者对心脏和血管的作用有许多共同点,但由于两者对不同受体的亲和力不同,对心血管的作用各有其特点。

肾上腺素可激活 α 受体和 β 受体两种受体,但对 β 受体的作用更强。肾上腺素对心肌细胞 $β_1$ 受体的作用较强,可使心搏加快,传导加速、心肌收缩能力加强,心排血量增多,收缩压明显升高。对血管的作用因部位而异,激动皮肤、肾、脾、肠胃等内脏血管的 α 受体,引起血管收缩;激动骨骼肌血管和冠状动脉血管的 $β_2$ 受体,使血管舒张。故肾上腺素对总外周阻力影响不大,主要起强心及重新分配血流的作用。重新分配血流的目的是保证重要器官和活动器官的血液供应。故临床上用作强心药。

去甲肾上腺素主要能激动 α 受体,而对 β 受体的作用很小。去甲肾上腺素激动血管 α 受体,使大多数血管明显收缩,总外周阻力增高,血压明显升高。故临床上用作升压药。

(二)肾素-血管紧张素系统

血管紧张素(angiotensin)是一组多肽类物质,其前体是肝产生的血管紧张素原。当肾缺血、血钠降低或肾交感神经兴奋时,可刺激肾近球细胞分泌肾素,肾素是一种蛋白水解酶,能使血浆中的血管紧张素原水解成血管紧张素Ⅰ,血管紧张素Ⅰ在肺与血浆中的转换酶的作用下生成血管紧张素Ⅱ,血管紧张素Ⅱ又在氨基肽酶的作用下生成血管紧张素Ⅲ,血管紧张素Ⅲ刺激醛固酮的分泌。由于肾素、血管紧张素和醛固酮之间存在着密切关系,将其称为**肾素-血管紧张素-醛固酮系统(rennin-agiotesin-aldosterone system,RAAS)**。这一系统参与动脉血压的长期调节(图4-20)。

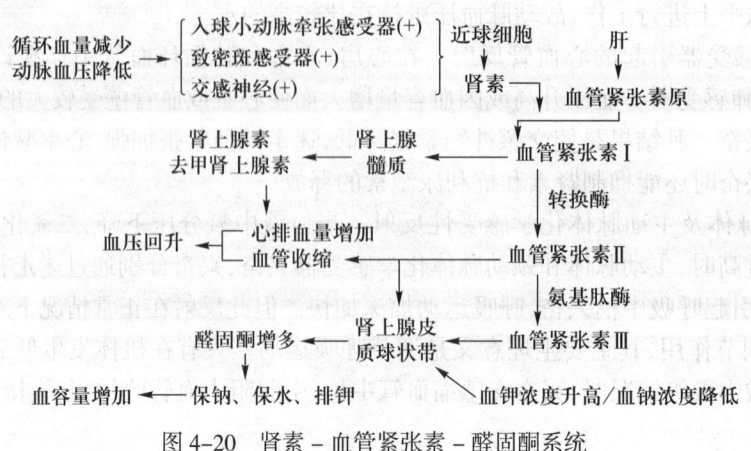

图4-20 肾素-血管紧张素-醛固酮系统

在整个系统中血管紧张素Ⅱ对心血管的作用最为重要。血管紧张素Ⅱ的作用途径多，直接使全身微动脉收缩，血压升高；也能使静脉收缩，增加回心血量。血管紧张素Ⅱ促进交感神经末梢释放去甲肾上腺素，又作用于脑内的一些血管紧张素受体，使交感缩血管紧张加强。血管紧张素Ⅱ还能促进肾上腺皮质球状带分泌醛固酮，从而促进肾小管对Na^+的重吸收，起保钠、保水作用。血管紧张素Ⅱ还可引起渴感，并导致饮水行为。

正常生理状态下，肾血流量充足，肾素分泌很少，而且很快被酶破坏，对血压调节的作用不大。但在大失血的情况下，随着血压下降，肾血流量减少，肾素大量分泌，使血浆中血管紧张素浓度增高，机体出现广泛而持续的外周血管收缩，从而防止了血压下降过快。由此可见，血管紧张素在血压、血容量的调节方面起着十分重要的作用。

（三）血管升压素

血管升压素（vasopressin，VP）又称**抗利尿激素（anti diuretic hormone，ADH）**，是下丘脑视上核和室旁核神经元合成的、神经垂体释放的激素。过去认为血管升压素在生理浓度范围内只有抗利尿作用，非生理剂量才有升压效应。近年研究证明，血管升压素在生理浓度范围内对维持正常血压的稳态和血管紧张性亦有作用。在禁水、失血等情况下，血管升压素释放大量增加，可使骨骼肌和内脏的小动脉（包括冠状动脉）强烈收缩，外周阻力增高。增加集合管对水的重吸收，维持循环血量，维持动脉血压。血管升压素作用于血管平滑肌的相应受体，引起血管平滑肌收缩，是已知的最强的缩血管物质之一。

（四）其他体液因素

1. 血管内皮生成的血管活性物质　研究证实，血管内皮细胞可以释放若干种血管活性物质，引起血管平滑肌舒张或收缩。血管内皮生成和释放的舒血管物质有多种，如前列环素（也称前列腺素I_2，PGI_2）、内皮舒张因子（EDRF）。EDRF的化学结构尚未完全弄清，但多数人认为可能是一氧化氮（NO），其前体是L-精氨酸。血管内皮生成的缩血管物质称为内皮缩血管因子（EDCF）。近年来研究得较深入的是**内皮素（endothelin，ET）**，是内皮细胞合成和释放的，为已知的最强烈的缩血管物质之一。

2. 激肽释放酶-激肽系统　激肽释放酶使某些蛋白质底物激肽原分解为激肽。激肽使血管平滑肌舒张和毛细血管通透性增高；但对其他的平滑肌则引起收缩，可参与对血压和局部组织血流的调节。缓激肽和血管舒张素是已知的最强烈的舒血管物质。

3. **心钠素（cardionatrin）**　是心房肌细胞合成和释放的多肽。心钠素使血管舒张，外周阻力降低；也可使搏出量减少，心率减慢，故心排血量减少。心钠素作用于肾的受体，还可以使肾排水和排钠增多，故心钠素也称为心房钠尿肽。此外，心钠素还能抑制肾的近球细胞释放肾素，抑制肾上腺皮质球状带分泌醛固酮。在脑内，心钠素可以抑制血管升压素的释放。

4. 前列腺素　全身各部产生的前列腺素有多种，各种前列腺素对血管平滑肌的作用不同，如前列腺素E_2、前列环素（即前列腺素I_2）具有强烈的舒血管作用，前列腺素F_2则使静脉收缩。

5. 组胺　由组氨酸在脱羧酶的作用下产生的。当组织受到损伤或发生炎症或过敏反应时，许多组织的肥大细胞都可释放组胺。组胺有强烈的舒血管作用，并能使毛细血管和微静脉的管壁通透性增加，血浆漏入组织，导致局部组织水肿。

第四节 器官循环

一、冠状动脉循环

(一) 冠状动脉循环的解剖特点

心肌的血液供应来自左、右冠状动脉。冠状动脉的小分支以垂直于心脏表面的方向穿入心肌,并在心内膜下层分支成网,使冠状动脉血管容易在心肌收缩时受到压迫。

心肌的毛细血管网分布极为丰富。毛细血管数和心肌纤维数的比例为1∶1。因此心肌和冠状动脉血液之间的物质交换可很快地进行。正常心脏的冠状动脉侧支较细小,血流量很少。因此当冠状动脉突然阻塞时,不易很快建立侧支循环,常可导致心肌梗死。但如果冠状动脉阻塞是缓慢形成的,则侧支可逐渐扩张,并可建立新的侧支循环,起代偿作用。

(二) 冠脉血流的特点

1. **血流量大** 安静状态下,人体冠状动脉血流量占心输出量的4%~5%。当心肌活动增强时,冠状动脉血流量相应增加,当冠状动脉最大限度扩张时血流可增加5倍。

2. **血压较高** 由于冠状动脉开口于主动脉根部,主动脉内压可直接传到冠状动脉内,再加之其途径短,因而在冠状动脉血管较细的分支内,其压力仍能维持在较高的水平。

3. **心脏舒张期供血为主** 左心室在收缩期血流量只有舒张期的20%~30%。当心肌收缩加强时,心脏收缩期血流量所占的比例更小。由此可见,舒张压的高低和心脏舒张期的长短是影响冠状动脉血流量的重要因素。体循环外周阻力增大时,舒张压升高,冠状动脉血流量增多。心率加快时,由于心动周期的缩短主要是心脏舒张期缩短,冠状动脉血流量也减少(图4-21)。

4. **动静脉血含氧量差别大** 心肌因连续不断地进行舒缩,故耗氧量较大,即使在人体处于安静状态时,动脉血流经心脏后,其中65%~75%的氧被心肌摄取。因此心脏的动脉血和静脉血的含氧量差别很大,换句话说,心肌从单位血液中摄取氧的潜力较小。

(三) 冠状动脉血流量的调节

对冠状动脉血流量进行调节的各种因素中,最重要的是心肌本身的代谢水平。交感神经和副交感神经也支配冠状动脉血管平滑肌,但它们的调节作用是次要的。

1. **代谢水平的影响** 冠状动脉血流量和心肌代谢水平成正比。当心肌代谢增强使局部组织

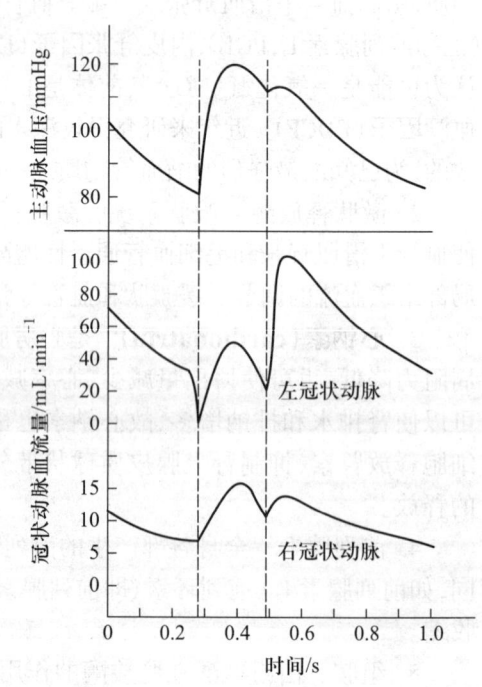

图4-21 一个心动周期中左、右冠状动脉血流变化

中氧分压降低时,代谢产物如 H^+、CO_2、乳酸、腺苷等增多引起冠状动脉血管舒张,其中,腺苷的作用最为重要,因它具有强烈的舒张小动脉的作用。

2. 神经调节　冠状动脉受迷走神经和交感神经支配。迷走神经兴奋对冠状动脉的直接作用是引起舒张。但迷走神经兴奋又使心率减慢,心肌代谢率降低,这些因素可抵消迷走神经对冠状动脉的直接舒张作用。交感神经兴奋可激动冠状动脉平滑肌的 α 肾上腺素能受体,使血管收缩,但又同时激动心肌的 β 肾上腺素能受体,使心率加快,心肌收缩力加强,耗氧量增加,从而使冠状动脉舒张。一些药物如异丙肾上腺素对冠状动脉 β 肾上腺素能受体作用明显。

总之,整体条件下,冠状动脉血流量主要是受心肌本身的代谢水平的调节。神经因素对冠状动脉血流量的影响并不明显。

3. 激素调节　肾上腺素和去甲肾上腺素可通过增强心肌的代谢活动和耗氧量使冠状动脉血流量增加;也可直接作用于冠状动脉血管的 α 或 β 受体,引起冠状动脉血管收缩或舒张。甲状腺素增多时,使冠状动脉舒张,血流量增加。大剂量血管升压素使冠状动脉收缩,血流量减少。血管紧张素Ⅱ也能使冠状动脉收缩,冠状动脉血流量减少。

二、肺循环

肺循环的功能是使血液在流经肺泡毛细血管时与肺泡气进行气体交换。

（一）肺循环的生理特点

1. 血流阻力小、血压低　肺动脉管壁厚度仅为主动脉的1/3,其分支短而管径较粗,故肺动脉的可扩张性较高,对血流的阻力较小。肺动脉压远较主动脉压为低。

2. 血容量及其变化范围大　肺部的血容量约为450 mL,占全身血量的9%。由于肺组织和肺血管的可扩张性大,故肺部血容量的变化范围较大。由于肺的血容量较大,而且变化范围较大,故肺循环血管起着储血库的作用。当机体失血时,肺循环可将一部分血液释放至体循环,起代偿作用。肺循环血容量的变化随呼吸周期发生周期性的变化,并影响左心室排血量和动脉血压。吸气时,由于肺扩张,血容量增大。呼气时,发生相反的变化。因此,在吸气开始时,动脉血压下降,到吸气末降至最低点,以后逐渐回升,在呼气末达到最高点。在呼吸周期中出现的这种血压波动,称为动脉血压的呼吸波。

3. 无组织液生成　如前所述,肺循环毛细血管血压平均约为 7 mmHg(0.9 kPa),而血浆胶体渗透压平均为 25 mmHg(3.3 kPa),因肺毛细血管血压低于有效滤过压,故无组织液生成。现在认为肺毛细血管与肺泡膜之间为负压。这一特点使肺泡膜和毛细血管管壁互相紧密相贴,有利于肺泡和血液之间的气体交换,还有利于吸收肺泡内的液体,使肺泡内没有液体积聚。

（二）肺循环血流量的调节

1. 神经体液调节　肺循环血管受交感神经和迷走神经支配。刺激交感神经对肺血管的直接作用是引起收缩和血流阻力增大。但在整体情况下,交感神经兴奋将一部分血液挤入肺循环,使肺循环内血容量增加。刺激迷走神经可使肺血管舒张。

肾上腺素、去甲肾上腺素、血管紧张素Ⅱ、血栓素 A_2、前列腺素 F2a 等能使肺循环的微动脉收缩。乙酰胆碱、组胺、5-羟色胺能使肺血管舒张,但在流经肺循环后即分解失活。

2. 肺泡气的氧分压　急性或慢性的低氧都能使肺部血管收缩，血流阻力增大。当一部分肺泡内气体的氧分压降低时，这些肺泡周围的微动脉收缩。在肺泡气的二氧化碳分压升高时，低氧引起的肺部微动脉的收缩更加显著。可见肺循环血管对局部低氧发生的反应和体循环血管不同。肺泡低氧引起局部缩血管反应，具有一定的生理意义。当一部分肺泡因通气不足而氧分压降低时，这些肺泡周围的血管收缩，血流减少，而使较多的血液流经通气充足、肺泡气氧分压高的肺泡。当吸入气氧分压过低时，例如在高海拔地区，可引起肺循环动脉广泛收缩，血流阻力增大，故肺动脉压显著升高。长期居住在高海拔地区的人，常可因肺动脉高压使右心室负荷长期加重而导致右心室肥厚。

三、脑循环

（一）脑循环的特点

1. 血流量大，耗氧量多　脑的重量虽仅占体重的 2% 左右，但血流量却占心排血量的 15% 左右。可见，脑组织的血流量大。在安静情况下，整个脑的耗氧量约占全身耗氧量的 20%。可见，脑组织的耗氧量也较大。

2. 血流量的变化小　脑位于颅腔内，其容积固定。颅腔内为脑、脑血管和脑脊液所充满，三者的容积是固定的。由于脑组织是不可压缩的，脑血管舒缩程度受到限制，故血流量的变化小。

3. 存在血-脑屏障和血-脑脊液屏障　脑循环的毛细血管内皮细胞相互接触紧密，并有一定的重叠，管壁上没有小孔。另外，毛细血管和神经元之间并不直接接触，而为神经胶质细胞隔开。这一结构特征对于物质在血液和脑组织之间的扩散起着屏障作用，称为**血-脑屏障(blood-brain barrier)**。血-脑屏障可限制物质在血液和脑组织之间的自由交换。但脂溶性物质如 O_2、CO_2、某些麻醉药及乙醇等，很容易通过血-脑屏障。

血液和脑脊液之间物质的转运并不是被动的过程，而是主动转运过程。另外，一些大分子物质较难从血液进入脑脊液，在血液和脑脊液之间存在着某种特殊的屏障，称之为**血-脑脊液屏障(blood-cerebrospinal fluid barrier)**。这种屏障对不同物质的通透性是不同的。例如 O_2、CO_2 等脂溶性物质可以很容易地通过屏障，但许多离子的通透性则较低。血-脑脊液屏障的基础是无孔的毛细血管壁和脉络丛细胞中运输各种物质的特殊载体系统。

血-脑脊液屏障和血-脑屏障的存在，对于保护脑组织周围稳定的化学环境和防止血液中有害物质侵入脑内具有重要的生理意义。

（二）脑血流量的调节

1. 脑血管的自身调节　脑血流量取决于脑的动、静脉的压力差和脑血管的血流阻力。在正常情况下，颈内静脉压接近于右心房压，且变化不大，故影响血流量的主要因素是颈动脉压。当平均动脉压在 60~140 mmHg(8.0~18.6 kPa) 范围内变化时，通过自身调节机制使脑血流量保持恒定。平均动脉压降低到 60 mmHg(8.0 kPa) 以下时，脑血流量就会显著减少，引起脑的功能障碍。反之，当平均动脉压超过脑血管自身调节的上限时，脑血流量显著增加。

2. 二氧化碳和氧分压的影响　血液二氧化碳分压升高时，脑血管舒张，血流量增加。二氧化碳过多时，通过使细胞外液 H^+ 浓度升高而使脑血管舒张。过度通气时，二氧化碳呼出过多，动脉血二氧化碳分压过低，也可引起头晕。血液氧分压降低时，也能使脑血管舒张。

3. **脑代谢的影响**　当脑的某一部分活动加强时,该部分的血流量就增多。代谢活动加强引起的局部脑血流量增加的机制,可能是通过代谢产物如 H^+、K^+、腺苷及氧分压降低,引起脑血管舒张的。

4. **神经调节**　脑血管有交感神经或副交感神经分布,神经肽纤维末梢也分布在脑血管上。但神经对脑血管活动的调节作用不很明显。刺激或切除支配脑血管的交感神经或副交感神经,脑血流量没有明显变化。在多种心血管反射中,脑血流量变化一般都很小。

(罗小玲　马　玲)

思 考 题

1. 名词解释:心动周期、心音、心率、搏出量、心排血量、心指数、射血分数、正常起搏点、窦性心律、动脉血压、收缩压、舒张压、脉压、平均动脉压、中心静脉压、微循环、有效滤过压。
2. 简述心动周期中各期心腔压力、瓣膜开闭、血流方向、心室容积变化。
3. 影响心排血量的因素有哪些?每一种因素是如何影响心排血量的?
4. 何谓 starling 机制?其生理意义是什么?
5. 简述心室肌细胞、窦房结细胞和浦肯野细胞动作电位曲线的最大特点和形成机制。
6. 心肌细胞有哪些生理特性?
7. 简述心脏兴奋传导途径、特点和生理意义。
8. 心肌兴奋性的最大特点是什么?期前收缩和代偿间歇是怎样产生的?
9. 简述动脉血压的形成原理。
10. 影响动脉血压的因素有哪些?各种因素是怎样影响动脉血压的?
11. 何谓中心静脉压?中心静脉压有何重要的生理意义和临床意义?
12. 影响静脉回流的因素有哪些?如何影响?
13. 简述微循环的血流通路及其主要功能。
14. 简述组织液的生成原理并分析水肿产生的各种原因。
15. 心脏由哪些神经支配?有何生理作用?
16. 血管由哪些神经支配?有何生理作用?
17. 肾上腺素和去甲肾上腺素对心血管的作用有哪些?
18. 血管紧张素Ⅱ、血管升压素、心房钠尿肽有哪些作用?

第五章 呼 吸

学习要点：

1. 掌握肺通气的概念、动力和过程，肺泡表面活性物质的作用，肺活量、时间肺活量、Hb的氧饱和度、肺牵张反射的概念，胸膜腔内负压的生理意义，影响肺换气的因素，二氧化碳潴留、低氧和H^+浓度对呼吸运动的调节。

2. 熟悉呼吸的全过程，胸膜腔内负压的形成，气体交换的动力，O_2和CO_2的运输形式，通气储量百分比、Hb氧容量、Hb氧含量等概念，氧解离曲线的特征、意义，肺牵张反射过程等内容。

3. 了解氧解离曲线的影响因素，呼吸各级中枢的作用及呼吸节律形成的机制，呼吸的防御性反射等内容。

机体在新陈代谢过程中需要不断地从外界摄取O_2，并排出所产生的CO_2，这种机体与外界环境之间的气体交换过程称为**呼吸**(respiration)。由于人体组织细胞不能直接与外界环境进行气体交换，需要通过呼吸器官进行，并由血液循环运输。因此，整个呼吸过程可分为四个相互衔接又同时进行的阶段(图5-1)：①**肺通气**——肺与外界的气体交换；②**肺换气**——肺泡与肺毛细血管内血液之间的气体交换；③气体在血液中的运输；④**组织换气**——血液与组织细胞之间的气体交换。肺通气与肺换气合称为**外呼吸**，组织换气称为**内呼吸**。日常所

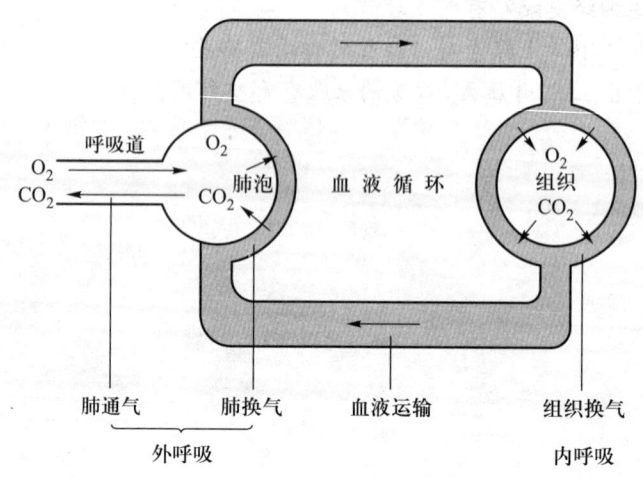

图5-1 呼吸全过程

称的"呼吸"指外呼吸。呼吸的生理意义主要是维持机体 O_2 和 CO_2 含量的相对稳定,确保新陈代谢正常进行。呼吸过程的任何一个环节发生障碍,均可导致机体缺氧和(或)二氧化碳聚积,使内环境稳态遭到破坏,影响细胞的代谢和功能,甚至危及生命。

第一节 肺 通 气

肺通气(pulmonary ventilation)是肺与外界环境之间的气体交换过程。实现肺通气的基本结构包括呼吸道、肺、呼吸肌、胸廓和密闭的胸膜腔等。呼吸道是沟通肺与外界环境的气体通道,同时还具有对吸入气体进行加温、加湿、滤过、清洁作用和引起防御反射(咳嗽反射和喷嚏反射)等保护功能;肺泡是肺泡气与血液气体进行交换的场所;而呼吸肌舒缩引起胸廓的节律性运动则是实现肺通气的动力。

一、肺通气原理

气体经呼吸道进出肺,取决于推动气体流动的动力与气体流动时所遇到的阻力之间的相互作用。通气的动力须克服通气的阻力,才能实现肺通气。

(一)肺通气的动力

气体进出肺是由于大气和肺泡气之间存在着压力差的缘故。在自然呼吸条件下,此压力差的形成是由于肺的张缩造成肺内压周期性变化所致。但是肺本身不具有主动张缩的能力,它的张缩是由胸廓的扩大和缩小引起的,而胸廓的扩大和缩小又是通过呼吸肌的收缩和舒张实现的。因此,大气与肺泡气之间的压力差是肺通气的直接动力,而由呼吸肌收缩和舒张引起的呼吸运动则是肺通气的原动力。

1. **呼吸运动** 呼吸肌的收缩和舒张引起胸廓有节律地扩大与缩小,称为**呼吸运动**(respiratory movement),包括吸气运动和呼气运动。参与呼吸运动的肌肉,统称为呼吸肌。其中主要的吸气肌有膈肌和肋间外肌,主要的呼气肌有肋间内肌和腹肌,此外,还有辅助吸气肌如斜角肌、胸锁乳突肌等。

(1)呼吸运动的过程:平静呼吸时,吸气运动主要是由膈肌和肋间外肌收缩来完成。膈肌位于胸腔和腹腔之间,构成胸腔的底部,腹腔的顶部,静止时膈肌向上隆起形似穹隆。膈肌收缩时隆起的顶部下降,从而使胸腔的上下径增大。肋间外肌起自上一肋骨的下缘,斜向前下走行,止于下一肋骨的上缘。由于脊椎的位置固定,而胸骨可以上下移动,所以当肋间外肌收缩时,胸骨和肋骨的胸骨端向前上方运动,肋骨下缘稍外展,使胸腔的前后径和左右径加大(图5-2)。胸腔容积的加大引起肺容积增大导致肺内压下降,当其低于大气压时,外界气体进入肺内,完成吸气。平静呼气时,呼气运动不是由呼气肌收缩引起的,而是由膈肌和肋间外肌舒张所致。膈肌和肋间外肌舒张时,肺和胸廓弹性回位,胸腔容积和肺容积减小(图5-2),肺内压升高并高于大气压,肺内气体被呼出,完成呼气。在平静呼吸中,肋间外肌所起的作用比膈肌小。

用力吸气时,除膈肌和肋间外肌收缩外,辅助吸气肌也参与收缩,使胸廓进一步扩大,吸气运动增强,吸入的气体更多。用力呼气时,除吸气肌舒张外,还有呼气肌参与收缩,使胸廓进一步缩小，呼气运动增强，呼出更多的气体。

(2) 呼吸运动的类型：根据参与呼吸运动的呼吸肌的主次、多少和用力程度可将呼吸运动分成不同的类型。

1) 平静呼吸和用力呼吸：机体在安静时平和而均匀的呼吸运动，称**平静呼吸**(eupnea)。平静呼吸的频率为12~18次/min，主要由吸气肌有节律地收缩和舒张所致。在平静呼吸时，吸气的产生是由膈肌和肋间外肌的收缩所致，肌肉收缩需要做功，所以吸气是主动过程；平静呼吸时，呼气的产生是由膈肌和肋间外肌舒张所致，肌肉不需要做功，所以呼气是被动过程。当机体活动增强，如劳动或运动时，用力而加深的呼吸运动，称为**用力呼吸**(forced breathing) 或**深呼吸**。用力吸气时，除膈肌与肋间外肌

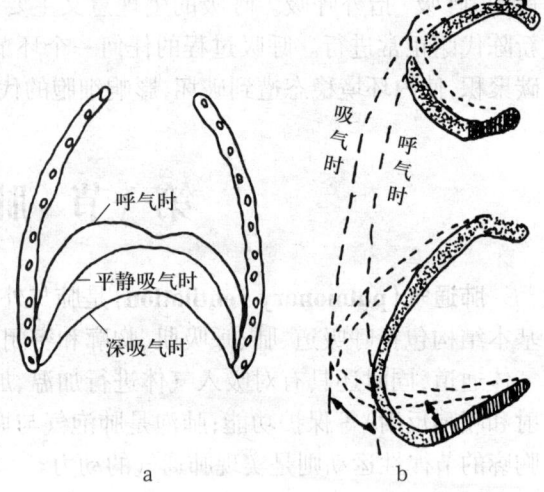

图 5-2　呼吸肌活动引起的胸腔容积变化
a. 膈肌和腹肌收缩引起的变化；
b. 肋间内、外肌收缩引起的变化

收缩外，胸锁乳突肌、斜角肌等呼吸辅助肌也参与收缩，使胸腔容积与肺容积更为扩大，肺内压比平静吸气时更低，与大气压之间差值更大，吸入的气体也就更多。用力呼气时，除吸气肌群舒张外，肋间内肌和腹肌等呼气肌群也参与收缩，使胸廓容积与肺容积更加缩小，肺内压比平静呼气时更高，呼出的气体更多。因此，用力呼吸时吸气和呼气都是主动过程。在某些病理的情况下，即使用力呼吸，仍不能满足人体需要，病人出现鼻翼扇动等现象，并有喘不过气的主观感觉，称为呼吸困难。

2) 腹式呼吸和胸式呼吸：膈肌舒缩可引起腹腔内的器官位置移动，造成腹部起伏，这种以膈肌舒缩为主的呼吸运动称为**腹式呼吸**(abdominal breathing)；肋间外肌舒缩时主要表现为胸壁的起伏，这种以肋间外肌舒缩活动为主的呼吸运动称**胸式呼吸**(thoracic breathing)。一般情况下，婴幼儿主要表现为腹式呼吸，而正常成年人的呼吸大多是腹式和胸式的混合式呼吸，只有在胸部或腹部活动受限时才出现某种单一的呼吸形式。

2. 肺内压　肺泡内的压力称为**肺内压**(intrapulmonary pressure)。在平静呼吸过程中，肺内压呈周期性变化。吸气之初，肺容积增大肺内压下降，低于大气压1~2 mmHg(0.133~0.266 kPa)，气体经呼吸道进入肺泡，随着肺内气体逐渐增加，肺内压也逐渐升高，至吸气末，肺内压与大气压相等，气流停止。在呼气初，肺容积减小，肺内压升高，高于大气压1~2 mmHg(0.133~0.266 Kpa)，肺内气体经呼吸道流出，肺内气体减少，肺内压逐渐下降，至呼气末，肺内压与大气压相等，气流停止。

由上可见，在呼吸运动过程中，肺内压的周期性变化及其与大气压之间的压力差是肺通气的直接动力。一旦呼吸停止，便可根据这一原理，用人工的方法改变肺内压，建立肺内压和大气压之间的压力差来维持肺通气，这便是人工呼吸。人工呼吸的方法很多，如用人工呼吸机进行正压通气；口对口的人工呼吸；节律性地举臂压背或挤压胸廓等。

3. 胸膜腔内压　胸膜腔内的压力称为**胸膜腔内压**(intrapleural pressure)，简称胸内压。

胸膜腔由两层胸膜构成,即紧贴于肺表面的脏胸膜和紧贴于胸廓内壁的壁胸膜。胸膜腔是一个密闭潜在的腔隙,其中没有气体,只有少量浆液,浆液有两方面的作用:①润滑两层胸膜,减少摩擦;②借助浆液分子的内聚力,使两层胸膜紧贴在一起,从而保证肺可随胸廓的运动而运动。

胸膜腔内的压力可用连接检压计的针尖刺入胸膜腔内直接测定(图5-3),也可通过测定食管内压来间接反映胸膜腔内压力的变化。在平静呼吸过程中,胸膜腔内压始终低于大气压,若将大气压的值作为零,则胸膜腔内压为负值,故习惯上称为**胸膜腔负压**(或简称**胸内负压**)。正常成年人平静吸气末,胸膜腔负压为 $-10 \sim -5$ mmHg($-1.33 \sim -0.665$ kPa),平静呼气末胸膜腔负压为 $-5 \sim -3$ mmHg($-0.665 \sim -0.399$ kPa)。

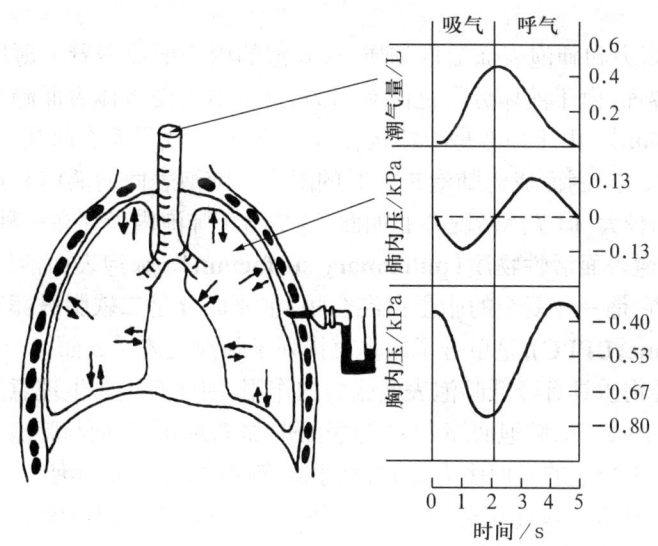

图5-3 呼吸时肺内压、胸膜腔内压的变化

向外箭头表示肺内压;向内箭头表示肺回缩力

胸膜腔内负压的形成与作用于胸膜腔的两种力有关(图5-3中箭头所示):一是肺内压,使肺泡扩张;二是肺的回缩力,使肺泡缩小。胸膜腔内的压力是这两种方向相反力的代数和,即:胸膜腔内压 = 肺内压 - 肺回缩力。

由于正常人无论在吸气末或呼气末,肺内压均等于大气压。因此,胸膜腔内压 = 大气压 - 肺回缩力。若把大气压当作0,则:胸膜腔内压 = - 肺回缩力。

可见,胸膜腔负压实际上是由肺的回缩力造成的。吸气时,肺扩张,肺回缩力增大,胸膜腔负压的绝对值增大。呼气时,肺缩小,肺回缩力减小,胸膜腔负压的绝对值减小。平静呼吸时胸内压始终为负值是由于在生长发育过程中,胸廓的生长速度比肺快,胸廓的自然容积大于肺的容积,以致胸廓始终牵拉肺,从胎儿出生后第1次呼吸开始,肺便被充气而始终处于扩张状态。肺总是表现出回缩倾向,故胸膜腔内压为负值。

胸膜腔负压的存在有重要生理意义:①使肺总是处于扩张状态而不至于萎陷,并使肺能随胸廓的扩大而扩张。②降低心房、腔静脉和胸导管内的压力,促进静脉血和淋巴液的回流。

如果胸膜受损,破坏了胸膜腔的密闭性,气体将顺压力差进入胸膜腔而造成气胸,这时胸内负压减小,甚至消失,可造成肺萎缩(肺不张),使静脉血和淋巴液回流受阻,导致呼吸和循环功能障碍,甚至危及生命。

(二) 肺通气的阻力

气体在进出肺的过程中,会遇到各种阻止其流动的力,统称为肺通气的阻力。肺通气的阻力有两种:一是弹性阻力,二是非弹性阻力。

1. 弹性阻力　**弹性阻力**是指弹性组织在受到外力作用变形时产生的对抗变形的力,即回位力。它包括肺的弹性阻力和胸廓的弹性阻力,约占总阻力的70%。

(1) 肺弹性阻力:肺弹性阻力来自两个方面:一是肺泡表面液体层与肺泡内气体间所形成的表面张力,约占肺弹性阻力的2/3;二是肺弹性纤维产生的弹性回缩力,约占肺弹性阻力的1/3。

1) 肺泡表面张力和肺泡表面活性物质:在肺泡的内表面覆盖着一薄层液体,与肺泡内气体形成液-气界面,由于液体分子之间有引力,这种引力使液体表面趋于缩小,称为**表面张力(surface tension)**。由于肺泡是半球状囊泡,球形液-气界面表面张力的合力指向肺泡中心,使肺泡趋于缩小,因而成为肺泡扩张时的阻力。肺泡表面的液体来自血浆,理论上讲肺泡表面张力应当较大,但实际情况并非如此,这是由于肺泡内尚存在一种可降低肺泡表面张力的物质,即**肺泡表面活性物质(pulmonary surfactant)**。肺泡表面活性物质由肺泡Ⅱ型细胞合成并分泌,它是一种复杂的脂蛋白混合物,主要成分是**二软脂酰卵磷脂(dipalmitoyl phosphatidyl choline,DPPC)**,呈单分子层垂直排列于肺泡液体层表面。

肺泡表面活性物质具有降低肺泡表面张力的作用,因而有重要生理意义:①稳定大小肺泡容积。根据Laplace定律,肺泡回缩力(P)与表面张力(T)成正比,而与肺泡的半径(r)成反比,即$P=2T/r$。如果大小肺泡的表面张力相同,则小肺泡回缩力大,大肺泡的回缩力小。正常人体肺内大小不同的肺泡是彼此相通的,按此理论,气体将从小肺泡不断流入大肺泡,使大肺泡进一步扩大,而小肺泡趋于塌陷。但是,此现象在正常人体是不会出现的。这是因为肺泡表面活性物质的分子密度可随肺泡表面积的变化而变化。大肺泡的表面活性物质密度较小,降低表面张力的作用较弱,表面张力较大,小肺泡的表面活性物质密度较大,降低表面张力的作用较强,表面张力较小,从而维持了不同大小肺泡回缩力的平衡,有利于维持肺泡的稳定性(图5-4)。②防止肺泡内液体积聚。由于肺泡表面活性物质降低肺泡表面张力,从而减弱了表面张力对肺毛细血管内液体的抽吸力,减少了肺泡和肺间质组织液的生成。③降低吸气阻力。表面活性物质降低肺泡表面张力,减小肺回缩力,有利于肺扩张。

2) 肺弹性回缩:肺组织含弹性纤维,具有弹性回缩力。在一定范围内,肺被扩张得愈大,肺弹性回缩力愈大,即弹性阻力愈大。

总之,肺弹性阻力包括肺泡表面张力和弹性回缩力,但它只对吸气起阻力作用,对呼气来说则是动力作用。当肺水肿、肺充血、肺组织纤维化或肺泡表面活性物质减少时,肺的弹性阻力增加,肺不易扩张,患者表现为吸气困难;而在肺气肿时,肺弹性纤维成分被大量破坏,肺弹性回缩力减小,弹性阻力减小,致使呼气后肺内存留的气体量增多,患者表现为呼气困难。

(2) 胸廓弹性阻力:胸廓弹性阻力即胸廓弹性成分的回位力。由于胸廓是一个双向弹性体,因此,其弹性回位力的方向随胸廓所处位置而改变。当胸廓处于自然位置时(平静吸气

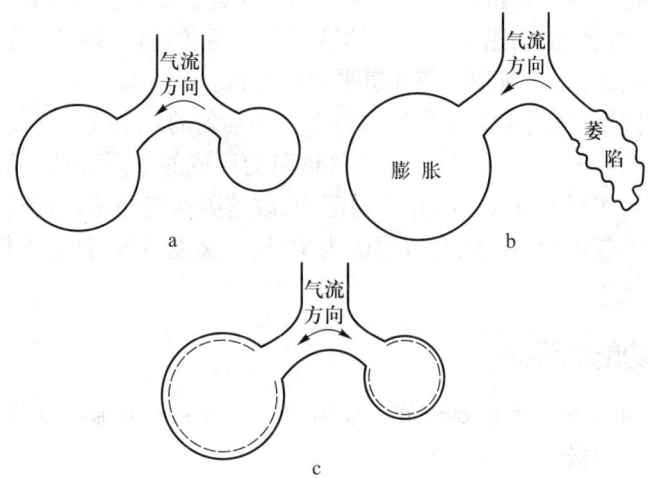

图 5-4 肺泡表面活性物质稳定肺泡容积示意图
a. 无表面活性物质;b. 气体流动结果:小肺泡萎缩,
大肺泡膨胀;c. 有表面活性物质

末,肺容量约为肺总量的 67%),胸廓未变形,其弹性回位力为零;当胸廓小于自然位置时(平静呼气末,肺容量小于肺总量的 67%),弹性回位力向外,是吸气的动力,呼气的阻力;当胸廓大于自然位置时(深吸气时,肺容量大于肺总量的 67%),其回位力向内,是吸气的阻力,呼气的动力。胸廓的弹性阻力可因肥胖、胸廓畸形、胸膜增厚等原因降低,但因此而引起肺通气障碍的情况较少,所以临床意义相对较小。

(3) 肺和胸廓的顺应性:肺和胸廓的弹性阻力大小常用顺应性来表示。**顺应性(compliance)**是指在外力作用下,弹性组织扩张的难易程度。容易扩张者,顺应性大,弹性阻力小;不易扩张者,顺应性小,弹性阻力大。可见顺应性与弹性阻力成反比关系,即顺应性 =1/ 弹性阻力。肺和胸廓的顺应性,通常又用单位压力变化所引起的容积变化来衡量,即:

$$顺应性 = \frac{容积变化(\Delta V)}{压力变化(\Delta P)} (L/kPa)$$

据测定,正常成年人平静呼吸时,肺顺应性约为 2.0 L/kPa,胸廓的顺应性约为 2.0 L/kPa。因为肺和胸廓是串联的,故肺和胸廓的总顺性约为 1.0 L/kPa。

2. 非弹性阻力 **非弹性阻力**包括惯性阻力、黏滞阻力和气道阻力,约占总通气阻力的 30%。惯性阻力是指气流在发动、变速、转向时,因气流和组织的惯性所产生的阻止肺通气的力。此阻力平静呼吸时可忽略不计。黏滞阻力来自呼吸时组织相对位移所产生的摩擦力,此力亦较小。气道阻力是指气体通过呼吸道时,气体分子间及气体分子与气道壁之间的摩擦力,它是非弹性阻力的主要成分,占非弹性阻力的 80%~90%。

气道阻力受气流速度、气流形式和气道管径大小的影响。流速快,阻力大;流速慢,阻力小。气流形式有层流和湍流:层流阻力小,湍流阻力大。气流过快和气道内有黏液、渗出物、肿瘤、异物等造成气道不规则时,容易发生湍流,阻力增大。气道管径大小是影响气道阻力的另一个重要因素。气道阻力与气道半径的 4 次方成反比。气道管径的大小受神经、体液因素的调节。例如迷走神经兴奋,气道平滑肌收缩,气道管径减小,阻力加大;交感神经兴奋使平滑肌舒张,气道管径加大,阻力减小。体液因素中组胺、白三烯、5-羟色胺、内皮素等可使气道平滑肌强烈收缩;儿茶酚胺可使气道平滑肌舒张。

由于多方面的因素,气道阻力在各处的分布是不均匀的。上呼吸道结构不规则,总横截面积小,气流速度快,容易发生湍流,因此是气道阻力形成的主要部位。故对某些肺通气功能障碍的患者做气管切开术可大大减小气道阻力,改善肺通气功能。直径小于2 mm的小气道总横截面积约为大气道的30倍,且以层流为主,气流速度缓慢,其阻力仅占气道总阻力的10%左右。

二、肺通气功能的评定

肺通气是呼吸过程的一个重要环节。采用肺量计所测得的肺容量和肺通气量,可作为衡量肺通气功能的基本指标。

(一) 肺容量

肺容量是指肺所容纳的气体量。主要包括以下几个部分(图5-5)。

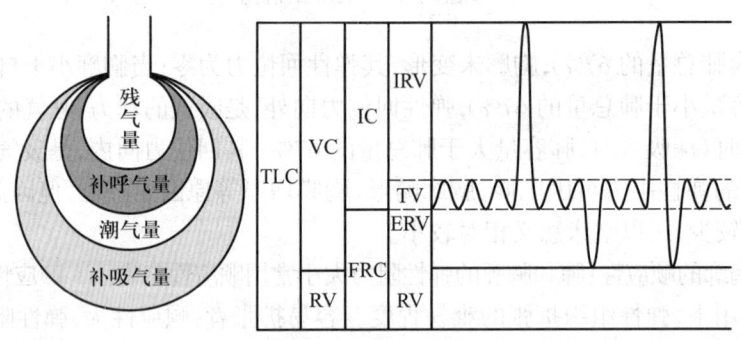

图5-5 肺容量及其组成

1. 潮气量 每次呼吸时吸入或呼出的气量,称为**潮气量**(tidal volume,TV)。正常成年人平静呼吸时为400~600 mL,平均500 mL。运动时潮气量增大。

2. 补吸气量与深吸气量 平静吸气末,再尽力吸气所增加能吸入的气量,称为**补吸气量**(inspiratory reserve volume,IRV)。正常成年人为1 500~2 000 mL。补吸气量与潮气量之和,称为**深吸气量**(inspiratory capacity,IC),是衡量最大通气潜力的一个重要指标。深吸气量大,表示吸气储备能力大。

3. 补呼气量 平静呼气末再尽力呼气,所能增加的呼出气量,称为**补呼气量**(expiratory reserve volume,ERV)。正常成年人为900~1 200 mL。此气量的大小,可表示呼气储备能力。

4. 残气量与功能残气量 最大呼气后,肺内仍残留不能呼出的气量,称**残气量**(residual volume,RV)。正常成年人为1 000~1 500 mL。残气量过大,表示肺通气功能不良。平静呼气末,肺内所余留的气量,称**功能残气量**(functional residual capacity,FRC),它是补呼气量与残气量之和,正常成年人约为2 500 mL,肺气肿患者的FRC增加,肺实质病变时FRC减小。

5. 肺活量和时间肺活量 在最大吸气后再尽力呼气,所能呼出的最大气量称为**肺活**

量（vital capacity，VC），等于潮气量、补吸气量和补呼气量三者之和。正常成年男性平均约3 500 mL，女性约为 2 500 mL。肺活量的大小反映一次呼吸时肺的最大通气能力，在一定程度上可作为衡量肺通气功能的一项指标。但由于测定肺活量时不限制呼气的时间，所以不能充分反映肺组织的弹性状态和气道的通畅程度，即不能充分反映通气功能的状况。因此，提出了时间肺活量的概念。

时间肺活量（timed vital capacity，TVC）又称**用力呼气量**（forced expiratory volume，FEV）是指最大吸气后再用力尽快呼气，然后计算第 1 秒、第 2 秒、第 3 秒末呼出气量占肺活量的百分比。正常成年人第 1 秒、第 2 秒、第 3 秒末的时间肺活量分别为 83%、96%、99%，其中第 1 秒时间肺活量最有意义，如果第 1 秒时间肺活量低于 65%，提示有一定程度的气道阻塞。时间肺活量既反映了肺活量的大小，又反映了通气速度和通气阻力的大小，是衡量肺通气功能的一项较理想的指标。

6. 肺总量　肺所能容纳的最大气量为**肺总量**（total lung capacity，TLC）。它等于肺活量和残气量之和，其大小因性别、年龄、身材、运动锻炼情况和体位改变而异，正常成年男性约为 5 000 mL，女性约为 3 500 mL。

（二）肺通气量

肺通气量是指单位时间内吸入或呼出的气体量，包括每分通气量和肺泡通气量。

1. 每分通气量　**每分通气量**（minute ventilation volume）是指每分钟吸入或呼出的气体总量。它等于潮气量乘以呼吸频率。平静呼吸时，正常人呼吸频率为 12~18 次/min，潮气量约为 500 mL，故每分通气量为 6 000~9 000 mL，每分通气量受性别、年龄和身材等因素的影响。

尽力作深快呼吸时，每分钟所能吸入或呼出的最大气量为**最大通气量**或**最大随意通气量**（maximal voluntary ventilation，MVV）。在测定最大随意通气量时，通常只测 10~15 s 的最深、最快的呼出或吸入的气体量，再换算成每分最大通气量。健康成年人最大通气量可达 70~150 L/min。它反映单位时间内充分发挥全部通气能力所能达到的通气量，是评价个体最大运动量或所能从事体力劳动的最大限度的一项生理指标。

对平静呼吸时的每分通气量与最大通气量进行比较，可以了解通气功能的储备能力，通常用通气储量百分比表示：

$$通气储量百分比 = \frac{最大随意通气量 - 每分平静通气量}{最大随意通气量} \times 100\%$$

正常值等于或大于 93%，比值减小表示通气储备功能不良。

2. 肺泡通气量　每次吸入的气体，一部分将留在从鼻或口至呼吸性细支气管之间的呼吸道内，这部分气体不参与肺泡与血液之间的气体交换，故将这部分呼吸道容积称为**解剖无效腔**（anatomical dead space），其容积约为 150 mL。进入肺泡的气体，也可因血流在肺内分布不均而未能都与血液进行气体交换，未能发生交换的这部分肺泡容量称**肺泡无效腔**（alveolar dead space）。解剖无效腔与肺泡无效腔一起合称**生理无效腔**（physiological dead space）。健康人平卧时，生理无效腔等于或接近解剖无效腔。

由于无效腔的存在，每次吸入的新鲜空气不能都到达肺泡进行气体交换。因此，真正有效的气体交换量,应是肺泡通气量。**肺泡通气量**(alveolar ventilation)是每分钟吸入肺泡的新鲜空气量。其计算公式为:

$$肺泡通气量 =(潮气量 - 无效腔气量) \times 呼吸频率$$

平静呼吸时,潮气量为 500 mL,无效腔气量为 150 mL,则每次吸入肺泡的新鲜空气是 350 mL。若功能残气量为 2 500 mL,则每次呼吸仅使肺泡内气体更新 1/7 左右。

由于解剖无效腔容积是个常数,所以肺泡通气量主要受潮气量和呼吸频率的影响。深而慢的呼吸可使肺泡通气量加大,肺泡内气体更新率提高,有利于气体交换。不同呼吸形式时每分通气量及肺泡通气量见表 5-1。

表 5-1 不同呼吸形式时每分通气量及肺泡通气量

形式	频率/次·min^{-1}	潮气量/mL	每分通气量/mL·min^{-1}	肺泡通气量/mL·min^{-1}
平静呼吸	12	500	500×12=6 000	(500-150)×12=4 200
浅快呼吸	24	250	250×24=6 000	(250-150)×24=2 400
深慢呼吸	6	1 000	1 000×6=6 000	(1 000-150)×6=5 100

第二节 呼吸气体的交换

呼吸气体交换包括**肺换气**(pulmonary gas exchange)和**组织换气**(tissue gas exchange)。肺换气是指肺泡与肺毛细血管血液之间 O_2 和 CO_2 的交换;组织换气指血液与组织细胞之间 O_2 和 CO_2 的交换。二者都是以单纯扩散的方式通过呼吸膜和毛细血管壁来进行的。

一、气体交换的原理

(一)气体交换的方式和动力

肺换气与组织换气的基本原理相同,都是以扩散的方式进行。气体扩散的动力是气体的分压差。在混合气体的总压力中,某种气体所占的压力,称为该气体的**分压**(partial pressure),其值等于混合气体的总压力乘以该气体在混合气体中的容积比例。人在安静时,海平面空气、肺泡气、血液和组织中的氧分压(PO_2)和二氧化碳分压(PCO_2)不同(表 5-2)。

表 5-2 海平面空气、肺泡气、血液和组织内 O_2 和 CO_2 的分压 /mmHg

	空气	肺泡气	动脉血	混合静脉血	组织
PO_2	159(21.2)	104(13.9)	100(13.3)	40(5.3)	30(4)
PCO_2	0.3(0.04)	40(5.3)	40(5.3)	46(6.1)	50(6.65)

注:括号内数字是单位为 kPa 时的分压值。

(二)气体扩散速率

单位时间内气体扩散的容积,称**气体扩散速率**(diffusion rate,D),它受下列因素影响。

1. 气体分压差 它是气体扩散的动力,气体扩散速率与分压差成正比。分压差大,则扩散快,扩散速率高;反之,分压差小则扩散速率低。

2. **气体分子量和溶解度** 其他条件不变时,气体扩散速率与气体分子量的平方根成反比,与气体在溶液中的溶解度成正比。CO_2 在血浆中溶解度约为 O_2 的 24 倍,故临床上缺氧比二氧化碳潴留更为常见,呼吸困难的病人常常先出现缺氧。

3. **扩散面积和距离** 气体扩散速率与扩散面积成正比,与扩散距离成反比。

4. **温度** 气体扩散速率与温度成正比。但人体体温相对恒定,温度因素可忽略不计。

$$综上所述:D \propto \frac{分压差 \cdot 溶解度 \cdot 面积}{距离 \cdot \sqrt{分子量}}$$

二、肺换气

(一) 肺换气过程

如表 5-2 所示,肺泡气 PO_2 大于混合静脉血的 PO_2,而肺泡气的 PCO_2 低于混合静脉血的 PCO_2。因此,肺动脉的混合静脉血流经肺毛细血管时,在分压差的推动下,O_2 由肺泡扩散入血液,CO_2 则由静脉血扩散入肺泡,完成肺换气过程(图 5-6)。O_2 和 CO_2 在血液和肺泡间的扩散极快,仅需 0.3 s。通常情况下,血液流经肺毛细血管的时间约为 0.7 s,所以当血液流经肺毛细血管全长约 1/3 时,肺换气已经基本完成。肺换气的结果是使肺毛细血管中含 O_2 较少、含 CO_2 较多的混合静脉血转变或含 O_2 较多、含 CO_2 较少的动脉血。

(二) 影响肺换气的因素

上述影响气体扩散速率的各种因素均可影响肺换气过程,但下面只着重介绍呼吸膜和通气/血流比值这两种因素对肺换气的影响。

1. **呼吸膜的面积和厚度** 肺泡与肺毛细血管血液之间进行气体交换时,所经过的屏障,即**呼吸膜(respiratory membrane)**。它由 6 层结构组成:含有表面活性物质的液体层、肺泡上皮细胞层、肺泡上皮基底膜、肺

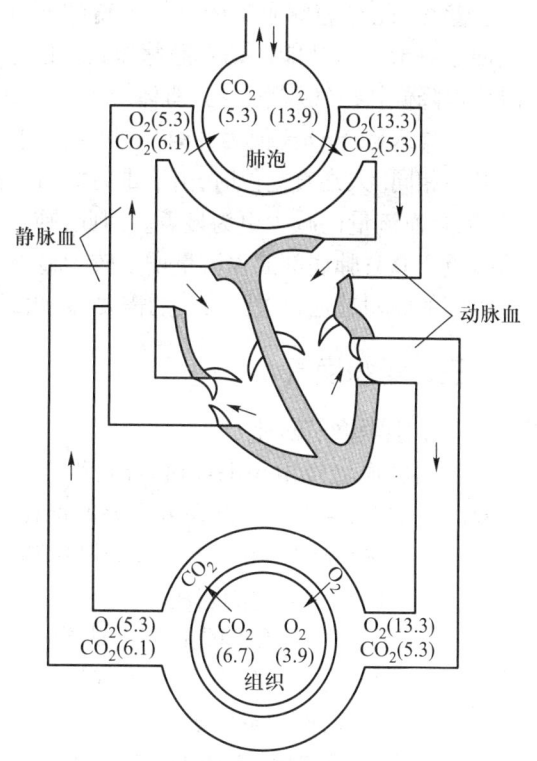

图 5-6 气体交换
数字代表气体分压,单位为 kPa

泡上皮基膜与肺毛细血管基膜之间的间隙、毛细血管基膜、毛细血管内皮细胞(图 5-7)。呼吸膜非常薄,平均厚度不到 1 μm,有的部位仅 0.2 μm,因此,对气体通透性大。正常成年人的肺约有 3 亿个肺泡,总扩散面积约 70 m²。安静状态下,呼吸膜的扩散面积约 40 m²,故有相当大的储备面积。在病理情况下,呼吸膜面积减小(如肺气肿、肺不张)或呼吸膜的厚度增加(如肺炎、肺水肿、肺纤维化等)都将导致气体扩散量减小,引起低氧血症。

2. 通气/血流比值

通气/血流比值(ventilation/perfusion ratio)指的是每分肺泡通气量与每分肺血流量之间的比值,简称V/Q比值。正常成年人在安静状态下,每分肺泡通气量约为 4.2 L,每分肺血流量即心排血量,约为 5.0 L/min,V/Q=4.2/5.0=0.84。在此情况下,肺泡通气量与肺血流量配合适当,气体交换的效率最高,静脉血流经肺毛细血管时,将全部变为动脉血。V/Q 比值增大,常发生在通气过剩或肺血流不足的情况下,例如肺血管栓塞,一部分肺泡得不到足够的血流灌注,致使肺泡内气体不能与血液进行充分的交换,相当于增大了肺泡无效腔。V/Q 比值减小,发生于肺通气量不足或肺血流量相对过多,如支气管痉挛,此时静脉血中的气体未得到充分更新便流回心脏形成了功能性动-静脉短路。以上两种情况均可降低肺换气效率,导致机体缺氧和二氧化碳潴留,其中主要表现为缺氧。

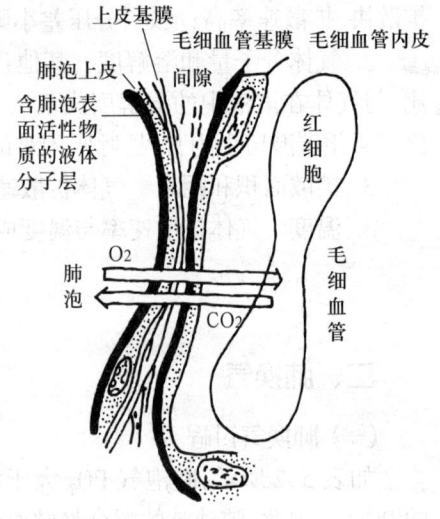

图 5-7 呼吸膜结构

正常人的 V/Q 比值为 0.84,是指整个肺而言的理论值。实际上,肺内各部位的 V/Q 比值并不相同。人在直立位时,由于重力等因素的影响,肺上部的通气量和血流量均小于肺中、下部,且血流量的减少更为显著。因此,肺上部的 V/Q 比值最大,可达 3.3;肺中部的 V/Q 比值接近于 0.8;肺底部的血流量增多较为显著,V/Q 比值可低至 0.6。尽管如此,总体上来说,呼吸膜的面积远远超过肺换气的需要,因此,并不影响正常的气体交换。

三、组织换气

(一) 组织换气概述

当动脉血流经组织毛细血管时,组织内 PO_2 较动脉血的 PO_2 低,而其 CO_2 较动脉血的 PCO_2 高(见表 5-2)。因此,在分压差的推动下,O_2 由血液扩散入组织细胞,CO_2 则由组织细胞扩散入血液(见图 5-6),结果使动脉血变成了静脉血,完成组织换气。

(二) 影响组织换气的因素

1. 组织代谢 组织细胞代谢活动增强时,O_2 的消耗量、CO_2 的产生量都增多,使动脉血与组织间的 O_2 及 CO_2 分压差增大,气体交换增多,同时代谢增强产生的酸性产物增多,使毛细血管大量开放,血流量增多,也有利于气体交换。

2. 细胞和毛细血管间的距离 细胞和毛细血管间的距离越小换气越充分,距离增大则影响换气。组织水肿时,气体扩散的距离增大,换气量减少。

第三节 气体在血液中的运输

通过肺换气进入血液中的 O_2 必须经血液运输到各组织器官,通过组织换气进入血液的 CO_2 也必须经血液运送到肺才能排出体外,O_2 和 CO_2 在血液中的运输形式有物理溶解和化学结合两种。血液中物理溶解的 O_2 和 CO_2 都较少,主要是以化学结合的形式来运输(表 5-3)。物理溶解运输的气体量尽管很小,但很重要,因为肺换气和组织换气时,进入血液的气体必须先溶解于血液中,才能进行化学结合;而结合状态的气体,也必须先解离成溶解状态,才能逸出血液。正常情况下,体内物理溶解和化学结合的气体总是处于动态平衡之中。

表 5-3 血液 O_2 和 CO_2 的含量(mL/100 mL 血液)

	动脉血			混合静脉血		
	物理溶解	化学结合	合计	物理溶解	化学结合	合计
O_2	0.31	20.0	20.31	0.11	15.2	15.31
CO_2	2.53	46.4	48.93	2.91	50.0	52.91

一、氧的运输

正常经肺换气进入血液中的 O_2,大约只有 1.5% 以物理溶解的方式运输,而 98.5% 与红细胞中的血红蛋白(Hb)结合而运输。

(一)氧与血红蛋白结合的特征

1. 反应快、可逆、不需要酶的催化、受 PO_2 的影响 当血液流经 PO_2 高的肺部时,Hb 与 O_2 结合,形成 HbO_2;当血液流经 PO_2 低的组织时,HbO_2 迅速分解释放 O_2 成为去氧 Hb:

$$Hb+O_2 \underset{PO_2 \text{降低(组织内)}}{\overset{PO_2 \text{升高(肺内)}}{\rightleftharpoons}} HbO_2$$

2. O_2 与 Hb 的结合是氧合,而不是氧化 因为 O_2 与 Hb 蛋白的 Fe^{2+} 结合形成 HbO_2 后,Fe^{2+} 仍然是二价铁,离子价不变。

3. 氧合血红蛋白呈鲜红色,去氧血红蛋白呈紫蓝色 当血液中去氧血红蛋白达到每升 50 g 以上时,体表毛细血管丰富的部位如皮肤、甲床和黏膜等处呈现青紫色,称为发绀或紫绀。发绀一般表示人体缺氧。但也有例外,如严重贫血者,由于去氧血红蛋白浓度不容易达到 50 g/L,人体虽有缺氧但无发绀;相反,红细胞增多的人,在不缺氧时也可以出现发绀。此外在一氧化碳(CO)中毒时,Hb 与 CO 的亲和力远大于 O_2,Hb 便与 CO 结合形成一氧化碳血红蛋白(HbCO),失去运输氧的能力,患者发生严重缺氧,但因血液中 Hb 含量不增多,患者不出现发绀,而呈现 HbCO 特有的樱桃红色。

4. 1 分子 Hb 可结合 4 分子 O_2 每个 Hb 分子由 1 个珠蛋白和 4 个血红素组成,每个血红素上有 1 个 Fe^{2+} 与 O_2 结合,1 个 Hb 分子可结合 4 分子 O_2。成年人 Hb 的相对分子质量为 64 458,在 100% O_2 饱和状态下,1 g Hb 最多可结合 O_2 的量约为 1.34 mL。100 mL 血液中,Hb 所能结合的最大 O_2 量称为 **Hb 的氧容量(oxygen capacity)**,而 Hb 实际结合的 O_2 量称为 **Hb 的氧含量(oxygen content)**。Hb 氧含量与氧容量的百分比为 **Hb 的氧饱和度(oxygen saturation)**。正常人动脉血氧饱和度约为 98%,静脉血氧饱和度约为 75%。

(二)氧解离曲线

1. 氧解离曲线概念 反映 PO_2 与 Hb 氧饱和度之间关系的曲线称为**氧解离曲线(oxygen dissociation curve)**。

2. 曲线形态特征及生理学意义　在一定范围内 Hb 氧饱和度与 PO_2 正相关，由于 Hb 与 O_2 的结合或解离表现为变构效应，故 Hb 氧解离曲线并非完全线性关系，而是呈特殊的 "S" 形曲线（图 5-8）。为分析方便，人为地把曲线分为 3 段，各段特点及生理学意义如下。

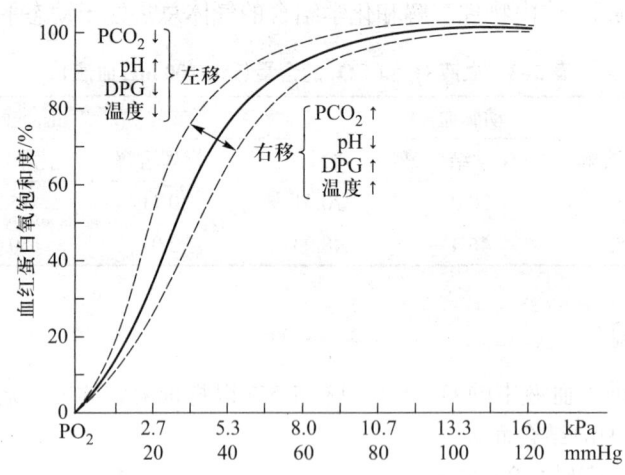

图 5-8　氧解离曲线及主要的影响因素
1 mmHg=0.133 kPa

（1）氧离曲线的上段：相当于 PO_2 为 60~100 mmHg（8.0~13.3 kPa），这是 Hb 结合 O_2 的部分。曲线相对平坦，表明 PO_2 的变化对 Hb 氧饱和度的影响不大，如 PO_2 在 100 mmHg（13.3 kPa）时，Hb 氧饱和度为 97.4%，当 PO_2 为 150 mmHg（19.95 kPa）时，Hb 氧饱和度为 100%，只增加了 2.6%，增加的幅度不大。反之，当 PO_2 降至 60 mmHg（8.0 kPa）时，Hb 氧饱和度仍为 90%，血液仍可结合足够的 O_2，保持较高的氧负载。因此，即使在高原、高空或某些呼吸系统疾病时，吸入气或肺泡气 PO_2 有所下降，但只要不低于 60 mmHg（8.0 kPa），Hb 氧饱和度仍可保持到 90% 以上，血液仍可携带足够量的 O_2，不致发生明显的低氧血症。

（2）氧离曲线的中段：相当于 PO_2 为 40~60 mmHg（5.3~8.0 kPa），是 HbO_2 释放 O_2 的阶段。该曲线较陡，表明在这个范围内，PO_2 轻度下降 Hb 氧饱和度就会出现较明显的降低，释放出较多的 O_2。例如 PO_2 为 40 mmHg（5.3 kPa）时相当于混合静脉血的 PO_2，此时，Hb 氧饱和度为 75%。

（3）氧离曲线的下段：相当于 PO_2 为 15~40 mmHg（2.1~5.32 kPa），是 HbO_2 最易解离和释放 O_2 的部分，曲线最陡直，PO_2 稍有降低，Hb 氧饱和度便大幅度下降，从而促使更多的 O_2 解离和释放。例如 PO_2 为 15 mmHg（2.1 kPa）时，Hb 氧饱和度为 25%。其意义在于，保证在组织代谢增强时能够及时地得到更多 O_2；同时当血液 PO_2 较低时，只要吸入少量的 O_2，便可明显提高 PO_2，从而提高 Hb 氧含量和 Hb 氧饱和度。这为慢性阻塞性肺疾病的患者采用持续、低浓度吸氧疗法提供了理论依据。

3. 影响氧解离曲线的因素　氧解离曲线受诸多因素影响，其中血液中 PCO_2 升高、pH 降低以及温度升高时，Hb 对 O_2 的亲和力降低，曲线右移，促使 HbO_2 释放 O_2。反之，血液 PCO_2 降低、pH 升高、温度降低时，Hb 对 O_2 的亲和力提高，曲线左移，有利于 Hb 结合 O_2。血液中 PCO_2、pH 和温度对氧离曲线的影响，有重要意义。例如人体在劳动或剧烈运动时，组织代谢活动增强,产热量、CO_2 生成量及酸性代谢产物均增多,均可使氧解离曲线右移,促使 HbO_2 解离,组织供氧量明显增多。另外 2,3- 二磷酸甘油酸(2,3-DPG)是红细胞在无氧糖酵解中形成的,2,3-DPG 增多时,也能使氧解离曲线右移,有利于血液向组织释放更多的 O_2(见图 5-8)。

二、二氧化碳的运输

在血浆中物理溶解的 CO_2 较少,仅占血液 CO_2 总运输量的 5%,化学结合的 CO_2 占血液 CO_2 总运输量的 95%。CO_2 的化学结合形式有两种:碳酸氢盐形式(约占 CO_2 运输总量的 88%)和氨基甲酸血红蛋白形式(约占 CO_2 运输总量的 7%)。

(一)碳酸氢盐的形式

当血液流经组织时,CO_2 由组织扩散入血浆,溶解于血浆的 CO_2 绝大多数迅速扩散入红细胞,在红细胞内碳酸酐酶的催化作用下 CO_2 与 H_2O 结合形成 H_2CO_3,H_2CO_3 又迅速解离成 H^+ 和 HCO_3^-,由于红细胞膜对 HCO_3^-、Cl^- 等有较高通透性,细胞内生成的 HCO_3^- 除一小部分在红细胞内与 K^+ 生成 $KHCO_3$ 外,大部分顺浓度梯度扩散入血浆,与血浆中的 Na^+ 结合形成 $NaHCO_3$,同时血浆中 Cl^- 则进入红细胞内,使红细胞膜两侧保持电荷平衡,这种现象称氯转移。因红细胞膜对正离子通透性小,上述反应中产生的 H^+,在红细胞内与 HbO_2 结合形成 HHb,同时释放 O_2。由此可见,进入血浆的 CO_2 最后主要以 $NaHCO_3$ 的形式在血浆中运输,而 HCO_3^- 则是在红细胞中生成的(图 5-9)。

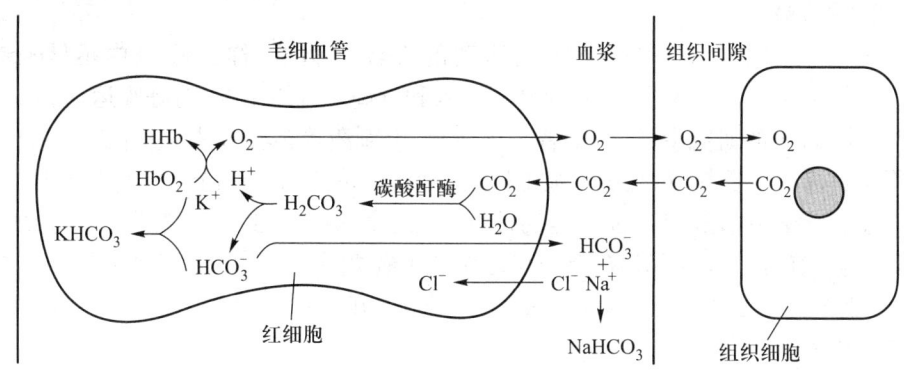

图 5-9 CO_2 以碳酸氢盐的形式运输

上述反应是可逆的,当静脉血流至肺泡时,肺泡内 PCO_2 分压较低,反应向相反方向进行,即 HCO_3^- 自血浆进入红细胞,在碳酸酐酶的催化下形成 H_2CO_3,再解离出 CO_2,CO_2 扩散入血浆,然后扩散入肺泡,排出体外。

(二)氨基甲酸血红蛋白的形式

当血液流经组织时,进入红细胞内的 CO_2 部分还能直接与 Hb 的氨基结合,形成氨基甲酸血红蛋白(HbNHCOOH),这一反应迅速、可逆、不需酶参加。其结合主要受氧合作用的影响。HbO_2 与 CO_2 的结合形成 HbNHCOOH 的能力比去氧 Hb 小。在组织,部分 HbO_2 释放出 O_2,变成去氧 Hb,与 CO_2 结合生成 HbNHCOOH;在肺部,去氧 Hb 与 O_2 结合形成 HbO_2,促使 HbNHCOOH 解离,释放出 CO_2。虽然以 HbNHCOOH 形式运输 CO_2 约占 CO_2 运输总量的 7%,

但在肺部排出的 CO_2 中却有 17.5% 是从 HbNHCOOH 释放出来的。

$$HbNH_2O_2+H^++CO_2 \underset{\text{在肺}}{\overset{\text{在组织}}{\rightleftharpoons}} HHbNHCOOH+O_2$$

总之,O_2 和 CO_2 在血液中的运输是沟通肺换气和组织换气的重要环节,而气体在血液中的运输又是以化学结合形式为主。O_2 与 Hb 的可逆结合是 O_2 在血液中运输的主要形式,CO_2 则主要以碳酸氢盐的形式在血浆中运输。

第四节 呼吸运动的调节

呼吸运动是由呼吸肌舒缩活动完成的一种节律性运动,其频率和深度能随内、外环境条件的改变而改变,以适应环境条件的变化。例如劳动或运动时,代谢增强,呼吸运动加深加快,肺通气量增大,摄取更多的 O_2,排出更多的 CO_2,以与代谢水平相适应。呼吸为什么能有节律地进行?呼吸的深度和频率又如何能随内、外环境改变而改变?这些问题是本节讨论的主要内容。

一、呼吸中枢与呼吸节律的形成

(一) 呼吸中枢

中枢神经系统内产生和调节呼吸运动的神经细胞群,称为**呼吸中枢(respiratory center)**。它们分布于大脑皮质、间脑、脑桥、延髓和脊髓等各级中枢,对呼吸运动起着不同的调节作用。在过去的研究中,许多学者采用横断、电刺激等多种方法,进行了大量的动物实验并获得了许多宝贵资料,对认识各级中枢在呼吸节律的产生和调节中的作用有很大帮助。

1. 脊髓 脊髓中支配呼吸肌的运动神经元位于第 3~5 颈段(支配膈肌)和胸段(支配肋间肌和腹肌等)前角。实验证明,在脊髓与延髓之间横切的动物呼吸立即停止并不能再恢复。这提示,呼吸节律不是由脊髓产生的。脊髓只是联系脑和呼吸肌的中继站和整合某些呼吸反射的初级中枢。

2. 延髓 在延髓,呼吸神经元相对集中,大体分成两组,即背侧呼吸组(DRG)和腹侧呼吸组(VRG)。DRG 的神经元位于延髓孤束核的腹外侧区域,主要为吸气神经元,这些神经元的轴突下行投射到脊髓颈、胸段,支配膈肌和肋间外肌运动神经元,兴奋时引起吸气。DRG 神经元接受来自外周化学感受器、肺牵张感受器、本体感受器及高位脑中枢的输入,可调节呼吸的速度和深度。VRG 的神经元位于双侧疑核、后疑核和面神经后核及其附近区域,形成长柱状的结构。VRG 有吸气和呼气两类神经元,轴突下行至脊髓胸、腹段,支配肋间外肌、肋间内肌和腹壁肌的运动神经元,还有部分轴突支配呼吸辅助肌。

如果在动物的延髓和脑桥之间横切,保留延髓和脊髓的动物,节律性呼吸仍存在,但呼吸节律不规则,表现为喘息样呼吸。这说明延髓呼吸中枢是产生节律性呼吸的基本中枢,但正常节律性呼吸的形成,还有赖于上位呼吸中枢的作用。

3. 脑桥 脑桥内呼吸神经元相对集中在臂旁内侧(NPBM)和相邻的 Kolliker-Fuse(KF)

核,合称 PBKF 核群,主要为吸气 – 呼气神经元,它们与延髓呼吸神经元之间有广泛的双向联系。在动物的脑桥上、中部之间横切,动物可出现长吸式呼吸,说明脑桥上部对呼吸的调整作用是限制吸气,促使吸气向呼气转化,因此被认为是呼吸的调整中枢。

4. 高位脑 呼吸还受脑桥以上的高级中枢如大脑皮质、边缘系统、下丘脑等的影响。例如人在一定范围内可以有意识地暂时屏气,或随意控制呼吸的深度与频率,也可由条件反射或情绪改变而引起呼吸变化,这些都是在大脑皮质的控制下进行的。大脑皮质对呼吸的调节系统是随意的呼吸调节系统,低位脑干的呼吸调节系统是不随意的自主呼吸调节系统。这两个系统的下行通路是分开的。

(二)呼吸节律的形成

呼吸节律形成的机制迄今尚未完全阐明,目前主要有神经元网络学说和起步细胞学说。起步细胞学说认为,节律性呼吸正如窦房结起搏细胞的节律性兴奋引起整个心脏产生节律性收缩一样,是由延髓内具有起步样活动的神经元的节律性兴奋引起。神经元网络学说认为,呼吸节律的产生依赖于延髓内呼吸神经元之间复杂的相互联系和相互作用。在延髓内存在一个中枢吸气活动发生器和由多种呼吸神经元构成的吸气切断机制。当中枢吸气活动发生器自发地兴奋时,其冲动沿轴突传至脊髓吸气运动神经元,引起吸气动作。与此同时,发生器的兴奋也可通过三条途径使吸气切断(图 5-10):①加强脑桥呼吸调整中枢的活动。②增强肺牵张感受器传入冲动。③直接兴奋吸气切断机制。当吸气切断机制被激活后,以负反馈形式,终止中枢吸气活动发生器的活动,从而使吸气转为呼气。此假说解释了平静呼吸时,吸气相向呼气相的转化,但关于中枢吸气活动发生器的自发兴奋机制、呼气相如何转化为吸气相及用力呼吸时呼气如何由被动转为主动等,还有待进一步研究。

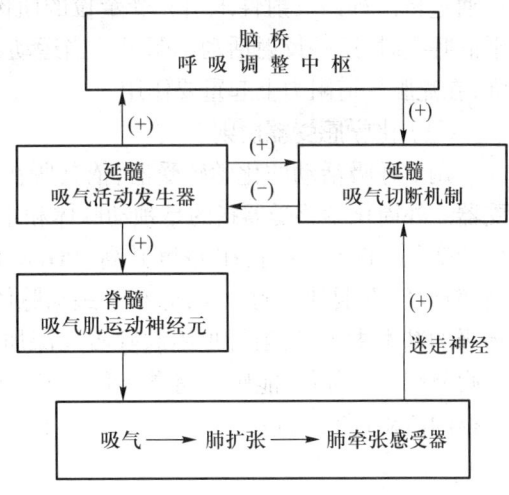

图 5-10 呼吸节律形成模式
(+)表示兴奋;(-)表示抑制

以上两种学说,哪种正确或哪种起主导作用,至今尚无定论,但有一点是肯定的,那就是即使起步细胞存在,神经网络对于正常节律性呼吸活动的模式和频率的维持也是必不可少的。

二、呼吸的反射性调节

(一)肺牵张反射

肺扩张引起吸气被抑制和肺缩小引起吸气活动加强的反射,称**肺牵张反射**,也称**黑 – 伯反射**(**Hering-Breuer reflex**)。肺牵张反射包括肺扩张反射和肺萎缩反射。

1. 肺扩张反射 肺扩张反射(**pulmonary inflation reflex**)是肺扩张时抑制吸气活动的反射。肺扩张反射的感受器位于气管到细支气管的平滑肌中,是牵张感受器,其阈值低,适应慢。吸气时肺扩张达一定程度,牵张感受器受到牵拉刺激而兴奋,冲动经迷走神经传入延髓,在延髓内通过一定的神经联系使吸气切断机制兴奋,吸气神经元抑制,结果切断吸气,转为呼气。该反射的生理意义在于加速吸气过程向呼气过程的转换,使呼吸频率增加。在动物实验中,将双侧的迷走神经切断后,动物的吸气过程延长,吸气加深,呼吸变深变慢。

肺牵张反射有明显的种属差异,家兔的肺扩张反射最敏感,而人类敏感性最低。在成年人吸入气量增加至 800 mL 以上时才引起肺扩张反射。所以在平静呼吸时,肺扩张反射一般不参与呼吸运动的调节。在病理情况下,肺顺应性降低,肺扩张对气道的牵张刺激增强,可引起该反射,使呼吸变浅变快。

2. 肺萎缩反射　肺萎缩反射(pulmonary deflation reflex)是肺萎缩时引起吸气活动的反射。感受器位于气道平滑肌内,性质尚不清楚。该反射在平静呼吸中调节的意义不大,但对于防止过深的呼气及肺扩张等可能有一定的作用。

(二) 呼吸肌的本体感受器反射

呼吸肌受到牵拉时,呼吸肌本体感受器(肌梭)因受刺激而兴奋,其冲动传入脊髓中枢,再通过传出神经反射性地引起受牵拉的肌肉收缩,称为呼吸肌本体感受器反射。成年人在平静呼吸时,这一反射活动不明显。当运动或气道阻力增大时,可反射性引起呼吸肌收缩增强,在克服气道阻力上起重要作用。

(三) 化学感受器反射

调节呼吸活动的化学感受器,依其所在部位的不同分为外周化学感受器和中枢化学感受器。外周化学感受器指的是颈动脉体和主动脉体,它们能感受血液中 PCO_2、PO_2 和 H^+ 浓度的变化。PCO_2 升高、H^+ 浓度升高、PO_2 降低时,都可刺激外周化学感受器,产生兴奋,兴奋沿窦神经(舌咽神经的分支,分布于颈动脉体)和迷走神经(分支分布于主动脉体)传入延髓呼吸的基本中枢,反射性地引起呼吸加深加快和血液循环的变化。中枢化学感受器位于延髓腹外侧浅表部位,能感受脑脊液和局部组织间液中 H^+ 的刺激,并通过神经联系,影响呼吸中枢的活动(图 5-11)。

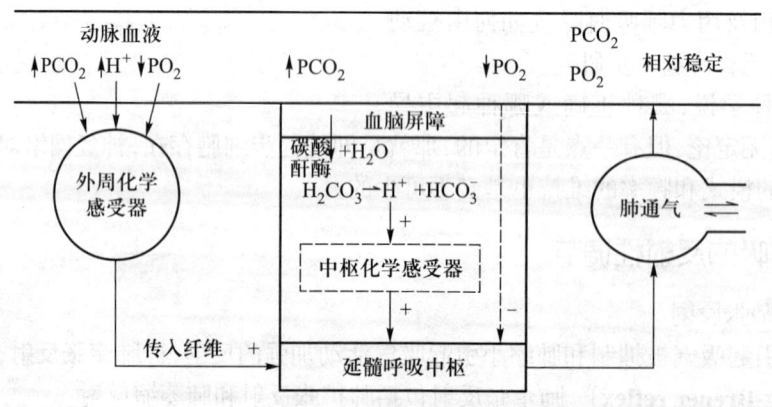

图 5-11　化学感受性反射

1. CO_2 对呼吸的调节　CO_2 是调节呼吸最重要的化学因素,动脉血中一定水平的 PCO_2 是维持正常呼吸活动的重要条件。人体如过度通气,CO_2 排出过多,使血液中 PCO_2 浓度降低,可发生呼吸暂停。适当增加吸入气中 CO_2 浓度,可使呼吸增强,例如当吸入气中 CO_2 含量由正常的 0.04% 增到 1%,呼吸开始加深;吸入气中 CO_2 含量增加到 4% 时,呼吸频率也增加,使每分通气量增加一倍。但当吸入气中 CO_2 含量超过 7% 时,肺通气量不能再相应增加,导致肺泡气、动脉血 PCO_2 陡升,CO_2 堆积,出现头痛、头昏、昏迷,甚至呼吸停止。

CO_2 对呼吸的调节作用,一是刺激中枢化学感受器再兴奋呼吸中枢;二是刺激外周化学感受器,冲动经窦神经和迷走神经传入延髓,反射性地使呼吸加深、加快,增加肺通气。研究表明,CO_2 引起通气量增加主要是通过中枢化学感受器来起作用的,对中枢化学感受器的有效刺激物不是 CO_2 本身,而是 CO_2 通过血脑屏障进入脑脊液后,与 H_2O 生成 H_2CO_3,由 H_2CO_3 解离出的 H^+ 起作用。

2. 低氧对呼吸的影响　吸入气体中 PO_2 降低时,可反射性地引起呼吸加深加快,肺通气量增加。该现象通常在动脉血 PO_2 下降到 80 mmHg(10.7 kPa)以下时,才明显出现。可见血液中 PO_2 对正常呼吸的调节作用不大。仅在某些特殊情况下,如严重肺气肿或肺心病患者,因肺换气功能障碍而导致低氧和二氧化碳潴留,长时间的二氧化碳潴留使中枢化学感受器对二氧化碳刺激的敏感性降低,此时,低氧对外周化学感受器的刺激就成为维持呼吸中枢兴奋的重要因素。因此,这些病人不宜快速给纯氧,应采取低浓度持续给氧。

切断动物外周化学感受器的传入神经后,急性低氧对呼吸刺激作用消失,呼吸反而抑制,表明低氧对呼吸的刺激作用完全是通过外周化学感受器而实现的。低氧对呼吸中枢的直接作用是抑制,这种抑制作用随低氧程度加重而加强。但轻中度低氧时,可通过刺激外周化学感受器而兴奋呼吸中枢,在一定程度上可抵消低氧对呼吸中枢的直接抑制作用;严重低氧时,来自外周化学感受器的传入冲动不足以抵消低氧对呼吸中枢的抑制作用,可导致呼吸减弱,甚至呼吸停止。

3. H^+ 浓度对呼吸的调节　动脉血中 H^+ 浓度升高,兴奋呼吸;H^+ 浓度降低,使呼吸抑制。血液中的 H^+ 浓度对呼吸的调节作用主要是通过刺激外周化学感受器所实现,因血液中的 H^+ 不易通过血脑屏障。

综上所述,当血液 PCO_2 升高、PO_2 降低、H^+ 浓度升高时,分别都有兴奋呼吸作用,尤以 CO_2 兴奋作用更为显著(见图 5-11)。但在一般情况下,有一个因素的改变往往会引起其余一种或两种因素的相继改变或同时改变。三者之间的相互作用,对肺通气的影响既可发生总和而加大,也可相互抵消而减弱。

(四) 防御性呼吸反射

呼吸道黏膜受刺激时,引起的一些对人体有保护作用的呼吸反射,称为防御性呼吸反射。其中主要有咳嗽反射和喷嚏反射。

1. 咳嗽反射　其感受器位于喉、气管和支气管黏膜。当物理、化学性刺激作用于感受器时,感受器发生的兴奋经迷走神经传入延髓呼吸中枢,反射性地引起深吸气,随即紧闭声门,呼气肌强烈收缩,使肺内压迅速升高,然后声门突然打开,气体快速由肺内冲出,同时将肺及呼吸道内异物或分泌物排出。正常的咳嗽反射对呼吸道有清洁作用,但剧烈或频繁咳嗽对人体不利。

2. 喷嚏反射 与咳嗽反射类似，不同的是：刺激作用于鼻黏膜感受器，传入神经是三叉神经，反射效应是腭垂下降，舌压向软腭，而不是声门关闭，呼出气主要从鼻腔喷出，以清除鼻腔中的刺激物。

（叶绍贵）

思 考 题

1. 名词解释：肺活量、时间肺活量、肺泡通气量、通气储量百分比、胸式呼吸、腹式呼吸、通气/血流比值、Hb氧饱和度、肺牵张反射。
2. 简述呼吸过程的组成环节。
3. 何谓胸膜腔内压？试述其形成机制及生理意义。
4. 试述肺表面活性物质的成分、生理作用及意义。
5. 试述影响肺部气体交换的因素。
6. 分析缺氧伴二氧化碳潴留患者低浓度、低流量给氧的原因。

第六章 消化和吸收

学习要点：

1. 掌握消化和吸收的概念，胃液、胰液、胆汁、小肠液的主要成分和作用，主要营养物质吸收的部位，交感神经和副交感神经对消化道运动和消化腺分泌的主要调节作用。

2. 熟悉消化道各段运动形式及意义，主要营养物质的吸收形式、机制、途径，胃肠道激素的概念及主要作用，排便反射及其临床意义。

3. 了解消化道平滑肌生理特性，壁内神经丛及消化器官的反射性调节，头期、胃期、肠期胃液分泌的调节。

人体在进行正常的生命活动过程中，不仅需要从外界摄取足够的氧气，还必须不断从外界摄取各种营养物质，为新陈代谢提供物质原料和能量来源。食物中的营养物质包括糖类、脂肪、蛋白质、维生素、水和无机盐等。其中，维生素、水和无机盐是结构简单的小分子物质，可以直接被机体吸收利用，糖类、脂肪和蛋白质都是结构复杂的大分子物质，必须先在消化道内经过分解为结构简单的小分子物质，才能被机体细胞吸收和利用。食物在消化道内被分解为可以吸收的小分子物质的过程称为**消化**（digestion）。消化包括两种方式：①通过消化道平滑肌的运动，将食物磨碎，同时使食物与消化液充分混合并向消化道的远端不断推进的过程，称为**机械性消化**（mechanical digestion）。②通过消化液中的各种消化酶，将食物中的大分子物质分解为可以被吸收的小分子物质的过程，称为**化学性消化**（chemical digestion）。

在整个消化过程中，两种消化方式同时进行，密切配合。消化分解后的小分子物质及水、无机盐和维生素通过消化道黏膜进入血液或淋巴循环的过程，称为**吸收**（absorption）。消化和吸收是两个紧密相连的过程。消化系统除有对食物进行消化和吸收的功能外，还具有内分泌功能，可分泌多种胃肠激素。

第一节 概　述

一、消化道平滑肌的生理特性

消化道的肌肉，除口、咽、食管上端和肛门外括约肌是骨骼肌外，其余是平滑肌。消化道平滑肌有着与心肌和骨骼肌不同的生理特性。

(一) 一般生理特性

1. 兴奋性低、收缩缓慢　消化道平滑肌与骨骼肌相比，兴奋性较低，收缩的潜伏期、收缩期和舒张期均较长。

2. 富有伸展性　消化道平滑肌能适应需要进行较大的伸展，使其容纳数倍于自己原初体积的食物而压力不发生明显的变化。

3. 紧张性　消化道平滑肌经常保持在一种微弱、持续的收缩状态称紧张性或紧张性收缩。其意义在于保持消化道内的基础压力和消化器官的位置、形态，紧张性是消化道平滑肌产生各种运动的基础。

4. 自动节律性　消化道平滑肌离体后，在一定条件下仍能进行良好的节律性收缩，但其收缩缓慢而不规则。

5. 对化学、温度和机械牵拉刺激较敏感　消化道平滑肌对电刺激不敏感，但对化学、温度和机械牵拉刺激敏感性较高，如微量的乙酰胆碱可使之收缩，而微量的肾上腺素则使其舒张。

(二) 电生理特性

1. 静息电位　消化道平滑肌细胞的静息电位不稳定，其幅值为 $-60 \sim -50$ mV，较骨骼肌低。其形成的原因主要为 K^+ 向膜外扩散，此外，存在少量的 Na^+ 内向扩散和 Cl^- 外向扩散等因素的影响。

2. 慢波电位　消化道平滑肌细胞在静息电位基础上自动产生节律性的低振幅电位波动，这种电位波动称为慢波电位或基本电节律。波幅为 5~15 mV，持续几秒至十几秒。其发生频率因部位而异。人胃的平滑肌慢波为 3 次/min，十二指肠为 11~12 次/min。

3. 动作电位　消化道平滑肌的动作电位是在慢波电位基础上发生的，慢波电位本身不引起动作电位，但它产生的去极化可使膜电位接近阈电位水平，一旦达到阈电位水平，可产生动作电位(图 6-1)。动作电位产生机制主要是 Ca^{2+} 内流。慢波电位基础上可产生动作电位，动作电位则可引起肌肉收缩，慢波上动作电位频率越高，平滑肌收缩幅度越大。因此，慢波被认为是平滑肌收缩的起步电位。

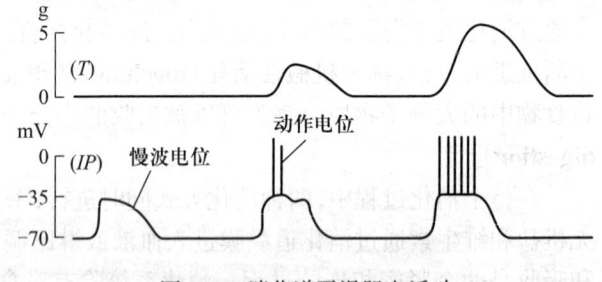

图 6-1　消化道平滑肌电活动
T：张力；IP：细胞内电位；1 g=9.8 × 10^{-3} N

二、消化腺的分泌和消化液的功能

消化腺包括唾液腺、胰腺和肝及存在于消化道黏膜内的许多散在的腺体，如胃腺、小肠腺。其分泌的消化液分别为唾液、胰液、胆汁、胃液、小肠液和大肠液。成年人每日由各种消化腺分泌的消化液总量达 6.0~8.0 L，其主要成分是水、无机盐和各种有机物，其中最重要的成分是各种消化酶(表 6-1)。

表 6-1 消化液分泌量、pH 及所含的主要消化酶

消化液名称	分泌量 /L·d⁻¹	pH	主要消化酶
唾液	1.0~1.5	6.6~7.1	唾液淀粉酶
胃液	1.5~2.5	0.9~1.5	胃蛋白酶
胰液	1.0~2.0	7.8~8.4	胰淀粉酶、胰脂肪酶、胰蛋白酶、糜蛋白酶
胆汁	0.8~1.0	6.8~7.4	无消化酶
小肠液	1.0~3.0	7.6~8.0	肠激酶
大肠液	0.6~0.8	8.3~8.4	少量二肽酶、淀粉酶

消化液的主要功能：①消化酶分解食物中的大分子营养物质，使之成为可以被吸收的小分子物质；②为消化酶提供适宜的 pH 环境；③稀释并溶解食物，以利于消化与吸收；④消化液中的黏液具有保护消化道黏膜免受机械、化学和生物因素的伤害。

三、消化道的神经支配及作用

支配消化道的神经有外来神经系统和消化道壁内的内在神经丛。两者相互协调，共同调节消化道功能。外来神经系统包括交感神经和副交感神经，其中副交感神经的作用是主要的。

（一）外来神经系统

除口腔、咽、食管上段及肛门外括约肌受躯体神经支配外，消化道的其他部位均受交感神经和副交感神经双重支配。

支配消化道的交感神经起源于脊髓第 5 胸节至第 3 腰节的侧角细胞，在腹腔神经节和肠系膜上、下神经节等更换神经元后，节后纤维组成神经丛，随血管分布到消化道（图 6-2）。交感神经兴奋时，节后纤维末梢释放去甲肾上腺素，主要引起胃肠道运动减弱，腺体分泌减少，回盲括约肌和肛门内括约肌收缩。

支配消化道的副交感神经主要来自迷走神经，只有横结肠脾曲以下的肠道由盆神经支配（图 6-2）。副交感神经到达胃肠道的纤维都是节前纤维，它们终止于内在神经丛的神经元，其节后纤维末梢大部分是释放乙酰胆碱，对胃肠运动和分泌起兴奋作用，而括约肌活动则受抑制。

（二）内在神经丛

胃肠道壁内的内在神经丛又称肠神经系统，分为两大类：位于黏膜下层的黏膜下神经丛和位于纵行肌与环行肌之间的肌间神经丛。在食管中段到肛门的绝大部分的消化道壁内存在

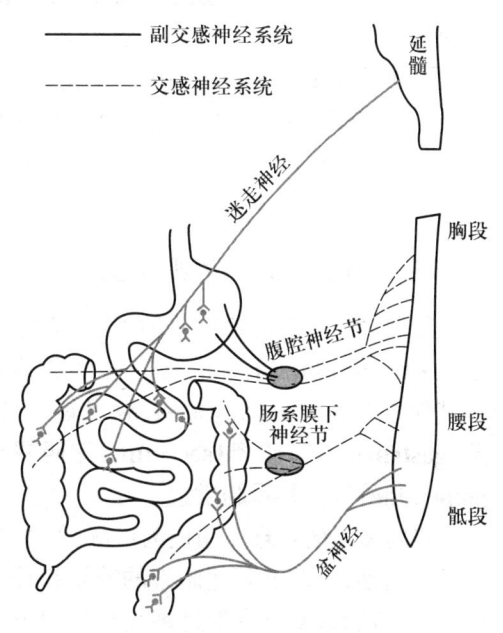

图 6-2 支配胃肠的自主神经

大量的神经元和神经纤维,其中有感觉神经元,感受胃肠道内化学、机械和温度等刺激;有运动神经元,支配胃肠道平滑肌、腺体和血管;还有中间神经元通过神经纤维把感觉神经元和运动神经元联系在一起,形成了一个相对独立的局部反射系统,在消化活动的调节中具有重要作用。当食物刺激消化道壁时,不需要中枢参与就可通过内在神经丛引起消化道运动和腺体分泌,完成局部反射。因此,内在神经丛构成了一个完整的可独立完成反射活动的整合系统,但在完整的机体中,内在神经丛受外来神经的调节。

(三)消化活动的反射性调节

调节消化活动的反射中枢位于脊髓、延髓、下丘脑和大脑皮质等部位。当食物与有关的刺激作用于感受器时,冲动沿传入神经到达中枢,中枢活动再通过传出神经到达消化道壁的平滑肌和腺体,使其活动发生相应的变化。消化活动的反射性调节包括非条件反射和条件反射。

1. 非条件反射　由食物直接刺激消化道壁的感受器引起。

(1) 食物对口腔内感受器刺激引起的反射:在口腔内消化过程中,食物刺激口腔、舌、咽等处的感受器,经非条件反射引起唾液、胃液、胰液和胆汁等分泌增加及胃容受性舒张。

(2) 食物对胃内感受器刺激引起的反射:食物入胃后,刺激胃黏膜的感受器,通过迷走-迷走反射和内在神经丛反射两条途径引起胃运动增强,胃液、胰液、胆汁等消化液分泌增加。

(3) 食糜对小肠内感受器刺激引起的反射:食糜进入小肠后,刺激小肠壁内的感受器,可通过三条反射途径,引起三种效应:①通过迷走-迷走反射引起胃液、胰液、胆汁等消化液分泌增加,促进小肠内化学性消化;②通过壁内神经丛反射引起小肠运动增强,促进小肠内机械性消化;③通过肠-胃反射抑制胃的运动,延缓胃的排空。

2. 条件反射　条件反射是指食物的形状、颜色、气味、进食环境及与进食有关的语言等刺激作用于嗅觉、视觉、听觉等感受器,反射性引起消化道运动和消化腺分泌的改变。条件反射可使机体更好地适应环境的变化,并具有预见性。例如在进食前,食物的形状和气味可刺激视觉、味觉感受器兴奋,反射性地引起唾液、胃液及肠液的分泌,以及消化道活动增强,使消化器官提前做好准备,有利于消化的进行。因此,条件反射在消化活动调节中具有更重要的意义。

四、消化道的内分泌功能

胃肠道(包括胰腺)中的内分泌细胞分泌的有生物活性的化学物质,统称为**胃肠激素**(gastrointestinal hormone)。由于胃肠道黏膜面积大,胃肠内分泌细胞的总数,超过所有其他内分泌腺的细胞总和,故胃肠道是体内最大的内分泌器官。本章主要介绍**促胃液素**(gastrin)、**促胰液素**(secretin)、**缩胆囊素**(cholecystokinin)和**抑胃肽**(gastric inhibitory polpeptide)等四种胃肠激素。

胃肠激素的生理作用极为广泛,但主要表现在以下几个方面:①调节消化腺的分泌和消化道的运动;②调节其他激素的分泌和释放,如抑胃肽有促进胰岛素分泌的作用;③营养作用:一些胃肠激素具有促进消化道黏膜组织生长和代谢的作用。四种胃肠激素的分泌部位和细胞及主要生理作用见表6-2。

表 6-2 四种胃肠激素的分泌部位和细胞及主要作用

激素	分泌部位和细胞	主要生理作用
促胃液素	胃窦、十二指肠的 G 细胞	促进胃液分泌(以 HCl 为主)、胃肠运动和黏膜生长,促进胰液、胆汁分泌
促胰液素	小肠上段黏膜的 S 细胞	促进胰液(以 H_2O 和 HCO_3^- 为主)和胆汁、小肠液分泌,胆囊收缩,抑制胃肠运动和胃液分泌
缩胆囊素	小肠上段黏膜的 I 细胞	促进胆液、胰液(以消化酶为主)、胆汁、小肠液分泌,加强胃肠运动和胆囊收缩
抑胃肽	小肠上段黏膜 K 细胞	抑制胃液分泌和胃的运动,促进胰岛素释放

综上所述,人体消化器官主要受神经和体液因素的调节。在消化道的不同部位和消化的不同阶段,两种调节所起的作用是不同的,但它们相互配合与协调,共同调节消化吸收过程。

五、社会、心理因素对消化功能的影响

社会、心理因素与消化功能有着密切的联系。长期的精神紧张、情绪激动等因素能使内脏神经功能紊乱。不良的心理刺激不仅影响胃肠运动,也影响消化腺的分泌。实验研究发现在愤怒和焦虑时,胃肠黏膜充血变红,胃肠蠕动加快,胃酸分泌量大增,可诱发或加重胃肠溃疡,有时还会发生胃肠痉挛,引起腹痛。人在过分悲伤、失望和恐惧时,消化液的分泌受到抑制,可出现厌食、恶心,甚至呕吐。精神性呕吐就是心理因素对胃肠活动影响的结果。社会竞争、工作压力和紧张的生活节奏等都可能引起消化系统的功能紊乱。现代医学研究认为社会、心理因素对消化功能的影响主要是通过神经系统、内分泌系统和免疫系统作用实现的。

第二节 口腔内消化

消化过程从口腔开始。口腔内的消化包括机械性消化和化学性消化。食物在口腔内经过咀嚼被磨碎,同时与唾液混合后形成食团,属机械性消化;在唾液淀粉酶的作用下食物中部分淀粉分解成麦芽糖,属于化学性消化。

一、唾液及其作用

口腔内的化学性消化是在唾液腺分泌的唾液作用下实现的。唾液是腮腺、颌下腺和舌下腺三对大唾液腺(图 6-3)及口腔黏膜中的许多小唾液腺分泌的混合液体的总称。

(一)唾液的性质和成分

唾液为无色、无味、近中性(pH 为 6.6~7.1)的低渗或等渗液体。其中水分约占 99%;有机物有唾液淀粉酶、

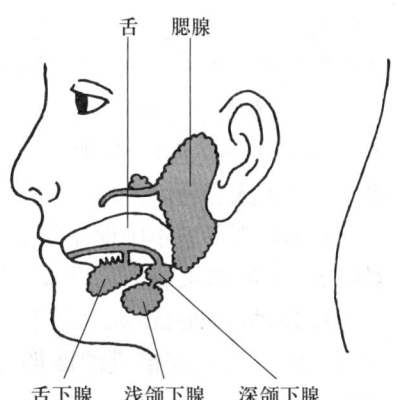

图 6-3 三对大唾液腺的分布位置

溶菌酶、黏蛋白、球蛋白等；无机物有 Na^+、K^+、Ca^{2+}、Cl^-、HCO_3^- 等。正常成年人每天唾液的分泌量为 1.0~1.5 L。

(二) 唾液的作用

唾液的主要作用有①湿润口腔和食物，以利于咀嚼、吞咽和引起味觉。②唾液中的淀粉酶可将淀粉水解为麦芽糖。③排泄作用。进入体内的某些物质如铅、汞等可部分随唾液排出，有些致病微生物(如狂犬病毒)也可以从唾液排出。因此，经唾液可传播一些疾病。④清洁或保护口腔。清除口腔内食物残渣，当有害物质进入口腔时可引起大量的唾液分泌，起到中和、冲洗和清除有害物质的作用。⑤唾液中的溶菌酶还有杀菌作用。

(三) 唾液分泌的调节

唾液分泌是在神经系统调节下以反射的方式进行的，包括非条件反射性调节和条件反射性调节。唾液分泌的基本中枢在延髓，高级中枢在下丘脑、大脑皮质等处。

1. 非条件反射性调节　食物对口腔产生机械的、化学的和温度的刺激，经相应的感受器感受后，冲动沿传入神经到达中枢，再由传出神经作用于唾液腺，引起唾液分泌。支配唾液腺的传出神经包括副交感神经和交感神经，以前者为主。副交感神经末梢释放递质为乙酰胆碱，作用于 M 受体，可引起量多而固体物质少的唾液分泌。M 受体阻断剂阿托品可抑制唾液分泌，引起口干。交感神经节后纤维释放去甲肾上腺素，作用于 β 受体，使某些唾液腺分泌增加。

2. 条件反射性调节　在进食活动中，食物的形状、颜色、气味、进食的环境及与食物相关的语言、文字描述，都能形成条件反射，引起唾液分泌。"望梅止渴"就是条件反射引起唾液分泌的典型例子。

二、咀嚼、吞咽和蠕动

1. **咀嚼 (mastication)**　是由咀嚼肌群顺序收缩而完成的复杂反射动作，它受意识控制。其作用是①将大块食物切割、磨碎；②使食物与唾液充分混合形成食团，便于吞咽；③促进消化液分泌，使胃运动加强，为食物进一步消化做好准备。

2. **吞咽 (swallowing)**　是食物由口腔经咽和食管进入胃内的过程，是一系列复杂的反射动作(图 6-4)。根据食团所经过的部位，可将吞咽分为三期：第一期：由口腔到咽。主要依靠舌的翻卷运动将食团由舌背推至咽部，这是在大脑皮质控制下随意进行的。第二期：由咽到食管上端。由一系列的反射动作完成。当食团刺激了软腭部的感受器时，反射性使软腭上升，咽后壁前移，封闭鼻咽通道；喉头上升并向前紧贴会厌，封闭咽与气管的通路，呼吸暂停，避免食物进入呼吸道；咽与食管的通道开放，食团进入食管。第三期：食团沿食管下行至胃。食团进入食管后，引起食管蠕动，将食团推送入胃。

吞咽反射的基本中枢在延髓。昏迷、深度麻醉和某些神经系统疾病的患者，存在吞咽反射障碍，食物、唾液或上呼吸道的分泌物可误入气管，吸入肺内，引起吸入性肺炎或窒息。

3. **蠕动 (peristalsis)**　是消化道平滑肌共有的一种运动形式，由消化道平滑肌顺序收缩形成的一种向前推进的波形运动。表现为食团上端平滑肌收缩，下端平滑肌舒张，食团被挤入舒张部位。由于蠕动波顺序地向食管下段推进，结果食团不断下移被推送入胃(图 6-5)。

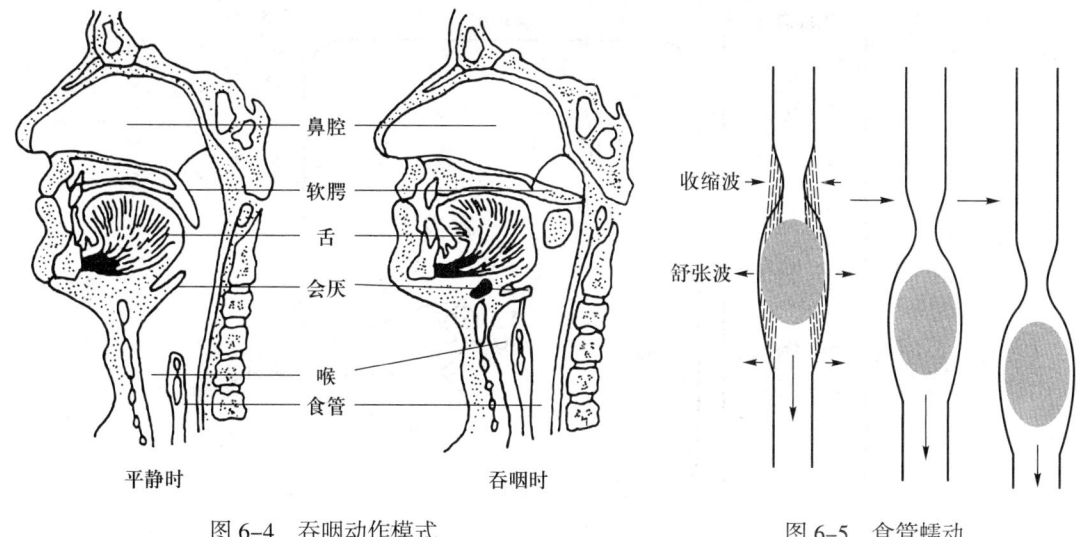

图 6-4 吞咽动作模式　　　　　图 6-5 食管蠕动

第三节　胃 内 消 化

胃是消化道中最膨大的部分,成年人的胃一般可容纳 1~2 L 食物。胃的主要功能是暂时储存食物并对食物进行初步消化。食物在胃内的化学性消化是通过胃液作用实现的。胃内的机械性消化是通过胃的运动实现的。食物在胃内通过机械性消化和化学性消化,与胃液混合形成食糜并逐步、分批排入十二指肠。

一、胃液及其作用

(一)胃液的性质、成分和作用

胃液是一种 pH 为 0.9~1.5 的无色液体。正常成年人每日分泌量为 1.5~2.5 L。胃液中除水外,主要成分及作用如下。

1. 盐酸　也称胃酸,由壁细胞分泌,一般以两种形式存在:一种是解离状态的,称为游离酸;另一种是与蛋白质结合的盐酸蛋白盐,称为结合酸。胃液中游离酸占绝大部分。正常人空腹时盐酸的排出量称基础酸排出量,为 0~5 mmol/h。在食物或某些药物刺激下,盐酸排出量可明显增加,正常人盐酸最大排出量可达 20~50 mmol/h。男性盐酸分泌率高于女性,50 岁以后分泌率有所下降。一般认为,盐酸排出量与壁细胞的数量呈正变关系。盐酸的分泌见图 6-6。

胃液中 H^+ 的分泌是通过壁细胞顶膜上的质子泵实现的(图 6-6)。质子泵是一种镶嵌于壁细胞膜上的转运蛋白,具有转运 H^+、K^+ 和水解 ATP 的功能,壁细胞利用 ATP 分解释放的能量将 H^+ 逆浓度差转运到胃腔内。质子泵已被证实是各种因素引起胃酸分泌的最后通路。因此,抑制质子泵的药物(如奥美拉唑)可有效地抑制胃酸分泌,已被临床上用于治疗消化性溃疡。

盐酸的主要生理作用有①激活胃蛋白酶原,使其转变为有活性的胃蛋白酶;②为胃蛋白

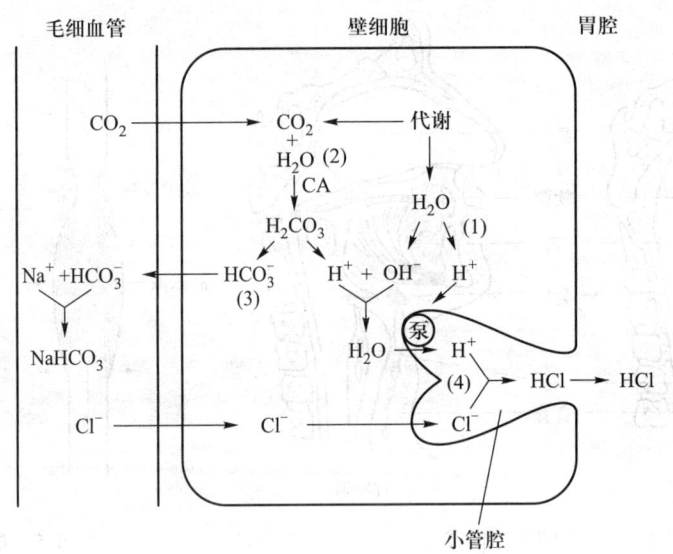

图 6-6 盐酸的分泌

酶分解蛋白质提供适宜的酸性环境;③使食物中的蛋白质变性,易于分解;④杀死进入胃内的细菌;⑤促进胰液、胆汁和小肠液分泌;⑥利于铁和钙的吸收。盐酸分泌不足或缺乏时,可引起腹胀、腹泻等消化不良症状。如果分泌过多时,则会诱发溃疡病。

2. 胃蛋白酶原　胃蛋白酶原是由泌酸腺中的主细胞分泌的,不具有活性。进入胃腔后,在盐酸和已被激活的胃蛋白酶的作用下,胃蛋白酶原转变为有活性的胃蛋白酶。在酸性环境中,胃蛋白酶能使食物中的蛋白质水解,生成脒、脎、少量多肽及氨基酸。胃蛋白酶作用的最适 pH 为 2.0,随着 pH 的升高,胃蛋白酶的活性降低,当 pH 超过 6.0 时,胃蛋白酶失去活性。因此,胃酸分泌不足导致的蛋白质消化不良,需要用胃蛋白酶和稀盐酸合剂治疗。

3. 内因子　内因子是壁细胞分泌的一种糖蛋白,它有两个特异性的结合部位,一个可与维生素 B_{12} 结合形成复合物,保护维生素 B_{12} 免受小肠中蛋白水解酶破坏;另一个可与回肠黏膜上皮细胞的特异性受体结合,促进维生素 B_{12} 的吸收。当内因子缺乏时(如胃大部切除的患者),维生素 B_{12} 吸收障碍,影响红细胞成熟,引起巨幼红细胞性贫血。

4. 黏液　胃的黏液是由胃腺中的黏液细胞及胃黏膜表面的上皮细胞共同分泌的一种糖蛋白。它形成厚约 500 μm 的凝胶状薄层覆盖在胃黏膜表面,可减少粗糙食物对胃黏膜的机械性损伤,并具有润滑作用,使食物易于通过。

(二) 胃的自身保护作用

胃和十二指肠经常会受到许多理化因素的刺激,但是黏膜层并未经常发生损伤以致糜烂、溃疡和出血。这是因为胃和十二指肠的黏膜具有很强的对有害因素的防御能力。如对乙醇、酸、胆盐、非固醇类抗生素及温度(过冷、过热)等的防御能力。胃的黏膜保护有以下几个层次。

1. 黏液-碳酸氢盐屏障　胃黏液在胃黏膜表面形成的凝胶层,可大大限制胃液中的 H^+ 向胃黏膜扩散的速度,黏液中还有由胃黏膜的上皮细胞分泌的 HCO_3^-,可以中和向黏膜下层逆向扩散的 H^+。这种由黏液和 HCO_3^- 共同构成的一道抵抗胃酸侵蚀的屏障,称为**黏液-碳酸氢盐屏障(mucus-bicarbonatebarrier)**(图 6-7)。该屏障可以减少粗糙食物对胃黏膜的机

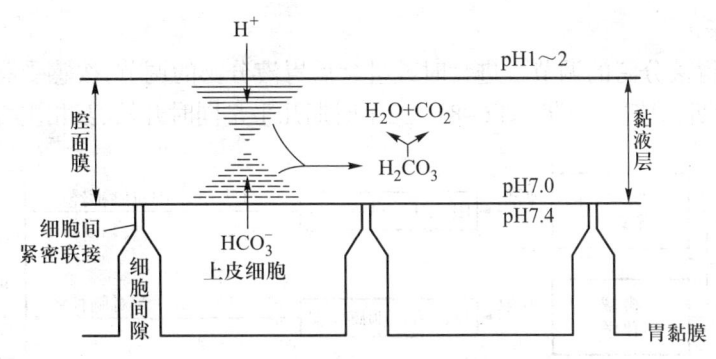

图 6-7　胃黏液 - 碳酸氢盐屏障

械损伤,将胃蛋白酶与胃黏膜隔离,减缓 H^+ 向黏膜的扩散,从而有效地防止胃液对胃黏膜的侵蚀和消化,起保护作用。

2. **胃黏膜屏障**　由胃黏膜上皮细胞膜和相邻细胞间的紧密连接组织所构成的胃腔与胃黏膜上皮细胞之间的一道生理屏障,称**胃黏膜屏障(gastric mucosal barrier)**。它能有效地防止 H^+ 由胃腔侵入黏膜及防止 Na^+ 从黏膜向胃腔弥散,既能使盐酸在胃腔内适应消化的需要,又能使胃壁各层免遭 H^+ 逆向扩散的损害。

3. **胃的细胞保护作用**　胃黏膜能合成和释放一些具有防止和减轻各种有害刺激对细胞损伤和致坏死的物质,如前列腺素和表皮生长因子,它们可抑制胃酸、胃蛋白酶原的分泌,刺激黏液和碳酸氢盐分泌,使胃黏膜微血管扩张,增加胃黏膜血流,因此有助于维持胃黏膜的完整和促进胃黏膜的修复,从而有效地抵抗强酸、强碱、酒精和胃蛋白酶等的伤害。此外,胃黏膜上皮细胞处于不断的生长、迁移和脱落状态,这又给胃黏膜提供进一步的保护作用。

大量饮酒或者大量服用阿司匹林等,不但可抑制黏液和 HCO_3^- 的分泌,破坏黏液 - 碳酸氢盐屏障和黏膜屏障,还能抑制胃黏膜合成前列腺素,降低细胞保护作用,从而损伤胃黏膜。

(三) 胃液分泌的调节

人在空腹时胃液分泌很少,称基础胃液分泌或非消化期胃液分泌。进食时或进食后经过神经和体液因素刺激胃液大量分泌,称消化期胃液分泌。

1. 影响胃酸分泌的主要内源性物质

(1) 乙酰胆碱(ACh):ACh 与壁细胞膜上的胆碱能 M_3 受体结合,刺激壁细胞分泌盐酸,其作用可被 M 受体拮抗剂阿托品阻断。

(2) 促胃液素:通过与壁细胞膜上的促胃液素受体结合而刺激胃酸分泌,丙谷胺是该受体的拮抗剂。

(3) 组胺:由胃黏膜固有层内的**肠嗜铬样细胞(ECL cell)**释放,通过局部扩散作用于邻近壁细胞膜上的Ⅱ型组胺(H_2)受体,刺激胃酸分泌。H_2受体的阻断剂如**西咪替丁(cimetidine)**可阻断组胺与壁细胞的结合而抑制胃酸分泌。此外,肠嗜铬样细胞膜上具有促胃液素受体和 M 型胆碱能受体。因此,它还能增强 ACh 和促胃液素引起的胃酸分泌。

乙酰胆碱、促胃液素和组胺的作用之间有相互加强的效应。刺激胃酸分泌的其他因素有 Ca^{2+}、低血糖、咖啡因和酒精。而抑制盐酸分泌的主要是生长抑素、前列腺素(PGE_2、PGI_2)

及上皮生长因子。

2. 消化期胃液分泌的调节　进食时或进食后胃液分泌的调节,按感受器所在部位分成三个时期,即头期、胃期和肠期(图6-8)。三个时期几乎是同时开始、互相重叠的。

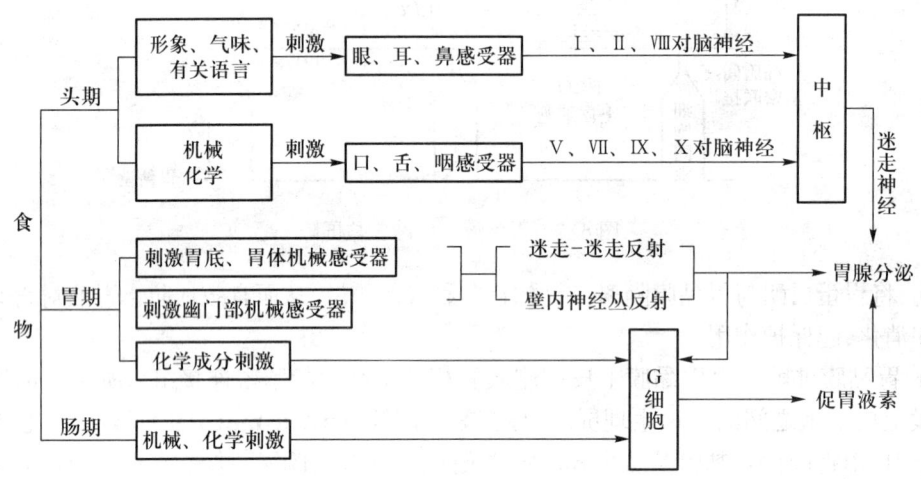

图6-8　消化期胃液分泌的调节机制

(1) 头期:胃液分泌的头期是指食物入胃前,位于头部的感受器(眼、耳、鼻、口腔、舌、咽等)受刺激,反射性引起的胃液分泌增加。头期胃液分泌的机制包括条件反射和非条件反射。前者由与食物有关的形象、气味、声音等刺激视、嗅、听感受器而引起的;后者是由于咀嚼和吞咽食物时,食物刺激了口腔和咽部的化学、机械感受器反射引起的。这些反射的主要传出神经是迷走神经。体液因素(如促胃液素)也参与了头期胃液分泌的调节。头期胃液分泌的特点是胃液的分泌量多(约占进食后总分泌量的30%),酸度高,含胃蛋白酶原多,因而消化力强。头期胃液分泌量与食欲有很大关系,食欲强时,分泌量多。

(2) 胃期:食物入胃后,对胃产生机械扩张和化学性刺激,引起胃液分泌,称为胃期胃液分泌。其分泌的机制主要是①扩张刺激胃底、胃体部的感受器,通过迷走－迷走长反射和壁内神经丛的短反射引起的;②扩张刺激胃幽门部,通过壁内神经丛,作用于G细胞使促胃液素释放引起胃液分泌;③食物的化学成分主要是蛋白质的消化产物,其中包括肽类和氨基酸,直接作用于G细胞使促胃液素的释放引起胃液分泌。胃期胃液分泌的特点是:酸度较高,分泌量多(约占进食后总分泌量的60%),但胃蛋白酶原含量较低,因此消化力比头期胃液弱。

(3) 肠期:食糜进入十二指肠后,继续引起胃液分泌,称为肠期胃液分泌。在切断支配胃的外来神经后,食物对小肠的刺激仍可引起胃液分泌,提示肠期胃液分泌的机制中,神经反射作用不大,主要是由于食糜刺激十二指肠黏膜引起促胃液素等激素释放的结果。肠期胃液分泌的特点是量少(约占进食后总分泌量的10%),总酸度和胃蛋白酶原的含量也较少。

3. 胃液分泌的抑制调节　在胃液分泌的调节过程中,除了上述促进胃液分泌的因素外,还受许多抑制性因素的调节。消化期内抑制胃液分泌的因素除精神、情绪因素外,主要有盐酸、脂肪和高张溶液三种。

(1) 盐酸:当胃窦内 pH 降至 1.2~1.5 或十二指肠内 pH 降到 2.5 时,对胃酸分泌可产生抑制作用。其机制为①直接抑制胃窦黏膜中的 G 细胞,减少促胃液素的释放;②引起胃黏膜内 D 细胞释放生长抑素,间接地抑制促胃液素和胃酸的分泌;③促进小肠黏膜 S 细胞对促胰液素的释放,抑制胃酸分泌;④刺激十二指肠球部释放球抑胃素而抑制胃酸分泌。由此可见,盐酸是胃腺活动的产物,但它对胃腺活动又产生抑制作用。通过这种负反馈机制,有助于防止胃酸过度分泌,保护胃肠黏膜具有重要的生理意义。

(2) 脂肪:十二指肠内的脂肪酸可刺激小肠黏膜产生肠抑胃素而抑制胃液分泌。肠抑胃素可能不是一个独立的激素,而是几种具有此种作用的激素(如促胰液素、抑胃肽、神经降压素等)的总称。

(3) 高张溶液:进入十二指肠内的高张溶液可通过刺激小肠中的渗透压感受器引起肠-胃反射和刺激肠黏膜释放某些胃肠激素抑制胃液分泌。

二、胃的运动

胃运动主要完成以下三方面的功能:①容纳进食时摄入的大量食物;②对食物进行机械消化;③以适当的速度推动食糜进入十二指肠。

(一)胃运动的主要形式及意义

1. 容受性舒张　当咀嚼和吞咽食物时,食物刺激了口腔、咽和食管等处的感受器,通过迷走神经反射性地引起胃底和胃体部肌肉舒张,胃容积增大,称为胃的**容受性舒张**(**receptive relaxation**)。它可使胃腔容量由空腹时的 50 mL 增加到进食后的 1.5~2.0 L,以适应大量食物的涌入,完成容纳和储存食物的功能;同时在保持胃内压基本不变的情况下,以防止食糜过早地排入十二指肠,有利于食物在胃内的充分消化。

2. 紧张性收缩　胃壁平滑肌经常处于一定程度的持续收缩状态,称为紧张性收缩,它对维持胃的位置和形态具有重要意义。进食后,胃被充盈,紧张性收缩逐渐加强使胃内压上升,一方面促使胃液渗入食物内部,有利于化学性消化;另一方面由于胃内压增加,使胃与十二指肠之间的压力差增大,可协助推送食糜向十二指肠方向移动。如果胃的紧张性收缩过度降低,可引起胃下垂或胃扩张。

3. 蠕动　食物入胃约 5 min 蠕动即开始。蠕动起始于胃的中部,约 3 次/min,一个蠕动波约需 1 min 到达幽门,通常是一波未平一波又起。蠕动开始较弱,在向幽门推进的过程中幅度和速度逐渐加大,当接近幽门时明显增强,可将一部分食糜(1~2 mL)排入十二指肠。当收缩波超越胃内容物先到达胃窦终末时,由于终末部的有力收缩,可将一部分食糜反向推回到近侧胃窦或胃体(图 6-9)。

由此可见,胃蠕动的生理作用是①磨碎进入胃内的食团,使其与胃液充分混合,形成食糜,有利于化学性消化;②将食糜通过幽门部排入十二指肠。

(二)胃排空及其控制

1. 胃的排空　食糜由胃排入十二指肠的过程称为**胃排空**(**gastric emptying**)。胃排空的动力是胃的运动(主要是蠕动)

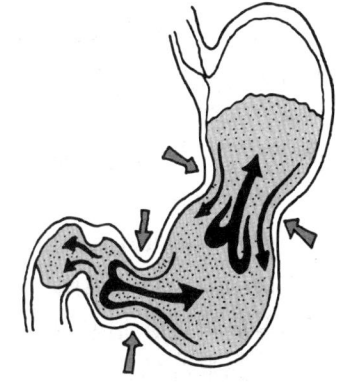

图 6-9　胃的蠕动模式

及由此形成的胃与十二指肠之间的压力差。一般在食物入胃后 5 min 即有部分食糜被排入十二指肠。胃排空的速度因食物的种类、性状和胃的运动而异。一般来说，流质或小块食物排空较快，黏稠或大块食物排空较慢。在三种主要营养物质中，排空速度的快慢依次为糖类、蛋白质、脂肪。混合食物由胃完全排空需 4~6 h。

2. 胃排空的控制　胃排空的速度受来自胃和十二指肠两方面因素的控制。

(1) 胃内容物促进胃排空：胃内容物对胃壁的扩张性刺激，通过迷走-迷走反射和壁内神经丛反射，可使胃运动增强；同时，胃内容物的机械扩张、迷走神经兴奋及食物的某些化学成分(主要是蛋白质消化产物)可刺激胃窦部 G 细胞释放促胃液素，后者也可使胃运动加强，促进胃排空(图 6-10a)。

(2) 十二指肠内因素抑制胃排空：十二指肠中，酸、脂肪、高渗溶液及机械扩张均可刺激十二指肠壁上化学和机械感受器，通过肠-胃反射抑制胃运动，减慢胃排空(图 6-10b)。当大量食糜，特别是盐酸和脂肪进入十二指肠后，可引起小肠黏膜释放多种激素，如缩胆囊素、促胰液素、抑胃肽等，抑制胃的运动和胃的排空。

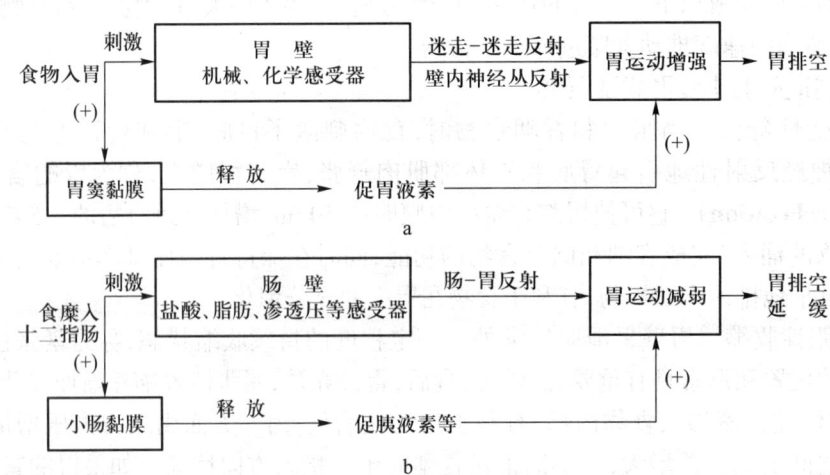

图 6-10　影响胃排空的因素
a. 胃内容物促进胃排空；b. 十二指肠内因素抑制胃排空

当十二指肠内容物中的盐酸被中和，消化产物被吸收，抑制胃运动的因素逐渐减弱，促进胃运动的因素逐渐增强，又开始胃排空。如此反复，直至食糜完全排入十二指肠为止。由此可见，在神经、体液因素的控制下，胃排空是一个间断的过程，其生理意义是使胃内容物逐渐地排入十二指肠，从而与小肠内消化吸收的速度相适应。

(三) 呕吐

呕吐是将胃及十二指肠内容物经口腔强力驱出的一种反射性动作。呕吐中枢位于延髓，与呼吸中枢、心血管中枢有着密切的联系，故呕吐前除有消化道症状(如恶心)外，还常出现呼吸急促和心搏加快等症状。

引起呕吐的原因很多，机械性或化学性刺激作用于舌根、咽部、胃、大小肠、胆总管、腹膜、泌尿生殖器官等部位的感受器，均可引起呕吐。视觉或内耳前庭器官受到某种刺激，也可引起呕吐。颅内压增高时可直接刺激呕吐中枢,引起喷射性呕吐。呕吐是一种具有保护意义的反射活动,通过呕吐可把胃、肠内有害物质排出。因此,临床上对食物中毒的患者,可借助催吐的方法将胃内的毒物排出。但剧烈而频繁的呕吐,不但影响正常进食、消化和吸收,还可因消化液大量丢失而造成体内水、电解质代谢和酸碱平衡紊乱,所以必须及时治疗。

第四节　小肠内消化

经过口腔和胃进行初步消化的食物排入小肠以后,在小肠内停留 3~8 h,通过小肠中胰液、胆汁和小肠液的化学性消化及小肠运动的机械性消化作用,食物在小肠内被转变为可被吸收的小分子物质而经小肠吸收,未被消化的食物残渣进入大肠。因此,小肠内消化是整个消化过程中最重要的阶段,也是营养物质吸收的主要部位。

一、胰液及其作用

(一) 胰液的性质和成分

胰液为无色的碱性液体,pH 为 7.8~8.4,每日的分泌量为 1~2 L。胰液中除含有大量水分外,还含有无机物和有机物。无机物主要是碳酸氢盐;有机物主要是胰淀粉酶、胰脂肪酶、胰蛋白酶、糜蛋白酶、核糖核酸酶等多种消化酶。

(二) 胰液的作用

1. 碳酸氢盐　胰液中 HCO_3^- 的主要作用是中和进入十二指肠内的胃酸,使肠黏膜免受强酸的侵蚀,也为小肠内多种消化酶发挥作用提供适宜的 pH 环境。

2. 胰淀粉酶　**胰淀粉酶(pancreatic amylase)** 水解对生、熟淀粉的效率都很高。水解产物主要为糊精、麦芽糖及麦芽寡糖等。发挥作用最适 pH 为 6.7~7.0。

3. 胰脂肪酶　**胰脂肪酶(lipase)** 是消化脂肪的主要消化酶,可分解三酰甘油为脂肪酸、单酰甘油和甘油。它的最适 pH 为 7.5~8.5。目前认为,胰脂肪酶只有在胰腺分泌的另一种称为**辅脂酶(colipase)** 的帮助下才能发挥作用。辅脂酶与胰脂肪酶在三酰甘油的表面形成一种高亲和度的复合物,牢固地附着在脂肪颗粒的表面,防止胆盐把脂肪酶从脂肪表面置换下来。

4. 蛋白水解酶　胰液中的蛋白水解酶主要有**胰蛋白酶(trypsin)** 和**糜蛋白酶(chymotrypsin)** 两种,它们都是以无活性的酶原形式存在于胰液中。小肠液中的**肠致活酶(enterokinase)** 可将无活性的胰蛋白酶原激活,变为有活性的胰蛋白酶。此外,盐酸、组织液以及胰蛋白酶本身也能激活胰蛋白酶原,糜蛋白酶原的激活则依赖于胰蛋白酶。胰蛋白酶和糜蛋白酶都能将蛋白质水解成䏡和胨,当两者同时作用于蛋白质时,可将蛋白质分解为小分子的多肽和氨基酸。

由于胰液中含有水解三种主要营养物质的消化酶,且消化力最强,所以胰液是最重要的消化液。当胰液缺乏时,即使其他消化液分泌正常,也会明显影响蛋白质和脂肪的消化和吸收,但对糖类影响不大。

二、胆汁及其作用

胆汁是由肝细胞分泌的。在消化期,胆汁经肝管、胆总管直接进入十二指肠;在非消化期,胆汁经胆囊管进入胆囊储存。正常成年人每日分泌胆汁0.8~1 L。

(一)胆汁的性质和成分

胆汁是一种较黏稠且味苦的有色液体。刚从肝细胞分泌出来的胆汁称肝胆汁,呈金黄色或橘棕色,pH为7.4,呈弱碱性;储存于胆囊内的胆汁称胆囊胆汁,因浓缩颜色变深,呈弱酸性,pH为6.8。胆汁的成分除水分和Na^+、K^+、Ca^{2+}、HCO_3^-等无机物外,其有机物主要有**胆盐(bile salt)**、胆色素、胆固醇、卵磷脂等。胆汁中不含消化酶。胆盐是胆汁酸与甘氨酸或牛磺酸结合形成的钠盐或钾盐,是胆汁中参与消化吸收的主要成分。胆汁中的胆盐、胆固醇和卵磷脂保持一定的比例,是维持胆固醇呈溶解状态的必要条件。当胆汁中的胆固醇含量过高,或胆盐、卵磷脂含量减少时,胆固醇可沉积下来形成胆结石。胆色素是血红蛋白的分解产物,包括胆红素与胆绿素。胆色素的种类和浓度决定了胆汁的颜色。

(二)胆汁的作用

1. 乳化脂肪　胆汁中的胆盐、胆固醇和卵磷脂可作为乳化剂,降低脂肪表面张力,使脂肪乳化为脂肪微滴,从而增加脂肪酶与脂肪的作用面积,使其分解速度加快,从而促进脂肪的消化。

2. 促进脂肪吸收　胆盐可与脂肪酸、单酰甘油、胆固醇等形成水溶性复合物,将不溶于水的单酰甘油、长链脂肪酸等脂肪分解产物运送到肠黏膜表面,从而促进它们的吸收。

3. 促进脂溶性维生素的吸收　胆汁在促进脂肪分解产物吸收的同时也促进脂溶性维生素A、维生素D、维生素E、维生素K的吸收。

4. 利胆作用　胆汁中的胆盐或胆汁酸进入十二指肠后,绝大部分经回肠黏膜吸收入血,通过门静脉回到肝,再合成胆汁,这一过程称为胆盐的**肠-肝循环(enterohepatic circulation)**。胆盐重吸收后可刺激肝细胞分泌胆汁,这种作用称为胆盐的利胆作用。

三、小肠液

小肠液由十二指肠腺和小肠腺分泌。十二指肠腺主要分泌黏稠的碱性液体;小肠腺分布于整个小肠的黏膜层内,其分泌液构成小肠液的主要部分。

小肠液呈弱碱性,pH约为7.6,正常成年人每日分泌量为1~3 L。小肠液中除水和无机盐外,还有肠致活酶和黏蛋白等。小肠液中不含其他消化酶,但在小肠上皮细胞的刷状缘和细胞内存在多种消化酶,如多肽酶、二肽酶、三肽酶、麦芽糖酶和蔗糖酶等。当营养物质被吸收入小肠上皮细胞后,这些酶能对消化不完全的产物再继续进行消化,从而阻止没有完全分解的消化产物吸收入血。这些酶可随脱落的肠上皮细胞进入肠腔内,但它们对小肠内消化并不起作用。

小肠液的主要作用有①大量的小肠液能稀释消化产物,降低肠内容物渗透压,有利于小肠内的水分和营养物质的吸收;②保护十二指肠黏膜免受胃酸的侵蚀;③小肠液中的肠致活酶可使胰液中的胰蛋白酶原激活,从而促进蛋白质的消化。

食物的消化从口腔开始,到小肠阶段基本完成。各种营养物质的化学消化归纳为表6-3。

表 6-3　各种营养物质的化学消化

营养物质	消化部位	消化酶	消化产物
淀粉	口腔、胃、小肠	唾液淀粉酶、胰淀粉酶	麦芽糖
双糖	肠黏膜纹状缘	芽糖酶、蔗糖酶	葡萄糖
三酰甘油	小肠	胰脂肪酶	甘油、脂肪酸、单酰甘油
蛋白质	胃、小肠	胃蛋白酶、胰蛋白酶、糜蛋白酶	脉、胨、多肽、氨基酸
多肽	小肠黏膜纹状缘	多肽酶	二肽、三肽
二肽和三肽	小肠上皮细胞内	二肽酶、三肽酶	氨基酸

四、小肠的运动

小肠的运动是靠肠壁平滑肌的活动来完成。其主要功能是继续研磨食糜,使食糜与小肠内消化液充分混合,并与肠黏膜广泛接触,以利于营养物质的吸收,同时推送食糜向大肠方向移动。

（一）小肠运动的形式与意义

1. 紧张性收缩　小肠平滑肌的紧张性收缩是小肠各种运动有效进行的基础,空腹时即存在,进食后显著增强。紧张性收缩增强时,有利于小肠内容物的混合与推进,并有利于吸收;紧张性收缩减弱时,肠管扩张,肠内容物混合与推进减慢。

2. 分节运动　**分节运动**（segmentation contraction）是一种以小肠壁环形肌收缩和舒张为主的节律性运动。在食糜存在的一段肠管上,环形肌以一定的间隔在许多点同时收缩或舒张,将食糜分割成许多节段。数秒后,收缩的部位开始舒张,而舒张的部位开始收缩,将每段食糜又分成两半,邻近的两半重新组合成新的节段,如此反复进行(图 6-11)。分节运动的主要作用是①促进食糜与消化液充分混合,便于消化酶对食物的分解;②使食糜与肠壁密切接触,为吸收创造有利条件;③挤压肠壁促进血液和淋巴回流,以利吸收。

在小肠各段,分节运动的频率不同,小肠上段的频率较高,下段的频率较低,在人类,十二指肠分节运动的频率约为 11 次/min,而回肠末端约为 8 次/min,这有利于将食糜向大肠方向推进。

3. 蠕动　蠕动可发生在小肠的任何部位,其速度为 0.5~2.0 cm/s,近端蠕动速度较远端快。小肠蠕动推进的速度缓慢,每个蠕动波将食糜推进数厘米后消失,但蠕动可反复发生。蠕动的意义在于使经过分节运动作用后的食糜向前推进,达到一个新的节段后再开始分节运动。

小肠还有一种进行速度很快(2~25 cm/s),传播距离较远的蠕动,称为**蠕动冲**（peristaltic rush）。它可把食糜从小肠始端一直推送到小肠末端,有时还可推送到大肠。蠕动冲可能是由于进食时的吞咽动

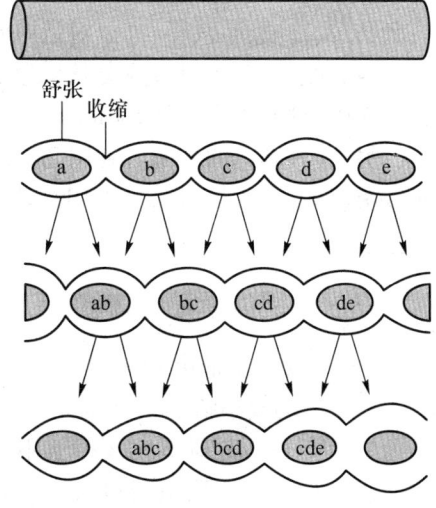

图 6-11　小肠分节运动模式

作或食糜刺激十二指肠引起。

小肠蠕动时,由于肠内容物(包括水和气体)被推动,可以产生一种声音,称为肠鸣音。当肠蠕动亢进时,肠鸣音增强,肠蠕动减弱或肠麻痹时,则肠鸣音减弱或消失。

(二)回盲括约肌的功能

回肠末端与盲肠交界处的环形肌显著增厚,称为回盲括约肌。回盲括约肌平时保持轻度收缩状态,可阻止回肠内容物过快地进入盲肠。当蠕动波到达回肠末端时,回盲括约肌舒张,回肠内容物可有 3~4 mL 进入盲肠。当内容物充胀盲肠,刺激肠黏膜引起回盲括约肌收缩。回盲括约肌这种活瓣作用,既防止了回肠内容物过快进入大肠,从而延长食糜在小肠内停留的时间,有利于小肠内容物充分消化和吸收,又可阻止大肠内容物返回至小肠。

第五节 大肠的功能

人类的大肠内没有重要的消化活动。大肠的主要功能在于吸收水分和无机盐,储存食物残渣,形成和排出粪便。

一、大肠液及其作用

大肠液是由大肠肠腺和大肠黏膜杯状细胞分泌的,pH 为 8.3~8.4。大肠液的主要成分为黏液和碳酸氢盐,其主要作用是润滑粪便,保护肠黏膜免受机械损伤。大肠液的分泌主要由食物残渣对肠壁的机械性刺激所引起。

二、大肠内细菌的活动

大肠内有大量细菌,占大便固体总量的 20%~30%。细菌主要来自空气和食物,大肠内的 pH 和温度适合细菌的生长、繁殖。细菌中含有多种酶能分解食物残渣和植物纤维。细菌对糖类和脂肪的分解称为发酵。糖类发酵的产物有乳酸、CO_2、沼气等。脂肪发酵的产物有脂肪酸、甘油、胆碱等。细菌对蛋白质的分解称为腐败,其产物为有臭味的吲哚、甲基吲哚、硫化氢和氨等,其中有些成分从肠壁吸收后对人体有害,但在正常情况下,肝对这些物质有解毒作用,对人体无明显影响。

另外,大肠内的细菌可利用肠内的一些简单物质合成维生素 K 和维生素 B 族。它们由肠壁吸收后,对人体有营养作用。若长期使用肠道抗菌药物,肠内细菌被抑制,可引起上述维生素的缺乏。

三、大肠的运动与排便

(一)大肠运动的形式

大肠运动较小肠少、弱和慢,对刺激的反应也较迟缓,这些特点都有利于暂时储存粪便。

1. 袋状往返运动 由环行肌不规则地收缩引起,空腹时最常见,可使结肠袋中的内容物向两个方向做短距离的移位,能促进水分的吸收。

2. 分节或多袋推进运动 进食后这种运动增强,是一个结肠袋或一段结肠袋收缩,将肠内容物向下一肠段推移的运动。

3. 蠕动　大肠的蠕动是由一些稳定向前的收缩波组成,它的推动力量强大,特别是在降结肠。

大肠还有一种进行很快且前进很远的蠕动,称为**集团蠕动**(mass peristalsis)。集团蠕动通常开始于横结肠,可推送一部分大肠内容物快速移动到达降结肠或乙状结肠,甚至直肠。集团蠕动常见于进食后,可能是食物进入胃和十二指肠后,引起十二指肠-结肠反射的结果。

(二) 排便

排入大肠的肠内容物可在大肠内停留 10 h 以上,其中一部分水和无机盐等被大肠黏膜吸收,食物残渣和部分未被吸收的营养物质经过大肠内细菌的发酵和腐败作用,形成粪便。粪便中除食物残渣外,还含有脱落的肠上皮、大量细菌、肝排出的胆色素衍生物,以及由肠壁排出的某些钙、镁、汞等重金属。

粪便主要储存于结肠下部,平时直肠内无粪便,一旦结肠的蠕动将粪便推入直肠,就会引起**排便反射**(defecation reflex)。其过程为:粪便刺激直肠壁内的感受器,冲动经盆神经和腹下神经传入位于脊髓腰骶段的初级排便中枢。同时,经脊髓上行传导至大脑皮质,引起便意。大脑皮质能随意控制排便反射活动,启动或终止排便活动。如果条件允许,大脑皮质将促进脊髓初级排便中枢的活动,使盆神经的传出冲动增加,引起降结肠、乙状结肠和直肠收缩,肛门内括约肌舒张,同时阴部神经的传出冲动减少,肛门外括约肌舒张,粪便排出体外。此外,排便时,腹肌和膈肌收缩,使腹内压增加,以促进排便过程。如果条件不允许,大脑皮质则发出冲动,抑制脊髓初级排便中枢的活动,使排便受到抑制。但婴幼儿大脑皮质未发育完全,不能有意识地控制排便反射。

正常人的直肠对粪便的压力刺激具有一定的阈值,当达到此阈值时,即可引起便意而排便。如果经常有意识地抑制排便,就会渐渐使直肠压力感受器的敏感性降低,粪便在大肠内停留时间过长,水分吸收过多而变得干硬,不易排出,这是产生便秘最常见的原因之一。经常便秘可引起痔疮、肛裂等疾病。因此,应该养成定时排便的良好习惯。如排便反射的反射弧受损,大便不能排出,称为大便潴留。如初级排便中枢和大脑皮质的联系发生障碍(脊髓横断的病人),排便反射仍可进行,但失去了大脑皮质的随意控制,称为大便失禁。

各消化器官的运动形式及生理意义归纳如下(表 6-4)。

表 6-4　各消化器官的运动形式及生理意义

消化器官	运动形式	生理意义
口腔	咀嚼	切割、磨碎食物;与唾液混合形成食团
	吞咽	推送食团入胃
胃	容受性舒张	容纳、储存食物
	紧张性收缩	维持一定的胃内压,保持胃的形状和位置
	蠕动	搅拌和研磨食物;使食物与胃液混合;实现胃排空
小肠	紧张性收缩	是小肠其他运动的基础
	分节运动	使食糜与消化液充分混合;促进血液和淋巴回流;促进吸收

续表

消化器官	运动形式	生理意义
大肠	蠕动	推进肠内容物
	蠕动冲	快速推进肠内容物
	袋状往返运动	使结肠袋内容物双向短距离位移
	多袋推进运动	推进大肠内容物
	蠕动	推进大肠内容物
	集团蠕动	快速推进大肠内容物

第六节 吸 收

一、吸收过程概述

消化过程是吸收的重要前提,被吸收的物质包括食物经过消化后,各种营养物质的分解产物以及摄入的水、电解质、无机盐和维生素等,正常人体所需要的营养物质和水都是经消化道吸收进入人体的。因此,吸收功能对于维持正常人体生命活动极为重要。

（一）吸收的部位

口腔黏膜仅吸收硝酸甘油等少数药物,食物在食道内基本不被吸收,在胃内只吸收酒精和少量水分,大肠一般只能吸收水分和无机盐,小肠是营养物质吸收的主要部位。一般认为,糖类、蛋白质和脂肪的消化产物大部分是在十二指肠和空肠吸收的。回肠具有主动吸收胆盐和维生素 B_{12} 的作用。各种物质在小肠的吸收部位见图 6-12。

小肠之所以成为吸收的主要部位,其有利条件是①小肠有巨大的吸收面积。人的小肠长约 4 m,小肠黏膜形成许多环形皱襞,皱襞上有大量的绒毛,绒毛表面的柱状上皮还有许多微绒毛(图 6-13),这就使小肠的吸收面积比同样长度的单筒面积增加约 600 倍,达到 200 m^2

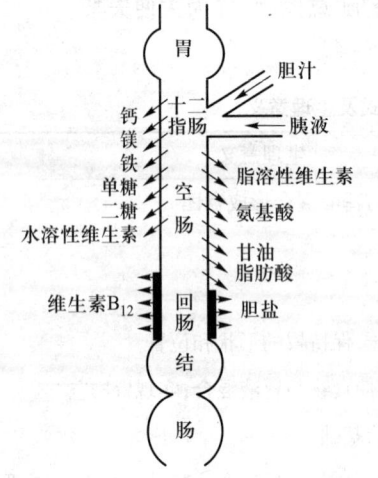

图 6-12 各种物质在小肠的吸收部位

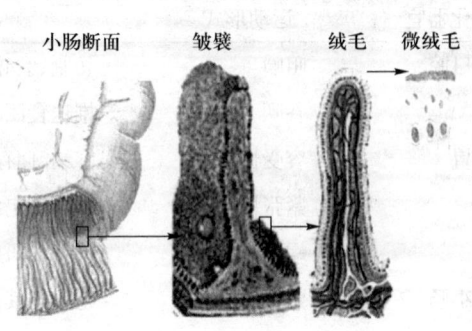

图 6-13 小肠黏膜结构

左右。②食物在小肠内已被充分消化成可吸收的小分子物质。③食糜在小肠内停留时间较长(3~8 h),使营养物质有充分的时间吸收。④小肠黏膜绒毛内有丰富的毛细血管和毛细淋巴管,有利于吸收。

小肠除吸收各种营养物质外,每日分泌的6~8 L消化液也在小肠被吸收。因此,如小肠吸收功能障碍,不仅使人体营养不良,而且因大量消化液丢失而造成水、电解质平衡失调。

(二)吸收的途径和机制

营养物质和水可通过两条途径进入血液和淋巴:①跨细胞途径,即通过绒毛柱状上皮细胞的腔面进入细胞内,再通过细胞底侧面膜到达细胞间液,然后进入血液或淋巴;②旁细胞途径,即肠腔内物质通过肠上皮细胞间的紧密连接进入组织间隙,随而进入血液或淋巴。

营养物质的吸收主要有两种机制:①被动转运,物质以滤过、渗透、扩散等进入肠壁血管和淋巴管的吸收方式;②主动转运,物质以主动转运和胞饮等进入肠壁血管和淋巴管的吸收方式。

二、小肠内主要营养物质的吸收

(一)糖类的吸收

糖类必须分解成单糖才能被吸收,吸收的途径主要是进入血液。各种单糖的吸收速度不同,半乳糖和葡萄糖的吸收最快,果糖次之,甘露糖最慢。

单糖的吸收属继发性主动转运。其中,葡萄糖和半乳糖是通过同向转运机制吸收的。在肠绒毛上皮细胞的基底侧膜上有Na^+泵,不断将细胞内的Na^+泵入细胞间液,维持细胞内低的Na^+浓度;在其顶端膜上存在有Na^+-葡萄糖和Na^+-半乳糖同向转运体,它们分别能与Na^+、葡萄糖和半乳糖结合,Na^+依靠细胞内、外的浓度差进入细胞,释放的势能将葡萄糖或半乳糖转运入细胞,在基底侧膜葡萄糖或半乳糖通过易化扩散进入细胞间液,再进入血液(图6-14)。

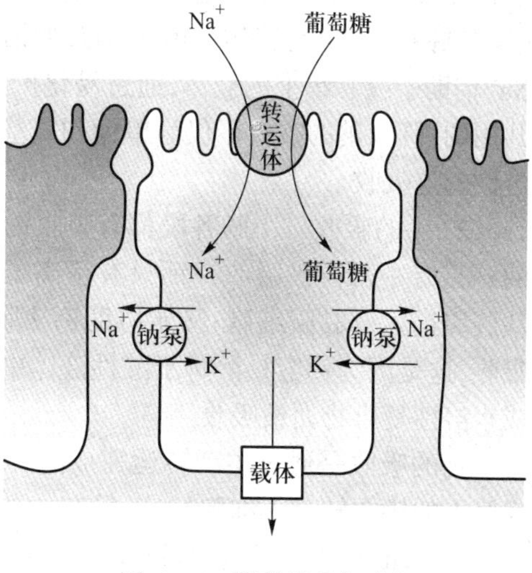

(二)蛋白质的吸收

蛋白质经消化分解成氨基酸后,几乎全部被小肠吸收。吸收的部位主要在小肠上段,吸收的途径是血液。氨基酸的吸收与单糖相似,也是与Na^+的吸收相耦联,属继发性主动转运。小肠黏膜上还存在着二肽和三肽转运系统,可逆浓度梯度将肠道中的二肽、三肽转运入细胞内,也属于继发性主动转运过程。进入细胞内的二肽和三肽被二肽酶和三肽酶水解成氨基酸,然后再进入血液。

图6-14 葡萄糖吸收过程

(三)脂肪的吸收

在小肠,脂肪消化产物中的长链脂肪酸、单酰甘油、胆固醇等不溶于水,必须与胆盐结合成水溶性混合微胶粒,然后透过肠黏膜上皮细胞表面的静水层到达细胞的微绒毛,被黏膜细胞吸收,而胆盐被留于肠腔内继续发挥作用。长链脂肪酸及单酰甘油在肠上皮细胞内重新合成三酰甘油。胆固醇则在细胞内酯化形成胆固醇酯,二者再与细胞内生成的载脂蛋白一起构成乳糜微粒,以出胞的方式进入细胞间隙,然后进入淋巴(图6-15)。

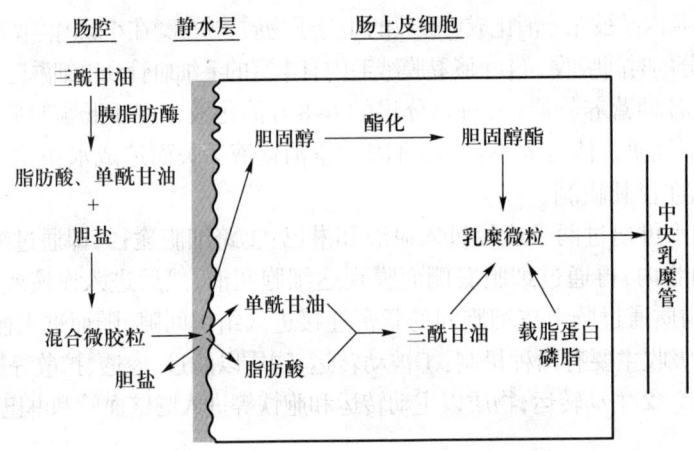

图 6-15 脂肪在小肠内消化和吸收的主要方式

甘油和中、短链脂肪酸是水溶性的,可直接吸收进入血液。因此,脂肪的吸收有血液和淋巴两种途径,但膳食中的动、植物油含长链脂肪酸较多,所以脂肪的吸收以淋巴途径为主。

(四) 无机盐的吸收

小肠能很快将钠、钾、铵等单价的碱性盐吸收,对铁、钙、镁等多价碱性盐的吸收很慢。与钙结合形成沉淀的盐,如硫酸钙、磷酸钙、草酸钙等,不能被吸收。

1. 钠的吸收　肠内容物中的钠 95%~99% 被肠道吸收入血,仅少量随粪便排出。钠的吸收靠钠泵的主动转运。由于钠泵的活动,使肠黏膜上皮细胞内 Na^+ 浓度降低,肠腔内的 Na^+ 借助于纹状缘上的载体,通过易化扩散的方式进入细胞内。这类载体是和单糖或氨基酸共用的,所以钠的吸收不仅为单糖和氨基酸的吸收提供动力,而且单糖和氨基酸的存在也促进钠的重吸收。

2. 钙的吸收　小肠各段都有吸收钙的能力,吸收钙的多少受机体需要的影响。食物中的钙只有小部分被吸收。钙只有呈离子状态才能被吸收。1,25-二羟维生素 D_3 能促进钙从肠腔进入肠黏膜细胞,又能协助钙从肠黏膜细胞进入血液。肠腔内酸性环境有利于钙的吸收,这是因为钙容易溶解于酸性液体中。脂肪酸能与钙结合成钙皂,后者与胆汁酸结合形成水溶性复合物而被吸收。

钙的吸收是通过主动转运完成的。钙首先通过刷状缘膜上的钙通道进入胞内,再由基底膜上的钙泵转运入细胞间液;另有一小部分钙通过基底膜上 Ca^{2+}/Na^+ 交换进入细胞间液。

3. 铁的吸收　铁的吸收部位主要在十二指肠和空肠上段,特别是十二指肠吸收最快。成年人每日吸收的铁约 1 mg,仅为每日膳食中铁含量的 1/10 左右。铁的吸收与人体对铁的需要量有关。食物中的铁大部分是 Fe^{3+} 形式,须还原为亚铁(Fe^{2+})后才被吸收。胃酸和维生素 C 能将 Fe^{3+} 还原为 Fe^{2+},并且胃酸还可使铁呈溶解状态,从而促进铁吸收。故胃大部分被切除的病人,常患缺铁性贫血。

4. 负离子的吸收　在小肠内吸收的负离子主要是 Cl^- 和 HCO_3^-。由于 Na^+ 的吸收所产生的电位差可促进负离子的被动吸收。

（五）水的吸收

成年人每日摄入的水为 1~2 L，由消化腺分泌的液体可达 6~8 L，所以每日由消化道吸收的水为 8 L 左右，随粪便排出的水仅为 0.1~0.2 L。水的吸收是被动的。各种溶质，特别是 NaCl 吸收后产生的渗透压梯度是水吸收的主要动力。盐类泻药如硫酸镁，因为不能被消化道吸收而导致肠道内渗透压升高，妨碍水分的吸收，从而增加了肠内容物的容积，产生泻下作用。严重的腹泻或呕吐，可使人体丢失大量水分和无机盐，从而导致人体脱水和电解质紊乱。

（六）维生素的吸收

维生素分为水溶性维生素和脂溶性维生素两大类。水溶性维生素（如维生素 B 族复合物和维生素 C）以简单的扩散方式在小肠上段被吸收，但维生素 B_{12} 必须与内因子结合成复合物，才能在回肠被吸收。脂溶性维生素 A、维生素 D、维生素 E、维生素 K 的吸收与脂肪相似，它们先与胆盐结合形成水溶性复合物，通过小肠黏膜表面的静水层后，与胆盐分离并进入细胞，然后再透过细胞膜进入血液或淋巴。

（徐筱跃　郭　丽）

思 考 题

1. 名词解释：消化、机械性消化、化学性消化、吸收、蠕动、容受性舒张、胃排空、胃黏液–碳酸氢盐屏障。
2. 阐述胃液、胰液、胆汁的主要成分及作用。
3. 消化道有哪些主要运动形式？各有何生理意义？
4. 简述胃排空的机制及影响胃排空的因素。
5. 为什么说小肠是营养物质吸收的主要场所？三大营养物质是怎样被吸收的？
6. 试述消化期胃液分泌的调节机制和抑制胃液分泌的因素。

第七章　能量代谢和体温

> **学习要点：**
> 1. 掌握基础代谢率的概念，体温的概念、正常值及生理变异。
> 2. 熟悉基础代谢率的正常值（相对值）及其生理意义，人体散热的途径、皮肤的散热方式及临床应用，体温调节基本中枢的部位和调定点概念，能量代谢的影响因素。
> 3. 了解机体能量的来源与去路，能量代谢的概念、测定原理和方法；正常体温的调节机制。

第一节　能量代谢

人体生命活动的最基本特征是新陈代谢。机体在进行新陈代谢过程中，物质的变化与能量的转变是紧密相连的。人体所能利用的能量来源于糖、脂肪、蛋白质中蕴藏的化学能。这些营养物质主要在线粒体内氧化分解成 CO_2 和 H_2O 并释放能量。体内物质代谢过程中所伴随的能量释放、转移、储存和利用称为**能量代谢**（energy metabolism）。

一、机体能量的来源与去路

（一）能量的来源

摄入体内的糖类、脂肪和蛋白质是构筑机体结构、实现组织更新及完成生理功能所必需的物质，也是机体获得能量的主要来源。

1. 糖类　糖类是机体最主要的供能物质。机体所需能量约70%由糖类提供。葡萄糖吸收后，除维持正常血糖浓度外，另有部分以糖原的形式储存于肝和肌肉中。肝糖原储存量和血糖水平，在机体神经和体液调节下保持着动态平衡。而肌糖原则主要满足肌肉收缩的需要。机体还可经糖异生作用，利用非糖物质合成糖原。糖类主要通过有氧氧化释放能量，在氧供不足时，则通过无氧酵解供能。机体的组织细胞可直接从血液中通过易化扩散方式获得葡萄糖。有些重要器官（如脑组织）消耗能量多，糖原储存少，对血糖的依赖较大，当血糖降低时首先会影响这些器官的正常功能。

2. 脂肪　脂肪在体内的主要功能是储存和供给能量。通常成年人体内糖的储存量仅约150 g，而脂肪的储存量可达体重的20%左右，甚至更多。而且，脂肪在体内氧化释放的能量约为等量糖有氧氧化释放能量的两倍。饥饿时，机体主要利用储存的脂肪分解供能。

3. **蛋白质** 在正常情况下，由肠道吸收的氨基酸及机体自身蛋白质分解产生的氨基酸，主要用于重新合成蛋白质，作为细胞的成分以实现组织的自我更新；或用于合成酶、激素等生物活性物质。机体仅在某些特殊情况下，如长期不进食或体力极度消耗时，才会依靠由组织蛋白质分解而产生的氨基酸供能，以维持基本的生理需要。

（二）能量的去路

食物中的能量物质除机体不能利用的 5% 以外，经生物氧化后，约 50% 迅速转化为热能，以维持体温。其余约 45% 主要以高能磷酸键的形式存在于**三磷酸腺苷（adenosine triphosphate，ATP）**分子中。ATP 还可将高能磷酸键转移给肌酸，形成磷酸肌酸（CP），以增加体内能量储存。当机体需要时，细胞利用 ATP 所负载的自由能完成各种功能，如肌肉收缩、神经传导、合成代谢等。可见，ATP 的合成与分解是体内能量转换和利用的关键环节（图 7-1）。

二、能量代谢的测定

机体的能量代谢遵循能量守恒定律，即在整个能量转化过程中，机体所利用的蕴藏于食物中的化学能与最终转化成的热能和所作外功，按能量来折算是完全相等的。因此，在避免作外功的情况下，通过测定机体在单位时间内散发的总热量，就可以计算出能量代谢率。在临床实践中，测定机体在单位时间内发散的总热量，常采用简便、易行的间接测热法。

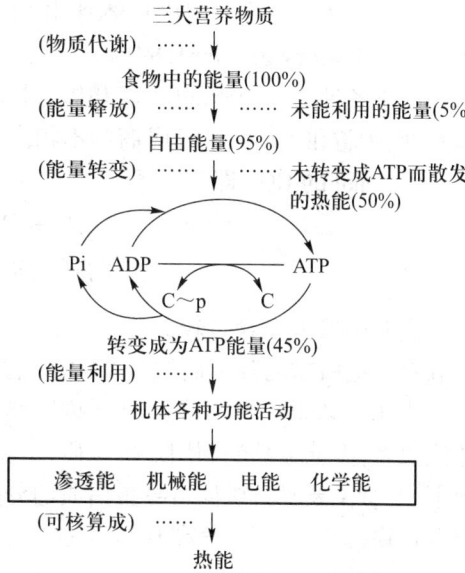

图 7-1 体内能量释放、转移、储存和利用的过程
C：肌酸；Pi：无机磷酸；C~P：磷酸肌酸

（一）与能量代谢测定有关的几个基本概念

1. **食物的热价** 1 g 某种食物氧化（或在体外燃烧）时所释放的能量称为该种**食物的热价（thermal equivalent of food）**。食物的热价有生物热价和物理热价之分，分别指食物在体内氧化和在体外燃烧时所释放的能量。三种主要营养物质的热价见表 7-1。从表 7-1 中可以看到，糖类、脂肪的生物热价和物理热价是相同的，而蛋白质的生物热价和物理热价有所区别，这是因为蛋白质不能在体内被完全氧化的缘故。

表 7-1 三种营养物质氧化时的有关资料

	热价 /kJ·g^{-1}		O_2 耗量 /L·g^{-1}	CO_2 产量 /L·g^{-1}	呼吸商	氧热价 /kJ·g^{-1}
	物理热价	生物热价				
糖类	17.2	17.2	0.83	0.83	1.00	20.9
脂肪	39.7	39.7	2.03	1.43	0.71	19.6
蛋白质	23.4	18.0	0.95	0.76	0.80	18.8

2. **氧热价** 物质氧化过程需要消耗氧,而耗氧量和物质氧化的产热量之间存在一定的关系。通常把某种食物氧化时消耗 1 L 氧所产生的热能称为该种食物的**氧热价**(thermal equivalent of oxygen)。氧热价在能量代谢的测定中有着重要意义,即可根据机体在一定时间内的耗氧量计算出能量代谢率。三种营养物质的氧热价见表 7-1。

3. **呼吸商** 机体依靠呼吸功能从外界环境摄取 O_2,以满足生理活动的需要,同时将 CO_2 呼出体外。一定时间内机体呼出 CO_2 量与吸入 O_2 量的比值(CO_2/O_2)称为该物质的**呼吸商**(respiratory quotient,RQ)。

由于各种营养物质的碳、氢和氧含量不同,在体内氧化时 CO_2 产生量和耗 O_2 量也不同,因此糖、脂肪和蛋白质的呼吸商各不相同。例如氧化 1 mol 的葡萄糖时,需要 6 mol 的 O_2,同时产生 6 mol 的 CO_2,即:

$$C_6H_{12}O_6 + 6O_2 \rightarrow 6CO_2 + 6H_2O + \Delta H^+$$

则: 糖的呼吸商 $= \dfrac{6}{6} = 1.0$

脂肪中氧分子含量较碳分子少,其氧化时消耗的 O_2 多于 CO_2 产生量,呼吸商小于 1 约为 0.71。蛋白质的呼吸商约为 0.80。因此,可以根据呼吸商的数值来推测机体利用能量的主要来源。如果呼吸商接近于 1,说明测试者该时段利用的能量主要来源于糖的氧化。糖尿病患者,因葡萄糖的利用发生障碍,主要依靠脂肪供能,其呼吸商接近 0.7。而长期饥饿情况下,能量主要来自机体自身蛋白质的分解,呼吸商接近于 0.8。正常情况下,人们通常摄取混合食物,其呼吸商一般在 0.85 左右。

根据呼吸商,可以计算出对应的氧热价,再依据氧热价计算出这一时间的产热量。在正常情况下,体内能量主要来自糖和脂肪的氧化,而蛋白质的代谢可忽略不计。为计算方便,常根据糖类和脂肪按不同比例氧化时所产生的二氧化碳量和耗氧量计算出相应的呼吸商。这样计算出的呼吸商称为**非蛋白呼吸商**糖类和脂肪按不同比例氧化时的非蛋白呼吸商和对应的氧热价见表 7-2。

表 7-2 非蛋白呼吸商与氧热价

非蛋白呼吸商	氧化百分比 /%		氧热价 /kJ·L^{-1}
	糖类	脂肪	
0.71	1.10	98.9	19.623 0
0.75	15.6	84.4	19.828 0
0.80	33.4	66.6	20.087 4
0.81	36.9	63.1	20.137 6
0.82	40.3	59.7	20.187 8
0.83	43.8	56.2	20.242 2
0.84	47.2	52.8	20.292 4
0.85	50.7	49.3	20.342 6
0.86	54.1	45.9	20.397 0
0.87	57.5	42.5	20.447 2
0.88	60.8	39.2	20.497 4
0.89	64.2	35.8	20.547 6
0.90	67.5	32.5	20.602 0
0.95	84.0	16.0	20.857 3
1.00	100.0	0.0	20.116 6

在临床和劳动卫生工作实践中,通常采用简化方法。在一般情况下,体内蛋白质很少用于氧化供能,且氧化过程不彻底,真正氧化成 CO_2 和 H_2O 的极少。因此,实际测定时可以将蛋白质代谢部分忽略不计,而根据总耗 O_2 量和 CO_2 产生量求出呼吸商(混合呼吸),按非蛋白呼吸商的氧热价进行计算。

临床测量法认为受试者一般都吃混合食物,呼吸商通常定为 0.82,此时的氧热价 20.2 kJ/L,因此只要测出一定时间内(通常为 6 min)的耗氧量,再乘以 20.2 kJ/L,即可得到该段时间的产热量。

(二) 能量代谢率的衡量标准

能量代谢率是指机体在单位时间内单位体表面积的产热量。即:

$$能量代谢率 = 产热量(kJ)/[体表面积(m^2) \cdot 小时(h)]$$

最早有人提出以每小时每千克体重的产热量作为衡量能量代谢水平的标准,结果发现,不同个体的能量代谢水平存在很大差异,瘦小个体的能量代谢水平要比胖大个体高。实验表明,如果以每平方米体表面积计算,则无论个体身高和体重不同,每平方米体表面积的产热量比较接近。因此,目前衡量能量代谢的高低是以每平方米体表面积的产热量为标准的。体表面积大则散热多,机体产热量亦多,反之则产热量少。

中国人的体表面积可用下列公式计算:

体表面积(m^2) = 0.006 1 × 身高(cm) + 0.012 8 × 体重(kg) − 0.152 9

此外,亦可从体表面积测算用图(图 7-2)上直接读出。方法是将受试者的身高与体重数值在相应两尺上的读数点连一条直线,此直线与体表面积尺相交的读数即为该受试者的体表面积。

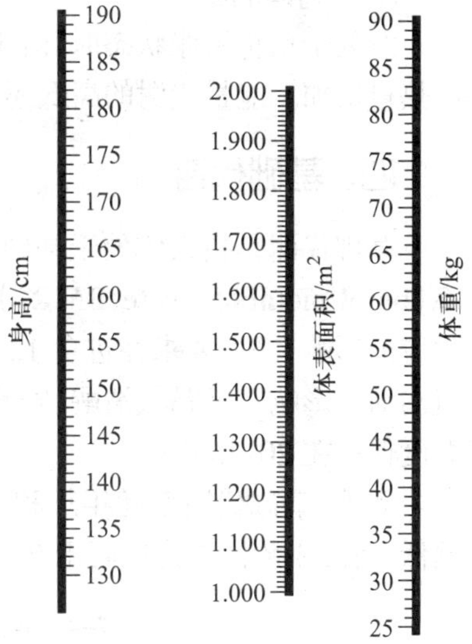

三、影响能量代谢的因素

(一) 肌肉活动

图 7-2 体表面积测算

肌肉活动对能量代谢的影响最为显著。机体任何轻微的活动都会提高能量代谢率。人在劳动或运动时耗氧量可达安静时的 10~20 倍,而且在肌肉活动停止后,其能量代谢在一段时间内仍然维持在较高水平。所以能量代谢率可作为评价劳动强度或运动强度的指标(表 7-3)。

表 7-3 劳动或运动时的能量代谢率 /$kJ \cdot m^{-2} \cdot min^{-1}$

机体的状态	产热量	机体的状态	产热量	机体的状态	产热量	机体的状态	产热量
静卧	2.73	擦窗	8.30	扫地	11.36	打篮球	24.22
开会	3.40	洗衣	9.89	打排球	17.04	踢足球	24.96

(二) 环境温度

当环境温度在 20~30 ℃时,机体安静状态下的能量代谢最为稳定。而环境温度低于

20℃或高于30℃时,能量代谢率都会增加。当环境温度低于20℃时,能量代谢开始增强,因为在低温寒冷的环境中,骨骼肌会发生战栗或肌紧张增强,体内能量代谢显著提高,以维持正常体温。当环境温度超过30℃时,机体内的生物化学反应速度加快,呼吸、循环功能加强等,也可使能量代谢提高。

(三) 食物的特殊动力效应

进食之后人体即使处于安静状态,其产热量也要比进食前有所增加。这种由食物引起人体额外产生热量的作用称为**食物的特殊动力效应**(food specific dynamic effect)。各种营养物质的特殊动力效应是不同的,蛋白质的特殊动力效应是其产热量的30%左右。糖类和脂肪的特殊动力效应是其产热量的6%和4%,混合食物可使产热量增加10%左右。食物的特殊动力效应为进食后1h左右开始,持续7~8h。这种特殊动力效应产生的机制尚不十分清楚。目前认为,进食后的额外热量可能来源于肝处理蛋白质的分解产物,尤其是与肝中氨基酸的脱氨基作用以及尿素形成有关。

(四) 精神活动

当处于精神紧张状态时,由于骨骼肌紧张性增加和交感-肾上腺系统活动加强,使机体产热量增加。能量代谢的高低还受到年龄、性别等因素的影响。

四、基础代谢

基础代谢是指人体处于基础状态下的能量代谢。单位时间内的基础代谢称为**基础代谢率**(basal metabolic rate, BMR)。所谓**基础状态**是指:①受试者空腹,排除食物的特殊动力效应的影响,一般要求在进食12~14 h后;②静卧一定时间后,使肌肉处于松弛状态,以排除肌肉活动影响;③清晨、清醒、安静,尽量让被试者排除精神紧张、焦虑和恐惧等心理;④环境温度保持在20~25℃。

此外,基础代谢率随年龄和性别的不同存在着生理差异,一般规律是年龄越大,代谢率越低;而同年龄段内男性高于女性。我国正常人基础代谢率的平均值见表7-4。

表7-4 我国正常人基础代谢率的平均值 /kJ·m^{-2}·h^{-1}

性别	11~15岁	16~17岁	18~19岁	20~30岁	31~40岁	41~50岁	>50岁
男	195.4	193.3	166.1	157.7	158.6	154.0	149.0
女	172.4	181.6	154.0	146.4	146.9	142.3	138.5

基础代谢率有实测值和相对值两种表示法,实测值以kJ/(m^2·h)为单位,相对值以高于或低于正常平均值的百分数表示,临床工作中常用相对值,计算公式如下:

$$基础代谢率(相对值) = \frac{实测值 - 正常平均值}{正常平均值} \times 100\%$$

一般来说,实际测得的基础代谢率值与正常平均值比较,相差值在±15%之内属正常范围。只有当相差值超过±20%时,才认为可能是病理性的。在各种疾病中,甲状腺功能改变对基础代谢率影响最为显著,如甲状腺功能减退时,基础代谢率将比正常值低20%~40%;甲状腺功能亢进时,基础代谢率可比正常值高25%~80%。因此,基础代谢率的测定,是临床诊断甲状腺疾病的重要辅助方法。其他如肾上腺及脑垂体功能低下时,基础代谢率可能也降低;发热时基础代谢率会升高,体温每升高1℃,基础代谢率一般要增加13%。

第二节　体温及其调节

　　机体的新陈代谢过程是以酶促反应为基础的,而酶必须在适宜的温度条件下才具备较高的活性。因此,体温保持相对恒定是机体进行新陈代谢和维持正常生命活动的必要条件。
　　爬行类和两栖类等低等动物不具备维持机体体温相对恒定的能力,它们的体温随着环境温度的变化而变化,称为变温动物。而人和高等动物,能够在环境温度变化的情况下,通过机体的调节保持体温的相对恒定。因此被称为恒温动物。

一、体温正常值和生理变异

(一) 人体体温正常值

　　机体的温度分为**体表温度**和**体核温度**。体表温度不稳定,各部位之间的差异较大。机体的深部温度称体核温度,比体表温度高,各部位的温度差异很小而且比较稳定。生理学定义的**体温(body temperature)**就是指机体深部的平均温度。人体深部的温度虽然是相对稳定的,但由于代谢水平的不同,各内脏器官的温度也略有差异,肝温度为38℃左右,是全身最高的;脑的产热较多,温度也接近38℃;肾、胰腺及十二指肠等温度也略有差异,直肠温度则更低些。循环的血液是体内传递热量的重要途径,由于血液循环而使深部各器官的温度趋于一致。因此,体内血液的温度可以代表内脏器官温度的平均值。由于人体深部(体核)温度,特别是血液温度不易测试,所以临床上通常用直肠、口腔和腋窝的温度来代表体温。
　　正常情况下,直肠温度为36.9~37.9℃,平均37.0℃;口腔(舌下)温度一般比直肠温度低,为36.7~37.7℃;腋窝温度更低,为36.0~37.4℃。直肠温度虽然更接近机体深部温度,但由于测试不便,其主要对象是昏迷病人和3岁以下儿童。临床工作中一般测量腋窝或口腔温度。

(二) 体温生理变异

　　生理情况下体温随昼夜、年龄、性别、肌肉活动及环境温度、精神紧张、进食等情况不同而发生改变。

　　1. 昼夜变化　一昼夜中,正常人(新生儿除外)的体温呈周期性波动。2:00—6:00时最低,13:00—18:00时最高,但波动幅度一般不超过1℃,体温这种昼夜周期性波动称为**昼夜节律(circadian rhythm)**。

　　2. 年龄　体温与年龄有关。新生儿体温稍高于成年人,老年人体温比成年人低一些。这是因为代谢率会随年龄增长而降低的缘故。新生儿尤其是早产儿,其体温调节中枢发育尚不完善,而老年人由于调节能力减弱,他们的体温易受环境温度的影响而易变化。因此,在护理工作中,应该注意老年人和新生儿的体温特点,病房内注意保持适宜的温度。

　　3. 性别　成年女性的体温平均比男性高约0.3℃。女性**基础体温**(指早晨醒后起床前测定的体温)随月经周期而波动。排卵前体温较低,排卵日前最低,排卵后形成黄体,分泌孕激素使体温回升。妊娠期的女性体温也较高。临床上测量女性基础体温,有助于了解有无排卵和排卵日期(图7-3)。

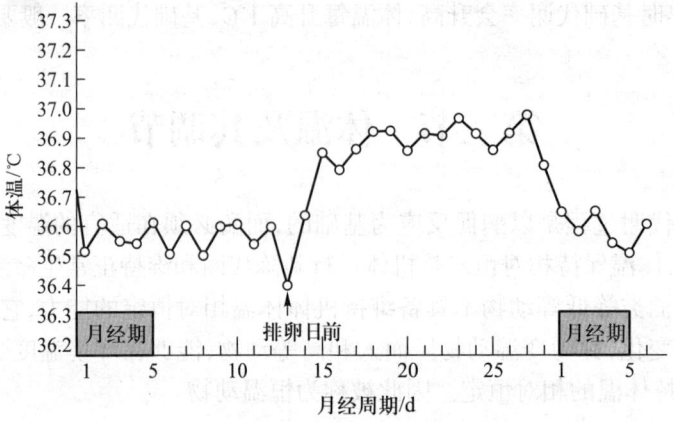

图 7-3　女子月经周期中基础体温的变化

4. 肌肉活动　肌肉活动时代谢增强，产热量明显增加，导致体温升高。因此，临床上测量体温时应先让受试者安静一段时间后进行。测定小孩体温时应避免哭闹。另外，麻醉药通常会影响体温调节能力，同时扩张皮肤血管使体热散发增加，所以对麻醉手术病人应注意术中及术后的保温护理。

二、人体的产热和散热

人体体温能维持相对稳定，是由于在体温调节机制控制下，产热和散热过程之间达到动态平衡的结果（图 7-4）。

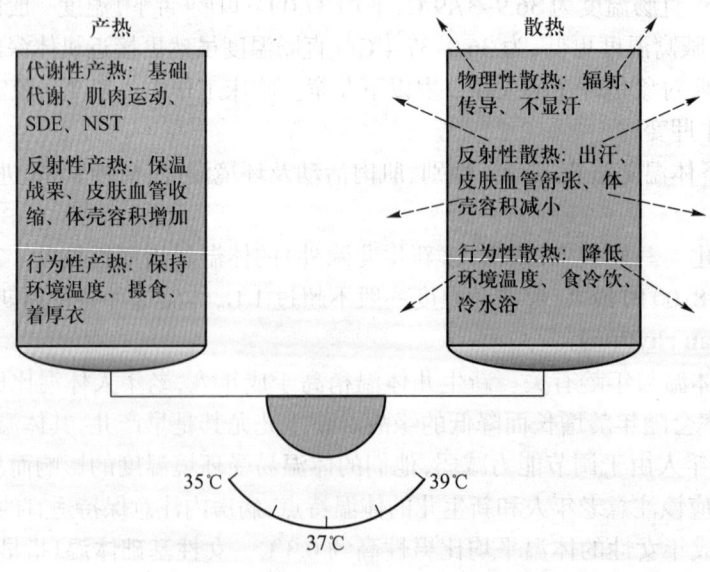

图 7-4　人体热平衡

SDE. 食物的特殊动力作用；NST. 非战栗产热

(一) 产热过程

1. 主要的产热器官　人体产热的多少,取决于代谢水平的高低。体内各种组织器官在新陈代谢过程中都会释放热量。安静状态下机体产热器官主要为内脏,其中肝的代谢最旺盛,产热量最高,其次是肾。由于骨骼肌占人体体重的56.0%,剧烈活动时其产热量占总产热量的90%,为运动时的主要产热器官。各种组织器官的产热百分比见表7-5。

表7-5　骨骼肌、内脏等产热百分比

器官、组织	占体重的百分比/%	产热量/%	
		安静状况	劳动或运动
脑	2.5	16	1
内脏	34.0	56	8
骨骼肌	56.0	18	90
其他	7.5	10	1

2. 机体的产热形式　人在寒冷环境中,主要通过战栗产热和非战栗产热来增加产热量以保持体温平衡。战栗时骨骼肌中的伸肌和屈肌同时发生不随意的节律性收缩,所以不做机械外功,但产热量很高。发生战栗时,代谢率可增加4~5倍。非战栗产热又称代谢产热,虽然机体所有的组织器官都能进行代谢产热,但以褐色脂肪的产热量最大,约占非战栗产热70%。新生儿不能发生战栗,所以非战栗产热对新生儿意义非常重要。

(二) 散热过程

人体散热的主要部位是皮肤,其次还可通过呼吸、排便及排尿过程散发少量热量。常温下人体散热方式及其所占百分比见表7-6。

表7-6　常温下人体散热方式及其所占百分比

散热方式	散热量/kJ	所占百分比/%
辐射、传导、对流	8 786.40	70.0
皮肤水分蒸发	1 820.04	14.5
呼吸道水分蒸发	1 004.16	8.0
呼出气	439.32	3.5
加温吸入气	313.80	2.5
粪、尿	188.28	1.5
合计	12 552.00	100.0

1. 散热方式　当环境温度在30℃以下时,皮肤通过辐射、传导和对流散热方式散发体热。

(1) **辐射散热**(thermal radiation):是机体以红外线的形式将热量传给外界较冷物体的一种散热方式。在机体安静状态下占总散热量的60%左右。其散热量或速度取决于皮肤与环境间的温度差及人体的有效辐射面积等因素。

(2) **传导散热**(thermal conduction):是指机体将热量直接传给同它接触的较冷物体过程。其散热量的多少与接触物体导热性能有关。例如棉毛制品等散热慢,透气好,保暖效果较好。而脂肪导热性差,肥胖者由于皮下脂肪较多,由机体深部向体表传导的散热量减少,因此炎热天气特别容易出汗。水的导热性较好,临床上常利用冰帽、冰袋等置于高温病人额部和身体内大血管走行部位降温,就是利用传导散热的原理。

(3) **对流散热**(thermal convection):是通过气体或液体的流动来交换热量的一种方式。如接触机体表面的气体通过热传导获得人体的热量,由于空气的流动而将其移走,冷的气体则取而代之,这样通过冷、热空气的对流使机体散热。这种散热方式受风速流动影响,在体表与环境温度不变情况下,风速越大,散热越快。皮肤表层覆盖衣物,不易实现对流;棉毛纤维间空气不易流动,有利于保温。

(4) **蒸发散热**(evaporation):蒸发散热是利用水分从体表汽化时吸收热量而散发体热的一种形式。一般每蒸发 1 g 水分可带走 2.4 kJ 热量,是一种十分有效的散热方式。当环境温度等于或高于皮肤温度时,前三种散热方式不但不发挥作用,反而从外界吸收热量。此时,蒸发便成为机体唯一有效的散热方式。临床上用酒精给高温病人擦浴,通过酒精的蒸发起到降低体温的作用。

蒸发散热分为不感蒸发和发汗两种:①不感蒸发是指人体水分直接透出皮肤和黏膜表面,汽化蒸发的现象。人体每日不感蒸发的量一般有 1 000 mL,其中有 600~800 mL 水透过皮肤被蒸发,有 200~400 mL 水随呼吸蒸发。婴幼儿不感蒸发的速率比成年人快,因此,小儿发热时,更容易造成脱水。②发汗是指汗腺主动分泌汗液的过程。汗液中 99% 为水分,固体成分不到 1%,大部分是 NaCl,还有少量 KCl 和尿素等。刚从汗腺分泌的汗液与血浆渗透压相等;当汗液流经汗腺管腔时,在醛固酮的作用下,由于 Na^+ 和 Cl^- 的重吸收,最后排出的汗液是低渗的。当机体因大量出汗而出现脱水时,病人常表现为高渗性脱水。大量出汗时,人体不但大量丢失水分,也丢失一定量的 NaCl。如果单纯补水而不补充 NaCl 的情况下,就会使细胞外液中电解质浓度稀释,影响神经和骨骼肌等组织的兴奋性,易导致热痉挛。热痉挛患者有血管扩张、血压下降、皮肤湿冷、苍白、头晕、呕吐等症状。需进行紧急处理并及时补充水和盐分,病人移至阴凉处休息或用冷水浸浴。若高温病人伴有循环衰竭,应紧急救治。汗液蒸发速度与空气温度、湿度及风速有关。因此,对高温下作业人员特别要注意做好防暑降温工作。

2. **散热的调节**　当环境温度变化时,机体主要通过皮肤血流量的调节和发汗来调控散热,以维持体温的恒定。

(1) 皮肤循环的调节:皮肤血流量决定着皮肤的温度。机体通过交感神经控制皮肤血管的口径,改变皮肤血流量和皮肤温度,影响机体辐射、传导和对流的散热量。当环境温度升高,交感神经紧张性降低,皮肤血管舒张,动-静脉吻合支开放,皮肤血流量增加,皮肤的散热增加,以防止体温增高;而在寒冷环境中,交感神经紧张性增加,皮肤血管收缩,动-静脉吻合支关闭,皮肤血流量减少,散热减少。

(2) 发汗的调节:人体的汗腺分为大汗腺和小汗腺两种。大汗腺数量较少,局限于腋窝、乳晕和外阴等处,与体温调节无关。小汗腺分布于全身皮肤,主要受交感胆碱能神经支配,其末梢释放递质为乙酰胆碱,故乙酰胆碱有促进汗腺分泌的作用,而阿托品可阻断汗液分泌。由温热刺激而引起的汗腺分泌称为温热性发汗,可发生于机体任何部位,参与体温调节过程。而人体的前额、手、足等处的汗腺也有一些受交感神经肾上腺素能纤维支配,这些部位的汗腺分泌汗液是由人体紧张、情绪激动而引起称为精神性发汗,与体温调节关系不大。

三、体温调节

无论是炎热的夏天,还是寒冷的冬天,人和其他恒温动物的体温能够保持相对恒定,是因为机体在生物进化过程中逐步形成了一系列复杂而精确的体温调节机制,它包括行为性体温调节和生理性(自主性)体温调节。人和其他恒温动物处在不同的气候里,不但通过改变居住条件、增减衣物等一系列意识行为方面的活动,使机体更好地适应环境;更重要的是经生理性体温调节,使机体的产热与散热达到平衡,使体温维持在一个相对恒定的水平。

(一) 温度感受器

根据分布部位不同,将温度感受器分为外周温度感受器和中枢温度感受器两类。外周温度感受器是游离的神经末梢,中枢温度感受器则是神经元。

1. 外周温度感受器　皮肤、黏膜、腹腔内脏(以皮肤为主)等处有丰富的游离神经末梢,能感受温度的变化,称为外周温度感受器,主要感受环境的冷热变化,并将信息传入体温调节中枢。此类外周温度感受器又分温觉和冷觉感受器两种。当皮肤温度下降时,引起冷觉感受器兴奋,而当皮肤温度升高时,则导致温觉感受器兴奋。在人体,一般在皮肤温度约30℃时引起冷觉,而皮肤温度约35℃时开始引起温觉。

2. 中枢温度感受器　在脊髓、脑干网状结构及下丘脑等处有对局部组织温度变化敏感的神经元,被称为中枢温度感受器。由于对局部组织温度的升高和降低敏感度不一样,分为热敏神经元和冷敏神经元两种。在**视前区 – 下丘脑前部(preoptic anterior hypothalamus area PO/AH)** 中的一些温度敏感神经元除能感受局部温度的变化外,还能对下丘脑以外部位传入的温度变化信息发生反应。此外,它们还直接对致热物质、5- 羟色胺、去甲肾上腺素及某些肽类物质发生反应,从而导致体温的变化。

(二) 体温调节中枢

早在 20 世纪 30 年代,人们已从恒温动物脑的分段切除实验中证明,只要保留下丘脑及以下脑的结构完整,动物体温就能维持相对恒定。临床上也发现下丘脑损伤病人的体温会随环境温度变化而很不稳定。因此普遍认为,体温调节的基本中枢位于下丘脑。进一步的研究表明,体内许多温度传入信息会聚于视前区 – 下丘脑前部,传入的温度信息在此进行不同程度的整合处理,并发出指令调节机体的产热和散热。实验中发现,当热敏神经元兴奋,冷敏神经抑制时,散热增加而产热减少;反之,当热敏神经元抑制,冷敏神经兴奋时,则散热减少而产热增加。因此,这一部位被认为是体温调节中枢的核心部位。

(三) 体温调节机制

近年来,一些学者应用调定点学说对正常体温能在 37℃ 左右维持相对恒定的现象加以解释(图 7-5)。认为体温调节类似于恒温器的调节机制,下丘脑体温调节中枢 PO/AH 中的热敏神经元可能在体温调节中起着调定点的作用。调定点所设定的温度值决定机体体温的高低。正常情况下调定点所设定的人体温度值为 37℃,当 PO/AH 局部温度恰好为 37℃ 时,热敏神经元和冷敏神经元的活动是平衡的,局部温度超过 37℃ 时,冷敏神经元放电频率减少,热敏神经元放电频率增加,通过机体产热活动减少,散热活动加强,结果使体温恢复到

37℃；反之，当局部温度低于37℃时，热敏神经元放电频率减少，冷敏神经元放电频率增加，导致机体的产热活动加强，散热活动减少，体温又回升到37℃正常水平。根据调定点学说，无论什么原因，只要改变PO/AH温度敏感神经元的状态，就可能引起调定点位移，而由其设定的体温水平也随之改变。例如临床上由细菌、病毒所致的发热是由于细菌、病毒产生的致热源可使PO/AH的热敏神经元阈值升高，导致调定点上移的结果。如调定点上移至39℃时，病

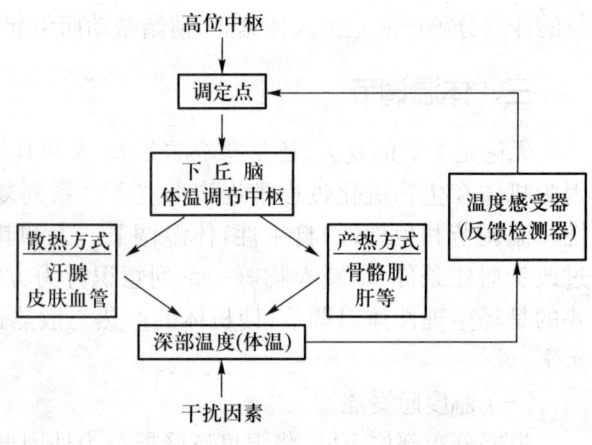

图7-5　体温调节自动控制

人开始首先出现恶寒和战栗等产热反应，一直到体温升高至39℃后才会出现散热现象。只要致热源不被清除，产热和散热过程就继续在此水平保持平衡，体温保持在39℃高水平上。可见，发热时体温调节功能并无障碍，只是调定点因致热源干扰而上移，才使体温调节到一个异常的高水平上。阿司匹林可使致热源升高的调定点降至正常水平而具有解热作用，对正常体温没有降温效应。氯丙嗪可抑制下丘脑的体温调节功能，使体温易随环境温度而变化，患者体温降至正常之下，以减少组织的耗氧量，增强机体对缺氧的耐受性，称人工冬眠法。

春季是细菌、病毒传播的高危期，它们也是机体的致热源，被感染时，主要症状为发热等，影响健康，严重时威胁人的生命。因此，养成良好的卫生习惯，加强运动，充足休息，合理膳食，调整心态，以提高自身的综合免疫力尤为重要。

（韩玉霞）

思 考 题

1．名词解释：食物的热价、食物的氧热价、呼吸商和非蛋白呼吸商、基础代谢率、体温、体温中枢、调定点。

2．简述能量的来源及去路。

3．影响能量代谢的因素有哪些？

4．何谓基础代谢率？测定基础代谢率有何临床意义？

5．根据散热原理，临床上如何降低高热病人体温？

6．无论是炎热的夏天还是寒冷的冬天，体温是如何维持相对稳定？

第八章 肾的排泄

> **学习要点：**
> 1. 掌握排泄、肾小球的滤过、肾小球滤过率、肾糖阈和渗透性利尿的概念，尿液生成的过程及其影响因素，尿生成的调节。
> 2. 熟悉肾的血液循环特点，滤过分数的概念，滤过膜的屏障作用，尿量，排尿反射。
> 3. 了解肾的结构特点，尿液的浓缩和稀释，尿液的成分及理化性质。

机体将代谢终产物、多余的或有害的物质经血液循环通过排泄器官排出体外的过程称为**排泄**（excretion）。人体内具有排泄功能的器官有肾、肺、皮肤、汗腺、消化道等，其主要排泄物见表8-1。其中以肾排出的代谢终产物数量最大、种类最多，故肾是人体最重要的排泄器官。另外，人体粪便中的食物残渣，由于未经过血液循环，故排食物残渣不属于排泄。

表8-1 人体排泄途径及排泄物

排泄途径	排泄物
肾	水、无机盐、尿素、尿酸、肌酸、肌酐、药物、色素等
肺	CO_2、水、挥发性物质等
皮肤及汗腺	水、NaCl、尿素、乳酸等
消化道	胆色素、无机盐、铅、汞等

肾在以泌尿的形式实现排泄功能时，还通过尿液的量和成分起到调节水、电解质和酸碱平衡，以及维持机体内环境稳态的作用。此外，肾能分泌促红细胞生成素、肾素、前列腺素等激素，具有内分泌功能。本章重点讨论的是肾的排泄功能。

第一节 肾的结构和血液循环特点

一、肾的结构特点

（一）肾单位和集合管

肾单位是肾结构和功能的基本单位，它与集合管共同完成泌尿功能。每个肾单位包括肾小体和肾小管两部分。肾小体由肾小球与包裹在肾小球外面的肾小囊两个部分组成；肾小管由近端小管、髓袢细段、远端小管三部分组成。远端小管的末端与集合管相连。集合管不属于肾单位，但在尿液的生成过程中，特别是在尿液浓缩和稀释过程中起着重要的作用。

(二) 皮质肾单位和近髓肾单位

按肾单位所在部位的不同，可分为皮质肾单位和近髓肾单位两类(图8-1)。皮质肾单位主要分布于外皮质层和中皮质层，数量多，占肾单位总数的85%~90%。皮质肾单位的结构特点是：肾小球体积较小，肾小管的髓袢较短，髓袢顶端一般不超过髓质的外带；入球小动脉口径大于出球小动脉口径。近髓肾单位分布于靠近髓质的内皮质层，占肾单位总数的10%~15%。近髓肾单位的结构特点是：肾小球体积较大，肾小管的髓袢较长，髓袢顶端可达髓质内带直至乳头部；入球小动脉口径小于或等于出球小动脉口径。

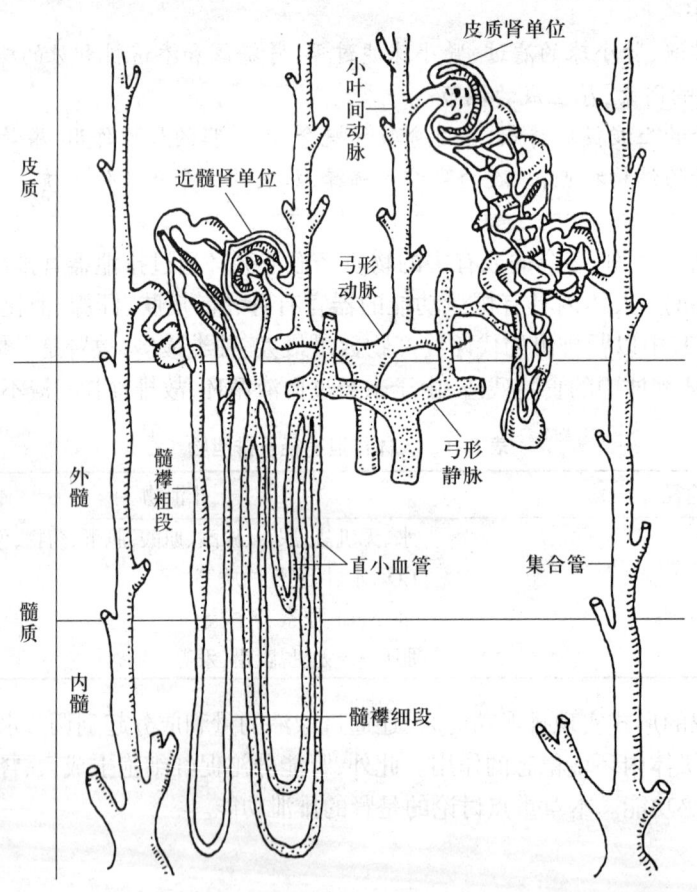

图8-1 肾单位和肾血管的结构

(三) 球旁器

球旁器又称近球小体，主要分布在皮质肾单位，由球旁细胞、致密斑和球外系膜细胞组成(图8-2)。球旁细胞(又称颗粒细胞)是肾小球入球小动脉中膜内的肌上皮样细胞，能分泌肾素。致密斑位于远曲小管的起始部，为高柱状细胞，排列紧密呈斑状隆起，能感受小管液中Na^+含量的变化，调节肾素的释放。球外系膜细胞分布在出球小动脉、入球小动脉和致密斑三者之间,具有吞噬和收缩等功能。

二、肾的血液循环特点

(一)血流量大,主要分布在肾皮质

一个体重为 70 kg 的正常成年男性,安静时每分钟约有 1.2 L 血液流经两肾,相当于心排血量的 20%~25%。其中约 94% 的血液分布在肾皮质,5%~6% 分布在外髓,其余不到 1% 分布在内髓。通常所说的肾的血流量主要是指肾皮质的血流量。肾皮质的血流量大,有利于肾小球的滤过。

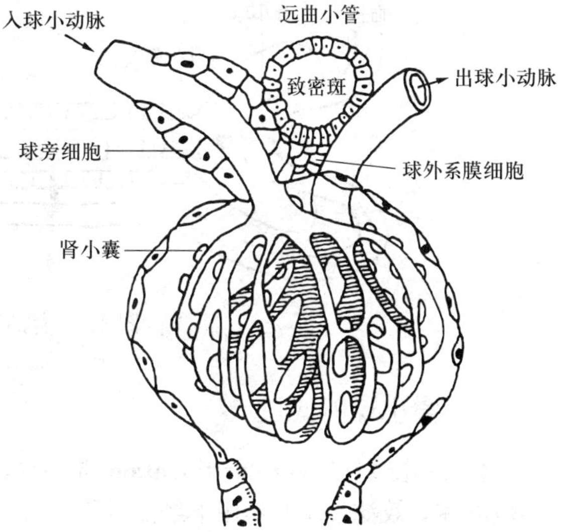

(二)两套串联的毛细血管网,两级毛细血管血压差异大

图 8-2 肾小球与球旁器

肾动脉直接起源于腹主动脉,经多次分支后成为入球小动脉。每支入球小动脉进入肾小体后,形成肾小球毛细血管网。肾小球毛细血管汇集成出球小动脉离开肾小球后,再次形成管周毛细血管网,上述两级毛细血管血压差异大:肾小球毛细血管网内血压较高,有利于肾小球的滤过;管周毛细血管网缠绕在肾小管和集合管周围,血压较低,有利于小管液的重吸收。

(三)肾血流量的自身调节

当动脉血压在 80~180 mmHg 范围内变动时,肾血流量不依赖于神经和体液因素的作用,能保持相对稳定,这种现象称为**肾血流量的自身调节**(autoregulation of renal blood flow)。它主要通过调节血管平滑肌,控制入球小动脉的口径实现。当动脉血压升高或降低时,小叶间动脉和入球小动脉分别收缩或舒张,以维持肾血流量和毛细血管血压的相对恒定。

需要说明的是肾血流量与全身血液循环一致,也受神经和体液调节。一般情况下,肾交感神经紧张性很低,肾上腺素、去甲肾上腺素等激素水平也较低,肾主要依靠自身调节来维持肾血流量的相对稳定,以保证其正常的泌尿功能。在紧急的情况下,肾交感神经紧张性增加、肾上腺素分泌增多,使肾血管平滑肌收缩,肾血流量减少,全身血液重新分配,以保证心、肺、脑的血液供应。而当肾组织中的局部介质如前列腺素、一氧化氮等增加时,则使肾血管平滑肌扩张,肾血流量增加。

第二节 肾的泌尿过程

肾的结构和血液循环特点,为其完成泌尿功能提供了基础。肾的泌尿过程是一个连续、复杂的生理过程,包括三个基本步骤:肾小球的滤过、肾小管和集合管的重吸收、肾小管和集合管的分泌(图 8-3)。

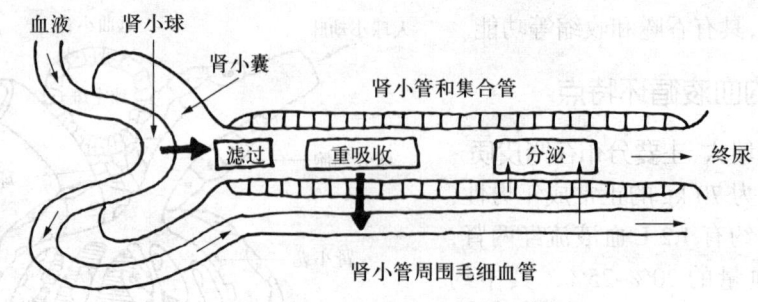

图 8-3 肾的泌尿过程

一、肾小球的滤过

肾小球滤过(glomerular filtration)指血液流经肾小球毛细血管时,血浆中的水分、小分子物质,在有效滤过压的作用下经滤过膜进入肾小囊腔形成滤液(即原尿)的过程。微穿刺技术证明,原尿中的成分与去蛋白血浆相似,因此,原尿就是血浆的超滤液。血浆、原尿和终尿中主要物质比较见表 8-2。

表 8-2 血浆、原尿和终尿中主要物质比较

成分	血浆 /g·L⁻¹	原尿 /g·L⁻¹	终尿 /g·L⁻¹	浓缩倍数	重吸收率 /%
Na^+	3.3	3.3	3.5	1.1	99
K^+	0.2	0.2	1.5	7.5	94
Cl^-	3.7	3.7	6.0	1.6	99
碳酸根	1.5	1.5	0.07	0.05	99
磷酸根	0.03	0.03	1.2	40.0	67
尿素	0.3	0.3	20.0	67.0	45
尿酸	0.02	0.02	0.5	25.0	79
肌酐	0.01	0.01	1.5	150.0	0
氨	0.001	0.001	0.4	400.0	0
葡萄糖	1.0	1.0	0	0	100*
蛋白质	80	0.3	0	0	100*
水	900	980	960	1.1	99

* 表示几乎为 100%

单位时间内(每分钟)两侧肾生成的原尿量,称为**肾小球滤过率**(glomerular filtration rate,GFR)。在体表面积为 1.73 m² 的正常成年男性,肾小球滤过率约为 125 mL/min,而女性比男性低 10%。肾小球滤过率与肾血浆流量的比值称为**滤过分数**(filtration fraction,FF)。正常人肾血浆流量为 660 mL/min,肾小球滤过率为 125 mL/min,则滤过分数约为 19%。这说明在静息情况下,流经肾小球毛细血管的血浆约有 1/5 经滤过膜滤过到肾小囊腔内形成了原尿。肾小球滤过率和滤过分数是判断肾小球滤过功能的重要指标。

在有足够肾血流量的情况下,肾小球滤过率的大小取决于肾小球滤过膜的面积及其通透性和有效滤过压的大小。以下分别讨论它们的作用以及影响肾小球滤过的因素。

(一) 滤过膜的组成及其通透性

滤过膜作为肾小球滤过的结构基础,由肾小球毛细血管内皮细胞、基膜、肾小囊上皮细胞等组成(图8-4)。三层结构中,毛细血管内皮细胞上的小孔(窗孔),直径为50~100 nm;基膜上的多角形网孔,直径为2~8 nm;肾小囊上皮细胞足突间的裂隙膜上的微孔,直径为4~11 nm。滤过膜三层结构上大小不同的孔道,构成了物质滤过的机械屏障(表8-3)。

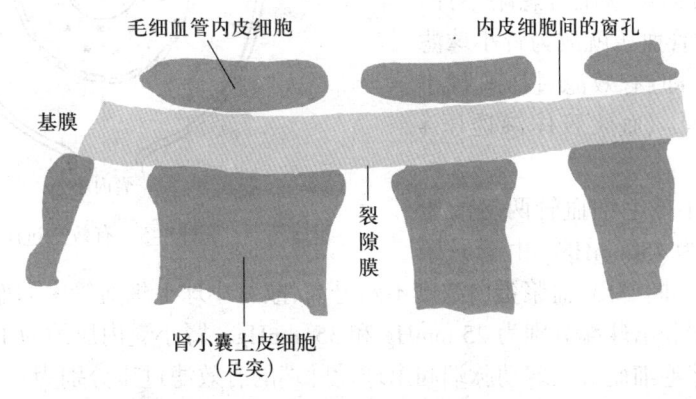

图 8-4 肾小球滤过膜

表 8-3 滤过膜的组成与机械屏障

组成	机械屏障作用
内层:毛细血管内皮细胞	其上有直径50~100 nm 的窗孔,可允许血浆蛋白通过,血细胞不能通过
中层:基膜	其上的网孔直径为2~8 nm,决定了滤过分子的大小,水分子和部分溶质可通过,蛋白质很难通过,是机械屏障的主要部位
外层:肾小囊上皮细胞	上皮细胞上覆盖的裂孔膜上有直径4~11 nm 的微孔,对血浆蛋白有阻止作用

由于滤过膜三层结构上覆盖有带负电荷的蛋白质,所以滤过膜对带负电荷的大分子物质的通过起到电学屏障的作用。在有效半径相同时,它可以限制带负电荷的物质滤过,而对带正电荷的物质则促进滤过。

滤过膜的通透性是滤过的前提条件,通透性的大小可以用被滤过物质的相对分子质量大小和所带电荷来衡量。一般来说,相对分子质量小于6 000,有效半径小于2.0 nm 的带正电荷或呈电中性的物质,可以自由滤过,如葡萄糖、水、Na^+ 等;相对分子质量大于69 000,有效半径大于4.0 nm 的大分子物质则不能滤过;有效半径介于2.0~4.0 nm 的各种物质只能部分滤过,且随有效半径和所带负电荷的增加,滤过量逐渐降低。如血浆中最小的蛋白质——清蛋白是可以通过机械屏障,但由于其带负电荷,却不能通过电学屏障,故原尿中几乎不含蛋白质。由此可见,滤过膜的通透性受到了两道屏障的严格控制,且以机械屏障的作用为主,并对原尿的成分起着决定作用,电学屏障的作用主要是限制带负电荷的大分子物质的滤过。

(二) 肾小球有效滤过压

肾小球有效滤过压(effective filtration pressure,EFP) 是肾小球滤过的动力,与其他器官组织液生成机制相似,在有效滤过压为正值时滤液生成。促进肾小球滤过的动力是肾小球毛细血管血压和肾小囊内滤液的胶体渗透压,滤过的阻力是血浆胶体渗透压和肾小囊内滤液的静水压(简称囊内压,图8-5)。

由于滤液中的蛋白含量极低,其肾小囊内滤液的胶体渗透压可忽略不计,故肾小球毛细血管血压就成为肾小球滤过的唯一动力。即:有效滤过压 = 肾小球毛细血管血压 - (血浆胶体渗透压 + 肾小囊内压)

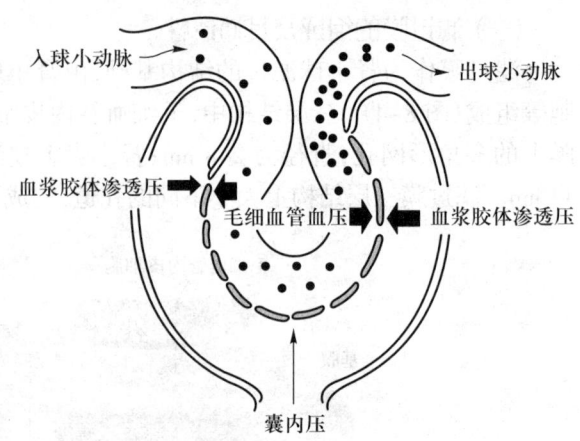

图8-5 有效滤过压

据测定,肾小球毛细血管两端的压力几乎相等,约为 45 mmHg。由于原尿生成过程中水分不断滤出,血浆蛋白浓度不断升高,故肾小球毛细血管中的血浆胶体渗透压是变化的,入球端和出球端分别为 25 mmHg 和 35 mmHg。肾小囊内压约为 10 mmHg。根据以上数据,肾小球毛细血管入球动脉端和出球动脉端的有效滤过压分别为:

入球端:有效滤过压 = 45 - (25+10) = 10 mmHg
出球端:有效滤过压 = 45 - (35+10) = 0 mmHg

由此可见,尽管肾小球毛细血管全长都可发生滤过,但血液在流经肾小球时,由于水和小分子物质的不断滤出,肾小球毛细血管内的血浆胶体渗透压会逐渐升高,而肾小球有效滤过压会逐渐下降。当有效滤过压下降到零时,就达到**滤过平衡(filtration equilibrium)**,此时,滤过停止。由此可见,肾小球毛细血管并非全程都有滤液生成,只有从入球小动脉端到出现滤过平衡前,这一段毛细血管才发生了滤过作用。滤过平衡点越靠近入球小动脉端,有滤过作用的毛细血管长度就越短,肾小球滤过率也越低;滤过平衡越靠近出球小动脉端,有滤过作用的毛细血管长度延长,肾小球滤过率也越高。因此,在其他因素不变时,肾小球滤过率取决于滤过平衡的位置,而滤过平衡的位置取决于血浆胶体渗透压上升的速率。

(三)影响肾小球滤过的因素

与肾小球滤过作用有关的因素包括滤过膜的面积及其通透性、有效滤过压和肾血浆流量等。其中任一因素发生改变,都会对肾小球的滤过产生不同程度的影响。

1. 滤过膜的改变　滤过膜的改变包括有效面积和通透性两个方面。正常成年人两肾滤过膜的总面积在 1.5 m² 以上,足够满足人体血浆的滤过。只有在肾发生病理改变时,才会发生较大变化,而影响到尿液的量和成分。如急性肾小球肾炎时,一方面因肾小球毛细血管内皮细胞增生、肿胀,使毛细血管管腔狭窄或完全阻塞,造成有效滤过面积减少,使原尿生成减少。另一方面,病变还有可能造成滤过膜上所带负电荷的糖蛋白减少,电学屏障作用降低,或破坏机械屏障,使一些本来不能滤过的大分子物质,如血浆蛋白、红细胞等也能通过滤过膜。因此,急性肾小球肾炎患者可出现少尿、蛋白尿、血尿等症状。

2. 有效滤过压　有效滤过压是肾小球滤过的动力,由肾小球毛细血管血压、血浆胶体渗透压及囊内压构成。在滤过膜、肾血浆流量相对不变时,肾小球毛细血管血压、血浆胶体渗透压、囊内压的变化都会影响肾小球滤过率。

(1) 肾小球毛细血管血压:由于肾的自身调节作用,动脉血压在 80~180 mmHg 范围内变动时,肾小球毛细血管血压和肾小球有效滤过压无明显变化,肾小球滤过率也保持相对稳定。当动脉血压低于 80 mmHg 时,由于超出了肾血流量自身调节范围,肾小球毛细血管血压和肾小球有效滤过压都相应降低,以致肾小球滤过率下降,出现尿量减少;当动脉血压低至 50 mmHg 以下时,由于肾小球有效滤过压和肾小球滤过率接近于零,可导致无尿。

(2) 囊内压:在生理情况下,囊内压是比较稳定的。但当肾盂或输尿管结石、肿瘤压迫或其他原因引起输尿管阻塞时,由于小管液和终尿不能排出,在梗阻上端的尿液不能进入下一段,引起逆行性压力升高,可导致囊内压升高,使有效滤过压降低,肾小球滤过率减小。

(3) 血浆胶体渗透压:一般情况下,正常人的血浆蛋白含量相对稳定,故血浆胶体渗透压不会有大的变动。只有某些原因使血浆蛋白浓度降低时,如肝合成血浆蛋白减少会引起血浆胶体渗透压下降,继而造成肾小球有效滤过压增加,肾小球滤过率升高,尿量增多。而因血浆胶体渗透压升高导致滤过率下降的情况并不多见,因为当血浆胶体渗透压升高时,会使组织液重吸收增多,进入血管的水分增加,引起血浆胶体渗透压恢复正常。另外,由此造成的血容量增加将使肾血流量加大,对抗了血浆胶体渗透压升高引起的滤过率降低。

3. 肾血浆流量　在其他条件不变时,肾血浆流量主要影响滤过平衡的位置。当肾血浆流量增加时,肾小球毛细血管的血浆胶体渗透压上升速率和有效滤过压下降速率减慢,滤过平衡就靠近出球小动脉端,可生成滤液的肾小球毛细血管段延长,肾小球滤过率增大,尿量增多。反之,当肾血流量减少,如休克、大失血时,由于交感神经兴奋,肾血管收缩,肾血流量减少,血浆胶体渗透压上升的速率加快,滤过平衡点就靠近入球小动脉端,有滤过作用的毛细血管长度缩短,使肾小球滤过率降低,尿液生成减少。实验表明,当肾血浆流量比正常值增大 3 倍时,肾小球毛细血管的全长均有滤过,到出球小动脉端也达不到滤过平衡,增加了肾小球的有效滤过面积,使肾小球滤过率进一步增大。

二、肾小管和集合管的重吸收

原尿进入肾小管后称为小管液。小管液在流经肾小管和集合管时,其中大部分水分和溶质被重新转运回血液的过程,称为肾小管和集合管的**重吸收(reabsorption)**。流经肾小管和集合管后的小管液,就成为终尿。终尿和原尿相比,其质和量均发生了明显的变化(见表 8-2)。由此可见,肾小管和集合管具有选择性重吸收作用。

(一) 重吸收的方式

肾小管和集合管重吸收的物质是由肾小管和集合管的上皮细胞转运的,其转运方式有主动重吸收和被动重吸收两种。

1. 被动重吸收　被动重吸收是指小管液中的物质经肾小管上皮细胞通过扩散、渗透等方式被重吸收。如尿素在内髓集合管以单纯扩散的方式重吸收,水随 NaCl 和溶质重吸收造成的渗透压差而被重吸收。

2. 主动重吸收　主动重吸收是指肾小管上皮细胞通过入胞作用或主动转运的方式,逆电 – 化学梯度将小管液中的物质转运到肾小管周围毛细血管的过程。主动重吸收需要消耗能量,根据能量来源的不同,分为原发性主动重吸收和继发性主动重吸收两种。前者消耗的能量由 ATP 分解直接提供;后者所需的能量间接来源于钠泵。

以上两种转运方式往往密切联系,相互影响。如 Na^+ 的主动重吸收,引起小管内外出现电位差,使 Cl^- 顺电位差被动重吸收;由于 Na^+ 和 Cl^- 的重吸收导致小管液渗透压降低,引起小管液中水分向管外的高渗区渗透而被动重吸收。

(二) 重吸收的部位

由于形态结构上存在差异,各段肾小管和集合管重吸收能力不尽相同,但以近端小管重吸收的物质种类最多,数量最大,故近端小管是物质重吸收的主要部位。正常情况下,小管液中的葡萄糖、氨基酸等营养物质,几乎全部在近端小管重吸收;HCO_3^-、水和 Na^+、K^+、Cl^- 等也在此被大部分重吸收。余下的水和盐类绝大部分在髓襻、远曲小管和集合管重吸收,少量随尿排出(图8-6)。

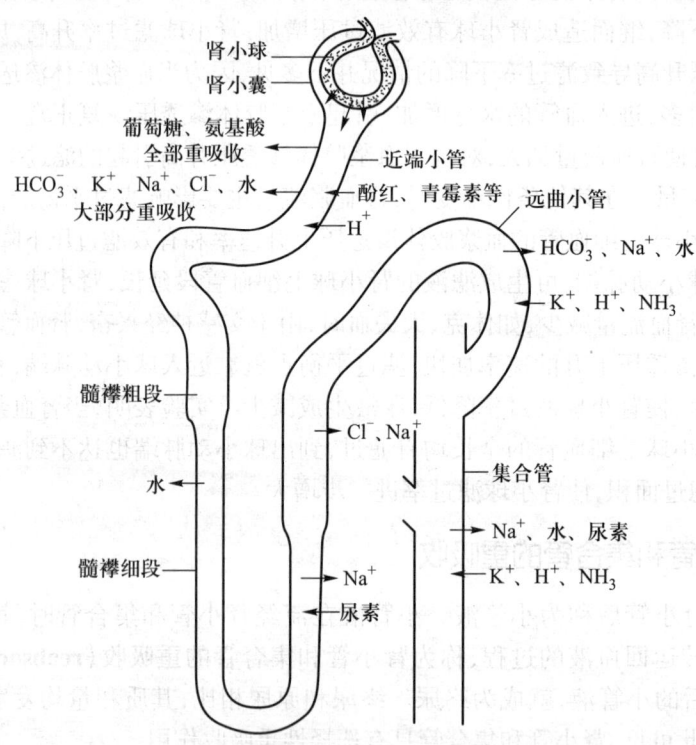

图 8-6 肾小管和集合管重吸收及分泌作用

(三) 重吸收的特点

1. 选择性重吸收 对原尿和终尿的成分进行比较发现,肾小管和集合管对各种物质的重吸收程度不同(见表8-2)。一般情况下,对机体有用的物质,如葡萄糖、氨基酸、HCO_3^-、水等,肾小管和集合管会将其完全或者大部分重吸收;代谢终产物或者对机体有害的物质,如肌酐,不被重吸收。这表明肾小管和集合管对物质的重吸收是有选择性的,其目的是既保留了对机体有用的物质,又清除有害和过剩的物质,从而实现其净化血液的功能。

2. 有限性重吸收 由于小管液中溶质的重吸收需要通过上皮细胞的转运体实现,故当小管液中某物质的浓度超过一定限度时,上皮细胞将不能将该物质全部重吸收,此物质就会在终尿中出现。说明肾小管重吸收物质有一定的限度。

(四) 几种物质的重吸收

1. NaCl 的重吸收　从表 8-2 可知,原尿中的 Na^+、Cl^- 的重吸收率约为 99%,尿中排出的量不到滤过量的 1%。其中,近端小管的重吸收量占滤液总量的 65%~70%,在髓襻重吸收量约为 20%,其余在远曲小管和集合管被重吸收。

近端小管各段对 NaCl 的重吸收方式和机制不尽相同。在近端小管前半段,由于肾小管上皮细胞的管腔膜对 Na^+ 的通透性较大,小管液中 Na^+ 的浓度比上皮细胞内液高,Na^+ 就以 Na^+-葡萄糖同向转运或 Na^+-H^+ 交换的方式进入上皮细胞内,进入上皮细胞内的 Na^+,被小管上皮细胞膜上的钠泵转运到细胞间隙,造成细胞间隙中的 Na^+ 浓度升高,渗透压升高。水通过渗透作用从小管腔进入细胞间隙,使细胞间隙的静水压升高,促使 Na^+ 和水进入毛细血管内而被重吸收(图 8-7a)。

在近端小管的后半段,除与前半段一样有部分继发性主动转运外,主要是通过细胞旁路重吸收。由于前半段 HCO_3^- 重吸收的速率明显大于 Cl^- 重吸收速率,Cl^- 被留在小管液中,使近端小管液中的 Cl^- 浓度高于管周组织,形成 Cl^- 的电-化学梯度。后半段 Cl^- 顺浓度梯度经细胞旁路(即紧密连接)重吸收回血(图 8-7b)。由于 Cl^- 被动重吸收造成小管液中正离子增多,导致管腔内带正电荷而管腔外带负电荷,Na^+ 顺电位梯度被动重吸收。

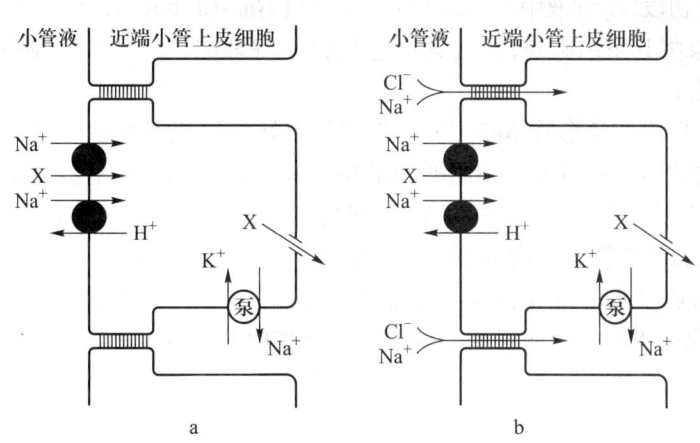

图 8-7　近端小管重吸收 NaCl 的示意图

a. 近端小管前半段;b. 近端小管后半段;X 表示葡萄糖、氨基酸;● 表示转运体

总的来说,近端小管前半段 Na^+ 重吸收,属于依靠 Na^+ 泵提供能量的主动重吸收,约占 NaCl 重吸收量的 2/3;近端小管后半段主要是 Cl^- 顺浓度差、Na^+ 顺电位差被动重吸收,约占 NaCl 重吸收量的 1/3。

髓襻各段对 NaCl 的重吸收比较复杂。髓襻降支细段对水的通透性高,但对 NaCl 不易通透。在髓襻降支细段,由于水在管周组织液的高渗作用下被重吸收(本章第三节),使小管液中 NaCl 浓度升高至髓襻折返处(髓质深部)达最高。但小管液在流经髓襻升支细段时,由于髓襻升支细段对水不通透,而对 Na^+ 和 Cl^- 的通透性较高,而引起小管液中的 Na^+ 和 Cl^- 顺浓度差扩散至管周组织液,形成被动重吸收。髓襻升支粗段对 NaCl 的重吸收,是小管膜

上同向转运体以 $Na^+:2Cl^-:K^+$ 的方式主动重吸收的(图 8-8)。可见，髓袢升支细段是被动重吸收 NaCl，升支粗段则为主动重吸收 NaCl。髓袢升支粗段这种对水无通透性，主动重吸收 Na^+、Cl^- 的特性，造成小管液渗透压不断下降而管周组织液渗透压升高，成为形成肾髓质高渗透压的原动力，对尿的浓缩和稀释具有重要意义。利尿药中的呋塞米是抑制了 $Na^+-K^+-2Cl^-$ 的同向转运，而使 Na^+、Cl^- 的重吸收减少，而导致利尿。

远曲小管和集合管对 NaCl 的重吸收量约为滤过量的 12%。此处对 Na^+、Cl^- 的重吸收可根据机体对水、盐平衡的状况进行调节。Na^+ 的重吸收主要受醛固酮的调节。在远曲小管和集合管 Na^+ 的重吸收是逆电－化学梯度进行的，属主动重吸收过程，伴随有 H^+、K^+ 的分泌。

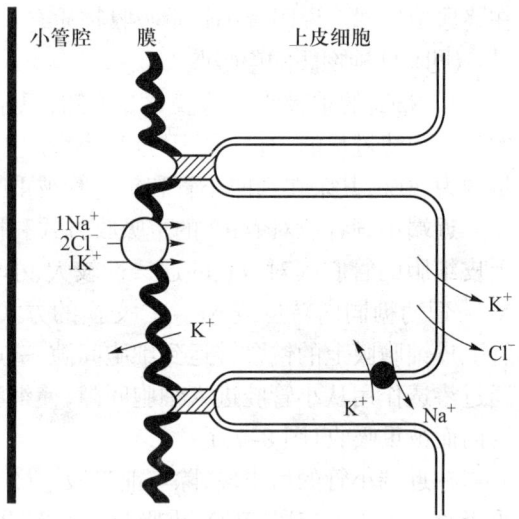

图 8-8　髓袢升支粗段对 NaCl 的重吸收
○表示转运体；●表示钠泵

在远曲小管初段，小管液中的 Na^+ 和 Cl^- 是通过 Na^+-Cl^- 同向转运体进入小管上皮细胞内，然后由 Na^+ 泵将其泵出胞外，经组织液进入血液。噻嗪类利尿剂可抑制此处的同向转运而产生利尿作用。

在远曲小管后段和集合管 Na^+ 主要是依靠钠泵转运造成的细胞内低钠，而使钠通过主细胞顶端膜中的钠离子通道进入细胞的，Na^+ 的重吸收造成小管液呈负电位，可驱使小管液中的 Cl^- 依电位差被动重吸收，也成为 K^+ 从细胞内分泌入小管腔的动力。利尿药阿米洛利可抑制远曲小管和集合管主细胞顶端膜中的钠离子通道，而减少 Na^+、Cl^- 的重吸收。

2. 水的重吸收　水的重吸收量约占滤过量的 99%。当水的重吸收量减少 1% 时，尿量将增加 1 倍，故水的重吸收对尿量的影响很大。除髓袢升支不能重吸收水外，其余各段均能重吸收水。水是伴随着 Na^+、HCO_3^-、葡萄糖和 Cl^- 等物质的重吸收而被动重吸收的，属渗透性重吸收。

水的重吸收可分为两部分：①必需性重吸收。在近端小管对水的重吸收量占滤过量的 65%~70%，是伴随溶质的重吸收而被动重吸收的，属渗透性重吸收。与机体是否缺水无直接关系，机体不可调节。②调节性重吸收。远曲小管和集合管对水的重吸收量占滤过量的 20%~30%，受抗利尿激素的调节，依机体需水情况而增减。当机体缺水时，抗利尿激素分泌增加，集合管对水的重吸收增多，尿量减少；当机体内水过多时，抗利尿激素分泌减少，水的重吸收减少，尿量增多。故远曲小管和集合管中水的重吸收，在决定尿量的多少、尿液渗透压的高低以及维持机体的水平衡和血浆晶体渗透压中有着重要意义。

3. HCO_3^- 的重吸收　HCO_3^- 的重吸收量占滤过量的 99% 以上，其中约有 85% 在近端小管被重吸收，剩余的主要在远曲小管和集合管被重吸收。

肾小管上皮细胞的管腔膜对 HCO_3^- 无通透性，小管液中的 HCO_3^- 是先与肾小管分泌的 H^+ 结合生成 H_2CO_3，再分解为 CO_2 和水。CO_2 以单纯扩散的形式进入上皮细胞内，在碳酸酐酶的作用下和水重新结合生成 H_2CO_3，然后又解离出 H^+ 和 HCO_3^-，H^+ 则通过分泌再次入肾小管内。而大部分 HCO_3^- 随 Na^+ 以 $NaHCO_3$ 的方式重吸收回血液；小部分 HCO_3^- 则是以 $Cl^--HCO_3^-$ 逆向转运的方式进入管周组织液，而被重吸收回血液。由于 HCO_3^- 主要是以 CO_2 的形式重吸收，而 CO_2 通过管腔膜的速度比 Cl^- 更快，故 HCO_3^- 的重吸收常优先于 Cl^-。HCO_3^- 是体内重要的碱储备，其优先重吸收对于体内酸碱平衡的维持具有重要意义。

4. K^+ 的重吸收　K^+ 重吸收量占总滤过量的94%。原尿中的 K^+ 绝大部分在近端小管主动重吸收，终尿中的 K^+ 主要是由远曲小管和集合管分泌，其分泌量取决于体内血 K^+ 的浓度，受醛固酮的调节。

5. 葡萄糖的重吸收　葡萄糖的重吸收是继发于 Na^+ 的主动重吸收。小管液中葡萄糖和 Na^+ 与管腔膜上的同向转运体结合后转运入上皮细胞内，而后葡萄糖经上皮细胞基底侧膜扩散至组织液，然后再入血液(见图8-7)。

原尿中葡萄糖的浓度和血糖浓度相等，但正常人终尿中不含葡萄糖，这说明原尿中的葡萄糖在流经肾小管时全部被重吸收。实验表明葡萄糖重吸收部位仅限于近端小管(近曲小管为主)，其余各段肾小管没有重吸收葡萄糖的能力，而近端小管对葡萄糖的重吸收是有限度的。所以，当血糖浓度升高到一定水平时，肾小管上皮细胞对葡萄糖的重吸收就达到极限，如果血糖浓度继续升高，将会使小管液中的葡萄糖不能全部重吸收，导致部分葡萄糖随尿液排出而出现糖尿。通常将尿中开始出现葡萄糖时的血糖浓度，称为**肾糖阈(renal glucose threshold)**，其正常值为 160~180 mg/100 ml (8.9~10.1 mmol/L)。

需要说明的是，由于糖尿发生在血糖浓度超过肾糖阈时，故糖尿病的患者只要其血糖浓度不超过肾糖阈都不会出现糖尿；而正常人在情绪激动、交感神经兴奋或一次性摄入大量葡萄糖时，都可引起血糖浓度暂时升高，也会出现糖尿，但这些是生理性糖尿。

6. 其他物质的重吸收　小管液中的氨基酸、HPO_4^{2-}、SO_4^{2-} 等物质的重吸收机制基本上与葡萄糖相似，也是继发性主动转运，有可能只是转运体不同。正常情况下进入小管液中的微量蛋白质，在近端小管内通过入胞作用将其重吸收。尿素则在近端小管和内髓部集合管内，顺浓度差扩散而被动重吸收。

三、肾小管和集合管的分泌作用

肾小管和集合管的**分泌(secretion)** 是指肾小管、集合管上皮细胞将代谢产物转运到小管腔的过程。肾小管和集合管主要能分泌 H^+、NH_3 和 K^+，这对保持体内的酸碱平衡具有重要意义，而原尿经过肾小管和集合管的重吸收和分泌后形成终尿。

(一) H^+ 的分泌

正常人血浆 pH 维持相对稳定与肾小管各段 H^+ 的分泌是分不开的。除髓襻细段外，各段肾小管和集合管的上皮细胞均有分泌 H^+ 的功能，但主要在近端小管分泌。H^+ 的分泌有两种机制：Na^+-H^+ 交换和 H^+ 泵主动分泌 H^+，以前者为主。

肾小管上皮细胞内的 CO_2 在上皮细胞内与水经碳酸酐酶的催化生成 H_2CO_3，后者又离解成 H^+ 和 HCO_3^-。上皮细胞内的 H^+ 和小管液中 Na^+ 与细胞膜上的转运体结合，H^+ 被分泌到小管液中，小管液中的 Na^+ 则被吸收入血液，此过程称 Na^+-H^+ 交换(图8-9a)。此后，上皮细胞内生成的 HCO_3^- 与重吸收的 Na^+ 结合生成 $NaHCO_3$ 回到血液中。在此过程中，每分

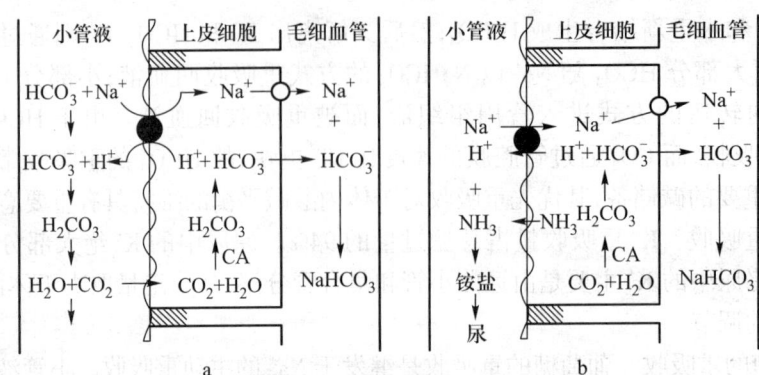

图 8-9　H^+ 和 NH_3 的分泌
a. H^+ 的分泌；b. NH_3 的分泌

泌一个 H^+，就可重吸收一个 $NaHCO_3$ 回血液，因为 $NaHCO_3$ 是体内重要的"碱储备"。所以，Na^+-H^+ 交换实际上是肾排酸保碱的过程，对维持体内酸碱平衡具有非常重要的意义。

远曲小管最后一段和集合管是 H^+ 泵主动分泌 H^+ 的部位，每分泌一个 H^+ 就重吸收一个 HCO_3^- 回血，但与 Na^+ 的重吸收无关。

(二) NH_3 的分泌

NH_3 来自谷氨酰胺脱氨反应，主要由远曲小管和集合管分泌。NH_3 是脂溶性物质，可通过单纯扩散进入肾小管或管周组织液中。由于扩散至小管液的 NH_3 与分泌的 H^+ 结合成 NH_4^+，并进一步与强酸盐(如 $NaCl$)的负离子结合为铵盐随尿排出(图 8-9b)，使小管液中的 NH_3 和 H^+ 的浓度降低；强酸盐的正离子(如 Na^+)则与细胞内的 H^+ 交换进入肾小管上皮细胞，然后和细胞内的 HCO_3^- 一起被重吸收回血。这些加速了 NH_3 向小管液扩散，促进了 H^+ 的分泌。因此，NH_3 的分泌不但可促进 H^+ 分泌，还促进了 $NaHCO_3$ 的重吸收，间接起到了排酸保碱的作用。

(三) K^+ 的分泌

滤液中的 K^+ 绝大部分被肾小管各段和集合管重吸收入血。尿中的 K^+ 主要是由远曲小管和集合管分泌的。K^+ 的分泌与 Na^+ 的主动重吸收有密切联系，即以 Na^+-K^+ 交换的形式进行。

Na^+-K^+ 交换是指在小管液中的 Na^+ 被主动重吸收入细胞内的同时，形成的电位差促使 K^+ 被分泌到小管液中。在远曲小管和集合管中，Na^+-K^+ 交换和 Na^+-H^+ 交换都是 Na^+ 依赖性。因此，排 K^+ 和排 H^+ 两者之间有竞争性抑制作用。即当 Na^+-H^+ 交换增加时，Na^+-K^+ 交换减少；而 Na^+-H^+ 交换减少时，Na^+-K^+ 交换则增加。机体酸中毒时，远曲小管和集合管上皮细胞中的碳酸酐酶(CA)活性增强，肾小管分泌的 H^+ 增多，由于 Na^+-H^+ 交换增加，使 Na^+-K^+ 交换减少，故 H^+ 的排出增多，K^+ 排出减少。所以酸中毒时常伴高血钾。

一般情况下，尿中 K^+ 的排出量及机体 K^+ 的摄入量是平衡的，体内血 K^+ 浓度保持相对稳定。但当机体缺 K^+ 时，由于尿中仍有 K^+ 排出，会出现血 K^+ 浓度下降，机体 K^+ 的代谢特点是：多吃多排，少吃少排，不吃也排。故临床上食物中缺 K^+ 或其他原因引起 K^+ 的摄入不足时，要注意适量补 K^+。

第三节 尿液的浓缩和稀释作用

尿液的浓缩（urine concentration）和**稀释**（urine dilution）是将尿液的渗透压与血浆渗透压相比较而言的。正常人尿液的渗透压可因体内水含量的多少而出现较大幅度的变化。在机体缺水时，尿液的渗透压高于血浆渗透压，称为**高渗尿**（hypertonic urine），提示尿液被浓缩；当体内水过剩时，尿液的渗透压低于血浆渗透压，称为**低渗尿**（hypotonic urine），提示尿液被稀释；当肾的浓缩和稀释能力严重受损时，无论机体是否缺水，尿液的渗透压都与血浆渗透压相近，称为等渗尿。所以，通过尿液的渗透压可以推测肾浓缩和稀释尿液的能力。肾对尿液的浓缩和稀释功能在维持机体水平衡方面具有极其重要的作用。

一、肾髓质高渗透压梯度的形成

尿液的浓缩和稀释的结构基础是肾髓质高渗梯度的存在。用冰点降低法测定鼠肾的渗透压，观察到肾皮质组织液渗透压与血浆渗透压之比为 1.0，说明肾皮质组织液渗透压是等渗的；而髓质组织液渗透压与血浆渗透压之比，则从外髓到乳头部随着深入其组织液的渗透压逐渐升高，分别为 2.0、3.0、4.0。这表明肾髓质组织液的渗透压是高渗的，并有明确的渗透压梯度（图 8-10）。

（一）肾髓质高渗透压梯度形成的机制

肾髓质高渗梯度的形成与髓袢的"U"字形结构特点、肾小管各段及集合管的上皮细胞对水和溶质的选择通透性有关。各段肾小管和集合管对几种物质的通透性不同（表 8-4）。

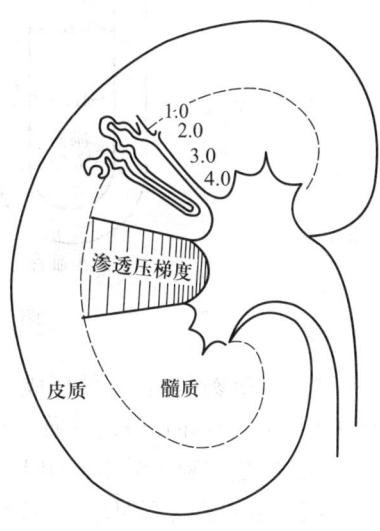

图 8-10 肾髓质高渗透压梯度

表 8-4 各段肾小管和集合管对不同物质的通透性

部位	水通透性	Na^+ 通透性	尿素通透性	结果
髓袢升支粗段	不易	主动重吸收	不易通透	外髓部组织液渗透压升高 小管液变成低渗液
髓袢升支细段	不易	易通透	中等	内髓部组织液渗透压升高 小管中高渗液沿走向下降
髓袢降支细段	易	不易通透	不易通透	小管液渗透压逐渐升高
远曲小管	有 ADH 易	主动重吸收 受醛固酮调节	不易通透	小管液中尿素浓度升高
集合管	有 ADH 易	主动重吸收 受醛固酮调节	仅内髓易	内髓组织液渗透压升高 受 ADH 调节参与尿液浓缩

1. **外髓渗透压梯度的形成** 由于肾小管各段对水通透性不同,当小管液流经髓袢升支粗段时,由于上皮细胞能主动重吸收 Na^+ 和 Cl^-,而对水不通透,故小管液在髓袢升支粗段向皮质方向流动的过程中,随着 NaCl 的主动重吸收,小管液的浓度和渗透压均逐渐降低,而升支粗段管周组织液的渗透压则出现高渗透压状态(图 8-11)。由于髓袢升支粗段位于外髓,故外髓的渗透压梯度主要是由髓袢升支粗段 NaCl 主动重吸收所形成,且越靠近皮质,渗透压越低;越靠近内髓,渗透压越高。

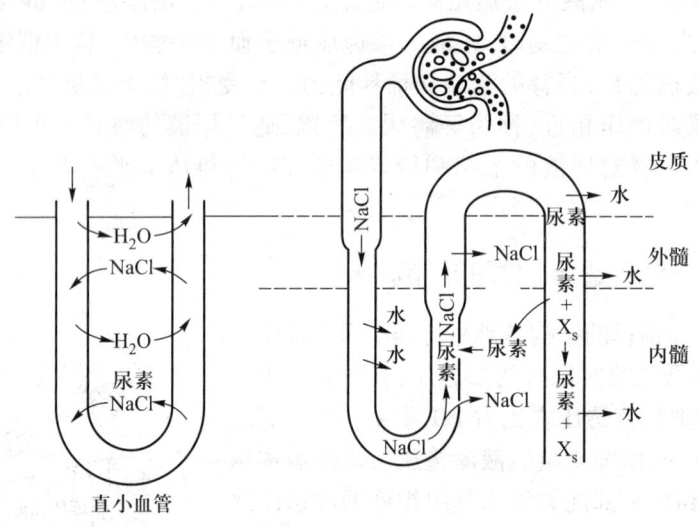

图 8-11 肾髓质渗透梯度形成和维持

2. **内髓渗透压梯度的形成** 内髓高渗梯度的形成与尿素的再循环和 NaCl 重吸收有密切关系。由于远曲小管、皮质和外髓的集合管对尿素不易通透(见表 8-4),小管液在流经这些部位时,在抗利尿激素作用下,水逐渐被重吸收,使小管液中尿素浓度和渗透压都逐渐升高。而内髓的集合管对尿素有通透性,致小管液在流经此处时,其中的尿素顺浓度差迅速向组织液扩散,使内髓组织液渗透压因此而升高。由于髓袢升支细段对尿素具有一定的通透性,所以从内髓集合管扩散出来的尿素,一部分可以进入髓袢升支细段,随着小管液再流经髓袢升支粗段、远曲小管,流入内髓的集合管后,再重新扩散入内髓组织液,形成**尿素的再循环**(图 8-11)。

此外,由于髓袢降支细段对 Na^+ 不易通透,而对水则易通透,所以在髓质渗透压的作用下,水从髓袢降支细段进入内髓组织液,使小管液中 NaCl 的浓度和渗透压都成倍增加,到髓袢折返处达最高;而当含高浓度 NaCl 的小管液反向流经髓袢升支细段时,由于此处对水不易通透而对 NaCl 易通透,小管液中的 NaCl 借浓度差进入内髓组织液,进一步提高了内髓组织液渗透压。同时髓袢升支细段内的小管液随着 NaCl 的重吸收,渗透压则逐渐降低,这样降支和升支就构成了一个**逆流倍增系统**,使内髓组织液的渗透压由近外髓到乳头部逐渐升高,形成渗透压梯度。

肾髓质高渗梯度形成的过程表明,髓袢升支粗段对 NaCl 的主动重吸收是整个肾髓质高渗梯度形成的主要动力,而尿素的再循环和 NaCl 的被动重吸收是建立肾髓质高渗梯度的主要原因。

(二) 肾髓质高渗梯度的保持

肾髓质高渗透压梯度的保持主要依靠直小血管的逆流交换作用来实现。伸入髓质内部的直小血管呈"U"字形,并与髓袢平行。由于直小血管对溶质和水的通透性高,血液顺直小血管降支向髓质深部下行时,直小血管降支内的血液最初为等渗,进入髓质后,髓质组织间液中浓度较高的 NaCl 和尿素扩散到直小血管降支中,而其中的水则渗出到组织间液。愈向内髓部深入,小血管降支中 NaCl 和尿素的浓度愈高。当血液折返流入直小血管升支时,由于血管内 NaCl 和尿素浓度比同一水平组织间液的高,所以 NaCl 和尿素又顺着浓度差扩散到组织间液,并且水再进入浓度较低的降支。这样,血液通过在直小血管的降支和升支的逆向流动,以及尿素和 NaCl 在其中的循环,进行着物质交换,离开外髓部时,只把多余的水带回循环中,从而维持了肾髓质高渗梯度(图8-11)。

二、尿液的浓缩和稀释过程

集合管与髓袢平行并处于肾髓质高渗梯度中,当小管液经远曲小管向集合管方向流动时,由于远曲小管和集合管上皮细胞对水的通透性受抗利尿激素的控制,来自髓袢升支粗段的低渗小管液会由于机体水平衡状况的不同,发生不同的改变:①尿液浓缩。当机体缺水时,由于抗利尿激素释放增加,远曲小管和集合管上皮细胞对水的通透性增大,来自髓袢升支粗段的低渗小管液在流经远曲小管时,其中的水不断被重吸收,逐渐变为等渗;而后,在从外髓集合管到内髓集合管流动过程中,由于肾髓质组织液存在高渗透压梯度,水便以渗透的方式不断进入高渗的组织液,使小管液不断被浓缩而变成高渗尿,即尿液被浓缩,此时尿量减少。②尿液稀释。若机体水过剩时,抗利尿激素释放减少,远曲小管和集合管上皮细胞对水的通透性下降,由髓袢升支粗段流来的低渗小管液,在流经远曲小管时,由于 NaCl 继续被主动重吸收,而水不被重吸收,随着小管液中溶质的重吸收,小管液渗透压会进一步下降,形成低渗尿,即尿液被稀释,此时尿量增多。

尿液的浓缩和稀释过程主要在远曲小管和集合管中进行。尿浓缩的前提条件是髓质高渗梯度的形成与维持,决定尿液浓缩和稀释的关键因素是抗利尿激素的释放。所以,尿液的浓缩和稀释必须具备两个基本条件:①肾髓质高渗梯度的形成;②抗利尿激素的释放。

三、影响尿浓缩和稀释的因素

尿的浓缩和稀释一般取决于水的重吸收量,而水的重吸收量除取决于肾髓质组织间液和小管液之间的渗透压差外,还取决于远曲小管和集合管对水的通透性。当这些因素发生改变时,都能影响肾对尿液的浓缩或稀释(表8-5)。

表8-5 影响尿液浓缩和稀释的因素

影响因素	机制及常见原因
髓袢功能	髓质高渗梯度下降:髓袢过短(小儿)、肾疾病(肾囊肿)
	髓袢功能受损;升支粗段协同转运 NaCl 减少(应用呋塞米、依他尼酸)
直小血管血流速度	过快:NaCl、尿素被带走,髓质高渗梯度降低
	过慢:水不能被及时带走,髓质高渗梯度降低
尿素浓度	蛋白质摄入不足(营养不良)或代谢降低尿素生成减少

第四节 肾泌尿功能的调节

肾泌尿功能的调节是通过影响肾小球滤过、肾小管和集合管的重吸收和分泌作用而实现的。有关肾小球滤过作用的调节已在第二节讲述,本节重点介绍各种因素对肾小管和集合管重吸收和分泌的调节。

一、肾内自身调节

(一) 小管液中溶质的浓度

小管液中的溶质浓度所形成的渗透压,是对抗肾小管重吸收水的力量。当小管液中溶质浓度增高时,肾小管腔内小管液的渗透压增高,导致肾小管和集合管内外的渗透压差减小,使肾小管和集合管对水的重吸收减少,尿量增多(利尿)。这种由于小管内溶质浓度升高,渗透压升高而引起的尿量增多,称为**渗透性利尿(osmotic diuresis)**。如糖尿病患者,因为其血糖浓度升高超过了肾糖阈,肾小管上皮细胞不能将小管液中的葡萄糖全部重吸收,导致小管液中葡萄糖含量增加,小管液渗透压升高,阻碍了水的重吸收,使尿量增多并出现糖尿。临床上根据这一原理,给水肿患者使用一些可被肾小球滤过但不被肾小管重吸收的物质,如20%甘露醇,以增加肾小管液中的渗透压,阻碍水的重吸收,达到利尿消肿的目的。

需要注意的是渗透性利尿不仅使尿量增多,而且由于水的重吸收减少,小管液中的 Na^+ 浓度下降,小管液中与小管上皮细胞内的 Na^+ 浓度梯度减小,会造成 Na^+ 的重吸收也减少,故渗透性利尿伴有 NaCl 的排出量增多。

(二) 球管平衡

肾小球的滤过率与近端小管的重吸收保持着动态平衡。不论肾小球滤过率增加还是降低,近端小管对滤液的重吸收率始终占肾小球滤过率的65%~70%,这个现象称为球管平衡,其生理意义在于使尿量和尿 Na^+ 不致因肾小球滤过量的增减而出现大幅度变动。在某些情况下,球管平衡状态可被打破,如渗透性利尿时,近端小管的重吸收率明显小于65%,而出现尿量增加。

二、体液调节

(一) 抗利尿激素

1. 抗利尿激素对肾的作用 **抗利尿激素(antidiuretic hormone,ADH)** 又称**血管升压素(VP)** 是由下丘脑视上核和室旁核神经细胞合成,经下丘脑-垂体束运输至神经垂体储存,当机体需要时由此释放的一种激素。其生理作用是增加集合管壁对水的通透性,从而促进水的重吸收,使尿量减少(抗利尿)。抗利尿激素主要通过与集合管上皮细胞管周膜上的 V_2 受体结合,从而激活膜内的腺苷酸环化酶,使细胞内的 cAMP 生成增多,cAMP 激活细胞内的蛋白激酶,导致管腔膜上的水通道增加,水的重吸收增多,尿液浓缩,尿量减少。

2. 调节抗利尿激素分泌的因素 影响抗利尿激素释放的因素很多,但主要的因素是血浆晶体渗透压和循环血量的改变。

(1) 血浆晶体渗透压的改变：血浆晶体渗透压是调节抗利尿激素释放的最重要因素。在下丘脑视上核及室旁核附近存在对血浆晶体渗透压改变十分敏感的渗透压感受器，可调节抗利尿激素的合成和释放。当机体水分丢失较多，如大量出汗、严重呕吐或腹泻时，由于血浆晶体渗透压升高，刺激渗透压感受器，使抗利尿激素合成和释放增加，远端小管和集合管上皮细胞对水的重吸收增加，尿量减少，结果保留了体内的水分，有利于血浆晶体渗透压恢复正常（图 8-12）。反之，当短时间内大量饮入清水时，由于大量水分被吸收入血，造成血液稀释，血浆晶体渗透压降低，引起渗透压感受器抑制，使抗利尿激素合成和释放减少，远端小管和集合管上皮细胞对水的重吸收减少，使尿量增多，从而排出体内多余的水分。这种短时间内大量饮入清水引起尿量明显增多的现象，称为**水利尿**。若饮用的是等量生理盐水，尿量仅在 30 min 后轻度增多，这是因为水盐被同时吸收入血，血浆晶体渗透压不会发生改变的缘故。

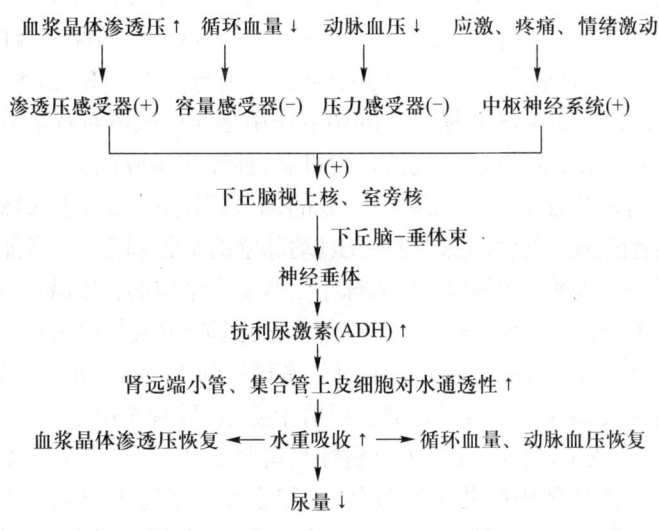

图 8-12　抗利尿激素的分泌及释放调节

(2) 循环血量的改变：循环血量的改变可通过左心房和胸腔内大静脉管壁上的容量感受器，反射性地影响抗利尿激素的释放。如急性大失血、严重呕吐或腹泻，造成循环血量降低 10% 以上时，由于容量感受器所受刺激减弱，则抗利尿激素的合成和释放增多，水的重吸收增加，尿量减少，以保留较多水分，有利于循环血量和动脉血压的恢复（图 8-12）。

此外，动脉血压升高时，也可刺激颈动脉窦压力感受器，通过窦神经反射性抑制抗利尿激素的合成和释放，使水的重吸收减少，排出量增多，血容量减少，血压下降。疼痛、精神紧张、情绪变化等，均可促进抗利尿激素的释放；而寒冷、酒精、心房钠尿肽则抑制抗利尿激素的释放。

由上可见，抗利尿激素合成和释放量的多少，是由体内是否缺水及人体的功能状态决定的。在正常情况下，抗利尿激素经常性地少量释放，人体一般处于抗利尿状态。当下丘脑和神经垂体病变时，由于抗利尿激素的合成和释放障碍，尿量明显增加，严重时可达 10 L/d 以上，称为**尿崩症**。

(二)肾素-血管紧张素-醛固酮系统

肾素-血管紧张素-醛固酮系统(RAAS)的组成在第四章第三节中已介绍,血管紧张素Ⅱ(AngⅡ)和血管紧张素Ⅲ(AngⅢ)均可刺激肾上腺皮质分泌醛固酮。

1. AngⅡ调节尿生成的功能　AngⅡ调节尿生成的功能包括对肾小管重吸收和肾小球滤过率的调节。AngⅡ在生理剂量时,可促进近端小管对Na^+的重吸收;还可以通过促进血管升压素和醛固酮的释放而发挥作用。它对肾小球滤过率的影响较为复杂,可使入球小动脉收缩,减小肾小球滤过率;但当动脉血压降低时,肾内局部 AngⅡ生成增多,可使出球小动脉收缩,使肾小球滤过率能维持正常。

2. 醛固酮的生理作用　醛固酮由肾上腺皮质球状带分泌,其主要作用是促进远曲小管和集合管上皮细胞对Na^+主动重吸收和K^+的分泌。由于Na^+重吸收的同时,伴随着Cl^-、HCO_3^-和水的重吸收。因此,醛固酮有保Na^+、保水和排K^+的作用。

醛固酮的作用机制是:醛固酮进入远曲小管和集合管的上皮细胞后,与胞质内的受体结合,形成激素-受体复合物,后者通过核膜,与细胞核中 DNA 特异性结合位点相互作用,调节细胞内 mRNA 的合成,使管腔膜对Na^+的通透性增加,导致Na^+-K^+和Na^+-H^+交换增多。

3. 肾素分泌的调节　RAAS 对尿生成的调节作用是通过机体对肾素分泌的调节来实现的,肾素的分泌受多方面因素的调节,包括肾内机制、神经和体液机制。

(1)肾内机制:肾内机制是指可在肾内完成的调节,其感受器位于入球小动脉的牵张感受器和致密斑。前者能感受到肾动脉的灌注压(动脉壁的牵张刺激),后者能感受流经该处的小管液中Na^+量。当肾动脉灌注压降低时,入球小动脉壁受牵拉的程度减小,可刺激肾素释放;反之,当灌注压升高时则肾素释放减少。当肾小球滤过率减少或其他因素导致流经致密斑的小管液中Na^+量减少时,肾素释放增加;而通过致密斑处的Na^+量增加时则肾素释放减少。

(2)神经机制:肾交感神经兴奋时释放去甲肾上腺素,后者作用于近球细胞,刺激肾素释放。如急性失血,血量减少,血压下降,可反射性兴奋肾交感神经,从而使肾素释放增加。

(3)体液机制:血液循环中的儿茶酚胺(肾上腺素和去甲肾上腺素),可刺激近球细胞释放肾素;AngⅡ、血管升压素、心房钠尿肽、内皮素和 NO 则可抑制肾素的释放。

总之,当体内细胞外液量和(或)循环血量不足、或动脉血压明显下降、交感神经兴奋、肾上腺髓质激素释放增多、肾血流量减少时,均可通过以上各种机制刺激肾素的释放,通过 RAAS 活动的加强,使细胞外液量和(或)循环血量以及动脉血压恢复正常。

(三)心房钠尿肽

心房钠尿肽(atrial natriuretic peptide,ANP) 是由心房肌细胞合成和分泌的一种多肽激素。它具有强大的利尿、利钠、降血压的作用,主要通过抑制集合管对 NaCl 和水的重吸收而发挥作用。其作用机制是:①直接抑制集合管上皮细胞对 NaCl 的重吸收;②抑制肾素和醛固酮分泌,使 NaCl 和水重吸收减少;③使入球和出球小动脉舒张(以前者为主),增加肾血浆流量和肾小球滤过率;④抑制抗利尿激素的分泌,使水的重吸收减少。血压升高、循环血量增多使心房扩张和钠摄入过多时,均可刺激心房钠尿肽的分泌,有利于机体维持水电解质平衡。

(四)其他激素

甲状旁腺素的作用是能促进远曲小管和集合管对Ca^{2+}的重吸收,抑制近端小管对Na^+、

K^+、HCO_3^-、磷酸盐和氨基酸的重吸收。糖皮质激素主要促进近端小管 NH_3 的分泌和 H^+ 的分泌，抑制其对磷酸盐的重吸收；对远曲小管和集合管重吸收 Na^+ 和分泌 K^+ 也有轻微的促进作用；同时，由于降低了肾小球入球小动脉的阻力，对抗抗利尿激素对集合管的作用，使水排出增加。前列腺素广泛存在于体内组织，前列腺素 E_2 和前列腺素 I_2 均能增加肾血流量和促进排泄作用。

另外，对人类来讲，社会环境因素的改变(如竞争上岗、考学、晋升、下岗等)、过度紧张、恐惧，可造成心理或情绪上的波动，通过神经系统、内分泌系统影响肾的功能。

第五节 清 除 率

一、清除率的概念和计算方法

两侧肾在单位时间(每分钟)内能将多少毫升血浆中所含的某种物质完全清除出去，这个被完全清除了的某种物质的血浆毫升数，称为该物质的**清除率(clearance rate, C)**。它表示肾在 1 min 内能清除一定量的血浆中所含的各种物质的量。因此，通过清除率可以了解肾的排泄功能。由定义可知，具体计算血浆清除率(C)时，需要同时测量 3 个数值：某物质在血浆中的浓度(P, mmol/L)、尿中的浓度(U, mmol/L)和每分钟的尿量(V, mL/min)。因为尿中的该物质均来自于血浆，所以，$U \times V = P \times C$，亦即 $C = U \times V/P$。

清除率能反映肾对不同物质的排泄能力，是一个较好的肾功能的测定方法。但实际上，肾不可能将某一部分血浆中的某物质完全清除，只是清除了其中的一部分。所以清除率只是一个推算的数值，它能反映的是肾清除某物质的量，可以相当于多少毫升血浆中所含该物质的量。

二、测定清除率的意义

测定清除率不仅可以了解肾的功能状态，还可以测定肾小球滤过率、肾血浆流量和推测肾小管的功能。

(一)测定肾小球滤过率

肾每分钟排出的某物质的量为肾小球的滤过量、肾小管和集合管的重吸收量及分泌的代数和。如果某物质可被肾小球自由滤过，但不被肾小管和集合管重吸收，也无分泌作用，那么该物质被肾小球滤过后，全部由尿排出。因此，它的清除率即为肾小球滤过率。如菊粉和内生肌酐，它们均可被肾小球自由滤过，既不被重吸收也不被分泌。因此，测得的菊粉和内生肌酐的清除率就可代表肾小球滤过率。其中菊粉的血浆清除率为 125 mL/min，内生肌酐的清除率由于测定方法的缘故，实际测得的资料一般较正常低。正常成年人内生肌酐的清除率为 128 L/24 h。

(二)测定肾血浆流量

有些物质如碘锐特和对氨基马尿酸，可通过肾小球自由滤过，但肾小管和集合管对其有分泌作用而无重吸收。这些物质经过一次肾循环后，通过滤过和分泌可被完全清除。则该物质的清除率实际上就代表肾血浆流量。需要说明的是,测得的肾血浆流量只是供应肾泌尿部分的血浆流量,准确地说是肾有效血浆流量。

(三) 推测肾小管的功能

通过肾小球滤过率的测定和其他物质清除率的测定,可以推测哪些物质被肾小管重吸收,哪些物质被分泌,或哪些物质在肾小管以重吸收为主还是以分泌为主。如正常情况下葡萄糖和氨基酸的清除率为零,尿素为 70 mL/min,这些物质均可从肾小球自由滤过,它们的清除率小于肾小球滤过率 125 mL/min。说明这些物质在肾小管被重吸收,但不能说明这些物质一定不被分泌,因为重吸收量大于分泌量时,血浆清除率仍小于 125 mL/min;而肌酐这一类物质其血浆清除率大于 125 mL/min,说明肾小管能分泌该物质。由于清除率考虑了物质的血浆浓度,故比单纯用尿中排出某物质的绝对量表示更能准确地反映肾的排泄功能。

第六节 尿液及其排放

一、尿液

尿液来源于血浆,因此,尿液的改变除可反映肾的改变外,也可反映机体其他方面的一些变化。故临床上将尿量的测定和尿液的理化性质的检验,作为发现机体某些病理变化的途径之一。

(一) 尿量

尿量是反映肾功能的重要指标之一。正常成年人每昼夜排出的尿量为 1.0~2.0 L,平均 1.5 L。尿量的多少随机体水平衡情况而变,大量饮水,尿量增多;大量出汗、饮水少则尿量减少。如果每 24 h 尿量长期保持在 2.5 L 以上,称为多尿;24 h 尿量介于 0.1~0.5 L,称为少尿;24 h 尿量不足 0.1 L,称为无尿。由于正常成年人每天约产生 35 g 固体代谢产物,最少需 0.5 L 尿液才能将其溶解并排出,故少尿或无尿会使代谢产物在体内堆积;多尿会使机体丧失大量水分,产生脱水现象。因此,不论是多尿还是少尿,都会使内环境的稳态遭到破坏,影响机体正常生命活动。

(二) 尿的理化特性

1. **尿液的化学成分** 尿液由水及溶质组成。其中水占 95%~97%,溶质主要为电解质(如 Na^+、Mg^{2+}、K^+、Ca^{2+} 等)和非蛋白质含氮化合物(如尿素氮、肌酐、氨等)。正常人一次性食入大量的糖或高度精神紧张时,也可出现一过性糖尿。

2. **颜色** 新鲜尿呈淡黄色、透明。尿液的颜色主要来自胆色素的代谢产物,并受一些食物和药物的影响。尿少或存放时间长时,尿的颜色加深且变混浊。服用某些药物或患某些疾病时,可使尿的颜色发生相应变化。如摄入胡萝卜素或用小檗碱、维生素 B_2 等药物,尿呈深黄色;病理情况下,尿中出现较多的红细胞,尿呈淡红色;尿中有淋巴液时,尿呈乳白色;肝细胞严重受损时,胆红素随尿排出,尿呈深黄色。

3. **密度** 正常尿液的密度与所含溶质的量呈正比关系,并受年龄、饮水量和体内含水量的影响。正常情况下为 1.015~1.025 g/cm^3。最大变动范围为 1.002~1.035 g/cm^3,大量饮水后,尿被稀释,密度降低;尿量少时,尿被浓缩,密度升高。若尿的密度长期在 1.010 g/cm³ 以下,表示尿浓缩功能障碍,为肾功能不全的表现。

4. 酸碱度　尿液的酸碱度变动范围较大,pH 可由 5.0 变动至 8.0。由于体内的代谢产物一般多为酸性,其 pH 通常为 5.0~7.0。尿的 pH 受食物和代谢产物的影响。当摄食蛋白质较多时,尿呈酸性;而摄食蔬菜、水果时,尿呈碱性。

二、尿的输送、储存与排放

肾连续不断地生成尿液,经肾盂、输尿管输送到膀胱。膀胱具有储存和排出尿液两大功能。当膀胱内尿液增加到 400~500 mL 时,可启动排尿反射,排出尿液。

（一）膀胱和尿道的神经支配及其作用

膀胱和尿道受盆神经、阴部神经和腹下神经等支配。其中盆神经属副交感神经,由骶部脊髓发出,分布于膀胱,兴奋时引起膀胱逼尿肌收缩和尿道内括约肌舒张,促进排尿。腹下神经属交感神经,由腰部脊髓发出,节后纤维分布于膀胱,兴奋时主要引起尿道内括约肌收缩,阻止排尿。阴部神经属躯体神经,由骶髓发出支配尿道外括约肌,兴奋时可使外括约肌收缩,这一作用受意识控制。

（二）排尿反射

排尿反射是一种受自主神经和意识双重控制的反射活动。当膀胱内尿量达到 400~500 mL 时,膀胱内压升高明显,膀胱壁上的牵张感受器兴奋冲动,沿盆神经传入脊髓骶段初级排尿中枢,而后上传到大脑皮质高级排尿中枢,产生尿意。如环境条件不允许时,大脑皮质高级排尿中枢将发出抑制性指令抑制脊髓骶段初级排尿中枢的活动,同时兴奋阴部神经,使排尿反射暂时不发生。当环境允许时,高级排尿中枢发出兴奋冲动到达脊髓,加强初级排尿中枢的活动,盆神经兴奋,使膀胱逼尿肌收缩,尿道内括约肌舒张;同时抑制阴部神经,使尿道外括约肌松弛,尿液排出体外。在排尿过程中,尿液对后尿道的刺激可进一步反射性加强排尿中枢的活动,所以排尿反射是一种正反馈过程（图 8-13）。

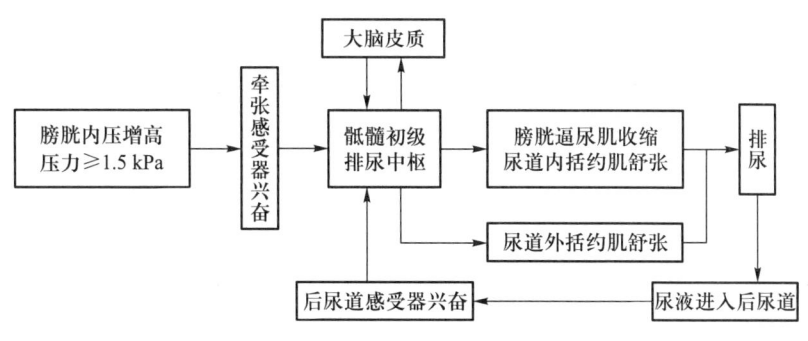

图 8-13　排尿反射过程

（三）排尿异常

排尿反射的任何一个环节发生障碍,均会造成排尿异常,临床上常见的排尿异常有遗尿、尿频、尿失禁和尿潴留等。

1. 遗尿 遗尿(俗称尿床)是指睡眠或昏迷中不自觉地排尿。3岁以前的婴幼儿因大脑皮质发育尚未完善,对脊髓骶段初级排尿中枢的抑制能力较弱,所以易发生夜间遗尿现象,故3岁以前的遗尿是生理性的。

2. 尿频 正常成年人白天排尿4~6次,夜间就寝后0~2次。如果白天和夜间排尿次数增多明显,超过上述范围称为尿频,生理性尿频常见于饮水过多、精神紧张或气候改变等。

3. 尿失禁和尿潴留 排尿失去意识控制或不受意识控制,尿液不自主地流出的现象,称为尿失禁。当脊髓受损伤,使初级排尿中枢失去高级中枢控制时,可出现尿失禁现象。膀胱内储存有大量尿液而不能自主排出称为尿潴留,可因支配膀胱的盆神经、脊髓骶段初级排尿中枢活动障碍,或尿道机械性受阻引起。

(郭 兵)

思 考 题

1. 名词解释:肾小球滤过、滤过分数、肾小球有效滤过压、肾小管的重吸收、肾糖阈、渗透性利尿、水利尿。

2. 试述尿生成的过程。

3. 简述影响肾小球滤过的因素。

4. 何谓渗透性利尿?试举一例说明渗透性利尿的机制。

5. 运用所学的知识分析解释大量饮清水、静脉输入大量生理盐水、大量出汗、静脉注射呋塞米及血糖浓度升高时,尿量的变化及其机制。

6. 简述排尿反射的过程,并解释引起尿潴留和尿失禁的原因。

第九章 感觉器官的功能

学习要点：

1. 掌握眼的调节方式，三种屈光异常形成的原因、矫正办法，视网膜感光系统的功能，视力、视野的概念，声波传导的途径。
2. 熟悉感受器、感觉器官的概念，感受器的一般生理特性，眼的折光系统的组成，耳蜗、前庭和半规管的功能。
3. 了解视紫红质的光化学反应，明适应、暗适应、色盲、色弱、夜盲症形成的原因。

感觉（sensation）是客观事物在人脑中的主观反映，是认知过程的开始，是一切知识的源泉，它为思维活动提供了丰富的素材。感觉是感受器或感觉器官接受环境中的各种刺激，并将其转变为相应的神经冲动，然后沿传入神经到达大脑皮质特定部位，经过脑的分析处理而产生的。可见，感觉的产生是由感受器或感觉器官、传入神经和大脑皮质三部分共同完成的。

第一节 概 述

一、感受器和感觉器官

感受器（receptor）指位于体表或体内，专门感受机体内、外环境变化的结构或装置。感受器种类多，分类方法各异。根据所感受刺激的性质，可分为机械感受器、化学感受器、光感受器和温度感受器等；根据所处的部位和刺激的来源，又可分为外感受器和内感受器：外感受器多分布在体表，感受外环境变化的信息，通过感觉神经传到中枢，可引起清晰的主观感觉；内感受器存在于身体内部的器官或组织中，感受内环境变化的信息。根据引起感觉的类型和性质不同分为痛、温、触、视、嗅、听等感受器。

感觉器官（sense organ）简称感官。除含有感受器外，还包含一些附属结构。如视觉器官除了含有感光细胞外，还包括眼球壁的一些其他结构和眼球内容物等。在感觉器官中，由于附属结构的存在，可使其感受功能更加灵活和完善。附属结构还可对感受器细胞起到支持、保护和营养作用。高等动物主要的感觉器官有眼、耳、前庭等。

二、感受器的一般生理特性

(一) 感受器的适宜刺激

一种感受器通常只对一种特定形式的刺激敏感,这种形式的刺激就称为该感受器的**适宜刺激**(adequate stimulus)。如 20~20 000 Hz 的声波是耳蜗毛细胞的适宜刺激,而波长 380~760 nm 的光波是视网膜感光细胞的适宜刺激。故当机体的内外环境发生变化时,常只引起特定的感受器发生反应,从而使机体能够准确地感受和精确地分析。适宜刺激必须具有一定的刺激强度才能引起感觉,引起某种感觉所需要的最小刺激强度称为感觉阈值。对于一种感受器来说,某些非适宜刺激也可能会引起感受器发生一定的反应,但所需的刺激强度则要大得多。这种现象是动物在长期进化过程中逐步形成的。

(二) 感受器的换能作用

感受器具有把各种形式的刺激转换为生物电的作用,这种作用称为感受器的**换能作用**(transducer function)。在换能过程中,一般不是直接把刺激能量转化为神经冲动,而是先在感受器细胞或感觉神经末梢产生一种过渡性的电位变化,称为**感受器电位**(receptor potential)。感受器电位与终板电位一样,是一种局部电位,可发生总和,当它达到阈值或经过一定的信息处理过程后,便可触发传入神经纤维产生动作电位。

(三) 感受器的编码作用

感受器把外界刺激转换成神经动作电位时,不仅仅是发生了能量形式的转换,更重要的是把刺激所包含的环境变化的各种信息也转移到了动作电位的序列之中,这就是感受器的**编码**(coding)作用。例如耳蜗受到声波刺激时,不但能将声波转换成动作电位,还能把声音的音量、音调、音色等信息编排在动作电位的序列中,感觉中枢便可以根据传入神经动作电位的序列变化,进行分析综合,最终获得对外界的认知。

(四) 感受器的适应现象

当同一刺激持续作用于某一感受器时,其神经纤维上动作电位的频率会逐渐降低,这一现象称为**感受器的适应**(adaptation)。适应现象虽然是感受器的一个共同特性,但不同感受器适应的速度有所不同。有的适应速度较快,称为快适应感受器,如嗅觉和触觉感受器;有的适应速度较慢,称为慢适应感受器,如肌梭、颈动脉窦压力感受器等。快适应有利于机体再接受新刺激,慢适应则利于机体对某些功能状态进行长时间的监测,并根据其变化随时调整机体的功能状态。如颈动脉窦压力感受器属于慢适应感受器,可长期地对血压经常性的波动随时进行监测和调节,有利于维持血压的相对稳定。

第二节 视 觉 器 官

人的视觉器官是眼,视觉感受器是存在于视网膜上的视锥细胞和视杆细胞。人的视觉功能是通过视觉器官、视神经和视觉中枢的共同活动来完成的,它能使我们感知外界物体的大小、形状、颜色、明暗、动静、远近等。在人脑从外界获得的全部信息中,至少有 70% 来自视觉。

一、眼的折光系统的功能

眼是由折光系统(附属结构)和感光系统(含有感光细胞的视网膜)组成的。折光系统的功能是将外界射入眼内的光线经过折射后,在视网膜上形成清晰的物像;感光系统的功能是将物像的光刺激转变成生物电变化,然后产生神经冲动,由视神经传入中枢,最后形成视觉。

(一)眼的折光系统的光学特性

眼的折光系统主要由角膜、房水、晶状体和玻璃体等所组成(图 9-1)。按照光学原理,当光线通过两个折射率不同的透明介质的界面时,将发生折射,最终到达视网膜。而入射光线的折射主要发生在角膜的前表面。通过计算发现,正常成年人眼处于安静状态而不进行调节时,它的折射系统后主焦点的位置,恰好是视网膜所在的位置。

(二)眼内光的折射与简化眼

眼的成像机制与凸透镜的成像机制基本相似,但由于眼的折光系统是由 4 个折光率和曲率半径各不相同折光体所构成的复合透镜,因此光线在眼内的折光成像相当复杂。为了研究和应用的方便,通常将这一复杂的折光系统设计成与正常眼折光效果相同,但结构更为简单的光学系统或模型,称**简化眼**(reduced eye)。简化眼假定眼球的前后径为 20 mm,内容物为均匀的折光体,折光指数为 1.333,外界光线进入眼时,只发生一次折射。此球面

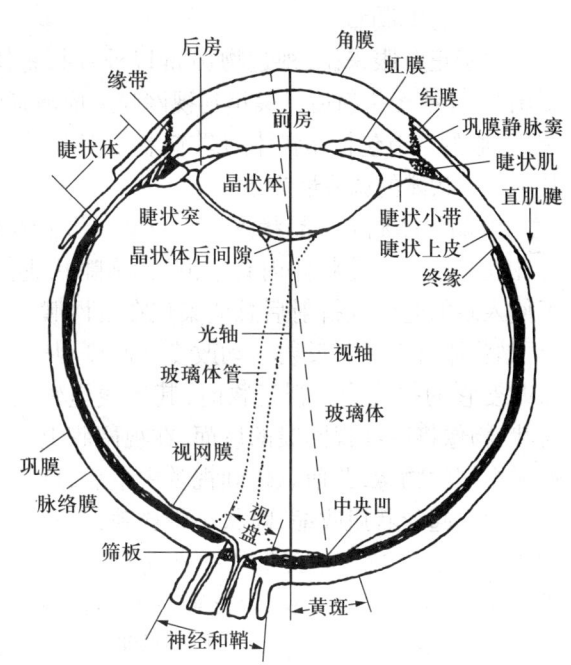

图 9-1 眼球的水平切面(右眼)

的曲率半径为 5 mm,即节点 n 在球形界面后 5 mm 的位置,后主焦点在节点后方 15 mm 处,相当于视网膜的位置。此模型与正常安静时的人眼一样,能使平行光线在视网膜上聚焦,形成清晰的物像。利用简化眼可以方便地计算出远近不同的物体在视网膜上成像的大小如图 9-2 所示,AnB 和 anb 是具有对顶角的两个相似三角形,故:

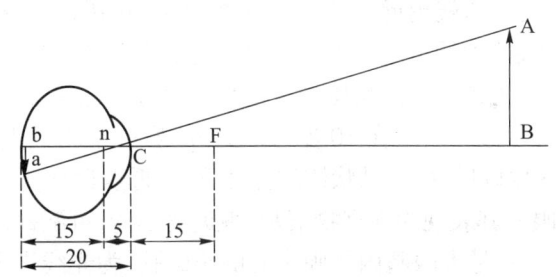

图 9-2 简化眼及其成像情况

单位:mm;AB. 物体;ab. 物像;n. 节点;F. 前主焦点;C. 角膜表面

$$\frac{AB(物体的大小)}{Bn(物体到节点的距离)} = \frac{ab(物象的大小)}{bn(节点到视网膜的距离)}$$

公式中 bn 固定不动,相当于 15 mm,因此,根据物体的大小和它与眼的距离,就可算出物像的大小。此外,利用简化眼还可算出正常人眼能看清的物体在视网膜上成像的大小。正常人眼在光照良好的情况下,物体在视网膜上像的大小一般不能小于 5 μm,否则将不能产生清晰的视觉,这表明正常人的视力有一个限度。人眼所能看清楚的视网膜像的大小,大致相当于视网膜中央凹处一个视锥细胞的平均直径。

(三) 眼的调节

对于正常眼来说,视远物(6 m 以外)时,物体进入人眼的光线近似于平行光线,故不需要调节,光线经折射后可聚焦到视网膜上成清晰的物像。而视近物时,眼就必须进行相应的调节。眼的调节包括晶状体的调节、瞳孔的调节和眼球会聚,这三种调节方式是同时进行的,其中以晶状体的调节最为重要。

1. 晶状体调节　晶状体是一个呈双凸透镜形的透明折光体,其周边部位借睫状小带附着在睫状体上。睫状体内有平滑肌,称睫状肌,受动眼神经中的副交感神经纤维支配。为了使入眼的光线经折射后总能聚焦在视网膜上,晶状体可以通过反射活动改变其凸度,从而改变它的折光力。视近物时,其光线呈辐射状,物像将落在视网膜的后面,在视网膜上形成模糊的物像,此信息传到视觉中枢后,反射性地引起睫状肌收缩,睫状小带松弛,晶状体受牵拉的力减少靠自身的弹性向前凸出,折光能力增强,物像前移,最终使物像落在视网膜上(图 9-3);反之,视远物时,睫状肌舒张,睫状小带拉紧,晶状体被拉成扁平状,折光能力减弱。由于看近物时睫状肌处于收缩状态,所以,长时间地看近物,眼睛会感到疲劳,若经常超出调节限度,会使晶状体向前凸出,眼球比正常突出,最终导致近视。

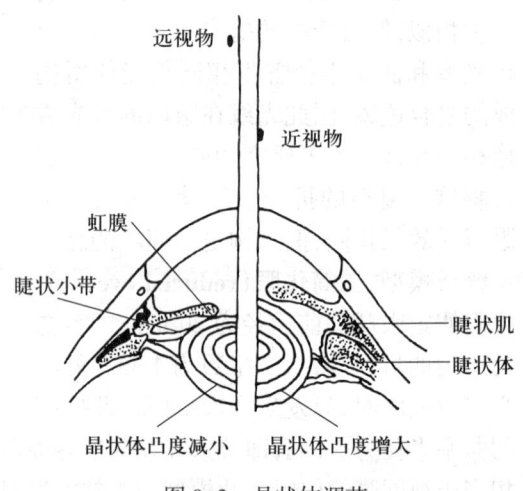

图 9-3　晶状体调节

晶状体的调节能力是有一定限度的,这主要取决于晶状体弹性。弹性越好其可凸出的程度越大,看清物体的距离就越近。晶状体的调节能力可用**近点(near point)**来表示。所谓近点,是指眼在尽最大能力调节时所能看清物体的最近距离。近点越近,说明晶状体的弹性越好,亦即眼的调节能力越强。晶状体的弹性与年龄有关,晶状体的弹性随年龄的增长而逐渐减弱,近点也因而远移。人眼在 10 岁、20 岁、60 岁的平均近点分别是 8.3 cm、11.8 cm、80 cm。一般人在 45 岁以后,由于晶状体的弹性下降,近点远移,容易形成**老视(presbyopia)**,即通常所说的老花眼。其表现为视远物清楚,视近物不清,可配戴适宜的凸透镜进行矫正。

2. 瞳孔调节　瞳孔是人眼睛内虹膜中心的小圆孔,为光线进入眼睛的通道。虹膜上平滑肌的伸缩,可以使瞳孔的口径缩小或放大,控制进入瞳孔的光量。正常值是 3~4 mm。在虹膜中有两种细小的肌肉,一种叫瞳孔括约肌,它围绕在瞳孔的周围,宽不足 1 mm,它主管瞳孔的缩小,受动眼神经中的副交感神经支配;另一种叫瞳孔开大肌,它在虹膜中呈放射状排列,主管瞳孔的开大,受交感神经支配。这两条肌肉相互协调,彼此制约,一张一缩,以适应各种不同的环境。生理状态下,瞳孔调节反射有两种,即瞳孔近反射和瞳孔对光反射。

物体移近,在晶状体变凸的同时,瞳孔缩小,以限制进入眼球的光量。这种视近物时反射性引起双眼瞳孔缩小的现象称为**瞳孔近反射(near reflex)**。这种调节的意义在于视近物时,可减少由折光系统造成的球面像差和色像差,使视网膜成像更为清晰。

当光线强时,瞳孔会缩小;当光线弱时,瞳孔会变大。瞳孔这种随着光照强弱而改变大小的现象称为**瞳孔对光反射(light reflex)**。其反射过程是,当强光照射到视网膜时,产生的冲动经视神经传入对光反射中枢,再经动眼神经中的副交感纤维传出,使瞳孔括约肌收缩,瞳孔缩小。瞳孔对光反射的效应是双侧性的,即一侧眼被照射时,不仅被照射眼的瞳孔缩小(直接对光反射),另一侧眼的瞳孔也缩小(间接对光反射)。瞳孔对光反射的生理意义在于随着所视物体的明亮程度,改变瞳孔的大小,调节进入眼内的光线,使视网膜上的物像保持适宜的亮度,以便既可以在光线弱时能看清物体,又可以避免眼在光线强时受到损伤。瞳孔对光反射的中枢在中脑,临床上常把检查瞳孔对光反射作为判断中枢神经系统病变部位、全身麻醉的深度和病情危重程度的重要指标。

3. 双眼球会聚 当双眼注视一个由远移近的物体时,两眼视轴向鼻侧会聚的现象,称为双眼**会聚(convergence)**,也称**辐辏反射(convergence reflex)**。其反射途径是在上述晶状体调节中传出冲动到达中脑的正中核后,再经动眼神经传到内直肌,引起该肌肉收缩,从而使双眼球会聚。其生理意义是眼看近物时,使物像在双侧视网膜上始终保持在相对称的位置,形成清晰的单一视觉,避免复视。

(四)眼的折光异常及其矫正

正常眼的折光系统无需进行调节就可使平行光线聚焦在视网膜上,因而可以看清远物。若眼的折光能力异常,或眼球的形态异常,使平行光线不能聚焦在眼的视网膜上,则称为折光异常或屈光不正,包括近视、远视和散光(表9-1)。

表9-1 三种折光异常的比较

折光异常	原因及成像部位	特点	矫正方法
近视	眼球前后径过长或折光力过强,物像落在视网膜之前	远点、近点都近移	凹透镜
远视	眼球前后径过短或折光力过弱,物像落在视网膜之后	视物易疲劳及近点远移	凸透镜
散光	角膜经纬曲率不同,不能清晰成像	视物不清或物像变形	柱状透镜

1. 近视 近视(myopia)多数是由于眼球的前后径过长或折光系统的折光能力过强所造成的。近视眼看远物时,由远物发出的平行光线不能聚焦在视网膜上,而是聚焦在视网膜之前,故视物模糊不清;当看近物时,由于近物发出的光线呈辐射状,成像位置比较靠后,物像便可以落在视网膜上,所以能看清近处物体。近视眼的形成原因,部分是由于先天遗传引起的,部分是由于后天用眼不当造成的,如阅读姿势不正确、照明不足、阅读距离过近或持续时间过长等。因此,纠正不良的阅读习惯,注意用眼卫生,坚持做眼保健操,是预防近视眼的有效方法。近视眼可用适当屈光度的凹透镜来矫正(图9-4)。

2. 远视 远视(hyperopia)多数是由于眼球前后径过短或折光系统的折光能力太弱所致。远视眼看远物时,所形成的物像落在视网膜之后,看近物时,物像更加靠后,晶状体的调节即使达到最大限度也不能看清,因此远视眼不管看近物或远物均需进行调节,故容易发生调节疲劳。远视眼可用适当屈光度的凸透镜来矫正(图9-4)。

3. 散光 散光(astigmatism)是由于眼球表面不呈正球面,经纬度的曲率半径不相等。正常情况下,折光系统的各个折光面都是正球面,即折光面经纬度的曲率半径都是相等的。由于某种原因,某个折光面有可能失去正球面形,这种情况常发生在角膜,即角膜在经纬度上的曲率半径不相等。这样,通过角膜射入眼内的光线就不能在视网膜上形成焦点,导致视物不清。散光眼的矫正办法是佩戴合适的柱状透镜。

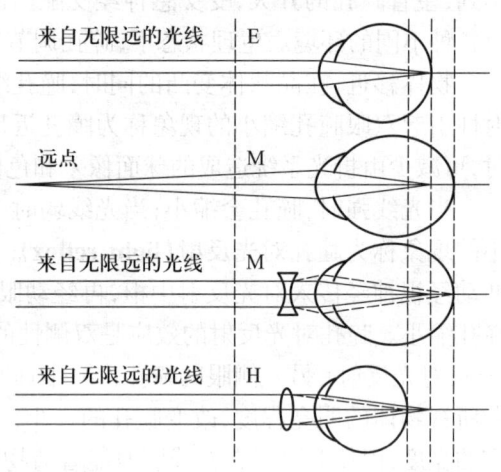

图9-4 正视眼(E)、近视眼(M)和远视眼(H)模式
下面两个图中的虚线表示适当的矫正透镜的影响

二、眼感光系统的功能

眼的感光系统由视网膜构成。**视网膜**(retina)是位于眼球最内层的神经组织,厚度只有0.1~0.5 mm,由外向内主要细胞层次为四层:色素上皮细胞层、感光细胞层、双极细胞层和神经节细胞层等(图9-5)。

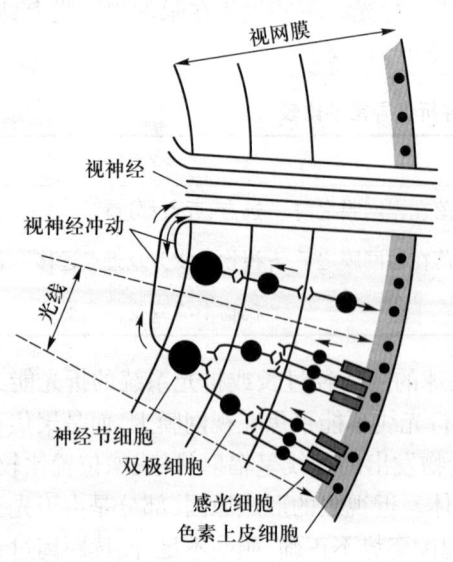

图9-5 视网膜的主要细胞层次及其联系模式

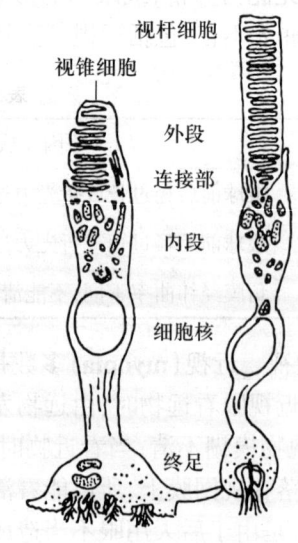

图9-6 哺乳动物感光细胞模式

视网膜中能感受光线刺激的是视杆细胞和视锥细胞。视杆细胞和视锥细胞在形态上都可分四部分,由外向内依次为外段、内段、胞体和终足(图9-6)。其中外段是视色素集中的处所,在感光换能中起重要作用。视杆细胞外段呈长杆状,视锥细胞外段呈圆锥状。两种感光细胞都通过终足与双极细胞发生突触联系,双极细胞再和神经节细胞联系,神经节细胞的轴突构成视神经。在视神经穿过视网膜的地方形成视神经乳头,此处没有感光细胞,故没有感光功能,是生理上的**盲点(blind spot)**,大约在中央凹鼻侧的 3 mm 处。如果一个物体的成像正好落在此处,人将看不到该物体。但正常时由于用两眼看物,一侧眼视野中的盲点可被对侧眼的视野所补偿,因此人们并不会感觉到自己的视野中有盲点存在。

(一)视网膜的两种感光换能系统

在人类的视网膜中存在着两种感光换能系统,即视杆系统和视锥系统(表9-2)。视杆系统是指由视杆细胞和与它有关的传递细胞等共同组成的感光换能系统。视杆细胞主要分布在视网膜的周边部,对光的敏感性高,能感受弱光刺激,故视杆系统又称为晚光觉系统(或暗视觉系统)。该系统不能分辨颜色,只能区别明暗,分辨率较低,视物时的精细程度较差。自然界以晚间活动为主的动物,如鼠、猫头鹰等,它们的感光细胞以视杆细胞为主。视锥系统是指由视锥细胞和与它有关的传递细胞共同组成的感光换能系统。视锥细胞主要分布在视网膜的中央部,它对光的敏感性较低,只感受强光刺激,故视锥系统又称为昼光觉系统(或明视觉系统)。该系统视物时能分辨颜色,有很高的分辨率,白天活动的动物,如鸡、鸽子等,其视网膜上的感光细胞几乎全是视锥细胞。

表 9-2 两种感光换能系统的比较

感光系统	感光细胞	分布	对光敏感度	对物体分辨力	辨色能力
视杆系统	视杆细胞	视网膜周边	高,感受弱光	低	无
视锥系统	视锥细胞	视网膜中央	低,感受强光	高	有

(二)视杆细胞的感光换能机制

视杆细胞具有特殊的超微结构,每个视杆细胞外段有近千个视盘。视盘膜的脂质双分子层结构镶嵌的蛋白质绝大部分是视紫红质。现已证实,视杆细胞内的感光物质是**视紫红质(rhodopsin)**,它由视蛋白和11-顺视黄醛构成。视紫红质在强光的作用下迅速分解为全反型视黄醛和视蛋白,在暗处,在异构酶的作用下,全反型视黄醛转变成11-顺视黄醛,11-顺视黄醛和视蛋白重新合成视紫红质(图9-7)。视紫红质在分解与合成的过程中,会有部分视黄醛被消耗,有赖于食物中的维生素 A(相当部分储存于肝)来补充。如果摄入的维生素 A 长期不足,将导致视紫红质的再合成障碍,就会影响人在暗光下的视力,引起**夜盲症(nyctalopia)**。

(三)视锥细胞的换能和色觉

视锥细胞的特点是它具有辨别颜色的

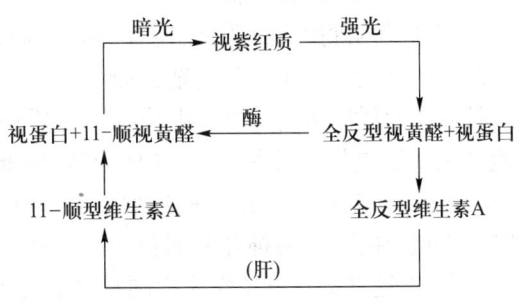

图 9-7 视紫红质的光化学反应

能力。目前认为视锥细胞在受到光照时,也发生了与视杆细胞类似的光化学反应,只是视蛋白分子结构的差异,决定了它们最敏感颜色的光波各不相同。

色觉是由于不同波长的光线作用于视网膜后在人脑引起的主观感觉,这是一种复杂的物理和心理现象。色觉的形成目前广为接受的是三原色学说:视网膜上有三种视锥细胞,分别能感受红、绿、蓝三种基本颜色。不同波长的光线作用于视网膜时,3种视锥细胞发生不同程度的兴奋,因而产生不同的色觉,如用红的单色光刺激,红、绿、蓝3种视锥细胞兴奋程度的比例为4∶1∶0时,产生红色色觉;比例为2∶8∶1时,产生绿色色觉。人眼能区分大约150种颜色,但主要是光谱上的红、橙、黄、绿、青、蓝、紫7种颜色。

三原色学说可以较好地解释色盲和色弱的发病机制(图9-8)。色盲是一种对全部颜色或某些颜色缺乏分辨能力的色觉障碍。可分为全色盲或部分色盲。全色盲极少见,表现为不能分辨任何颜色,只能分辨光线的明暗,呈单色视觉。部分色盲又可分为红色盲、绿色盲及蓝色盲,可能是由于缺乏相应的某种视锥细胞所造成的。其中以红色盲和绿色盲最为多见,统称红绿色盲,表现为不能分辨红色和绿色。色盲绝大多数由先天遗传而来,只有极少数是由视网膜的病变引起。有些色觉异常的产生并非由于缺乏某种视锥细胞,而只是由于某种视锥细胞的反应能力较弱,这样使患者对某种颜色的识别能力比正常人为弱,这种色觉异常称为色弱。色弱由后天因素引起。

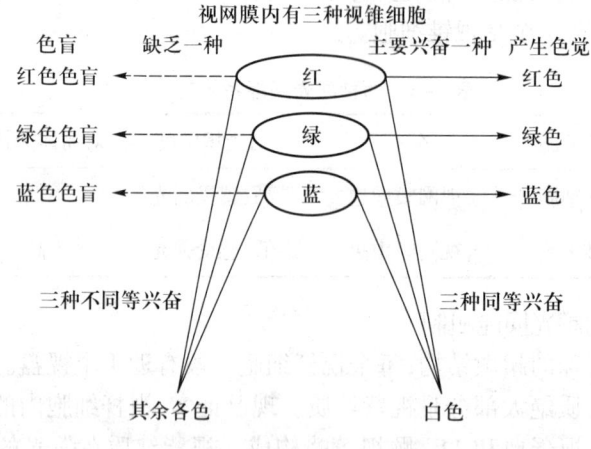

图9-8　色觉的三原色学说

(四) 视网膜中的信息传递

视网膜内除感光细胞外,还有一些其他细胞,如双极细胞、水平细胞和神经节细胞等,他们之间的排列和联系十分复杂,细胞之间还有多种物质传递。因此,由视杆细胞和视锥细胞在接受光照后产生的感受器电位,需在视网膜内经过复杂的细胞网络传递,才能由神经节细胞产生动作电位。目前认为,视杆细胞、视锥细胞、水平细胞和双极细胞均不能产生动作电位,只能产生超极化型或去极化型的局部电位变化。只有当这些电位变化传到神经节细胞时,通过总和作用,使神经节细胞的静息电位去极化达阈电位水平,才能产生"全或无"式的动作电位,这些动作电位作为视网膜的最后输出信号传向视觉中枢。

三、视觉生理现象

(一) 暗适应与明适应

1. **暗适应**　从明亮处进入暗处时,最初看不清任何物体,须经过一定时间后,才逐渐恢复视觉,此种现象称为**暗适应**(dark adaptation)。暗适应过程取决于视杆细胞中视紫红质的合成速度。明适应主要是由于在亮处时,视紫红质大量分解,使视紫红质的储存量很小,到暗处后不足以引起对暗光的感受,而视锥细胞对弱光又不敏感,所以刚进入暗处什么也看不清。待一定时间后,由于视紫红质的逐渐合成,使视紫红质得到补充,于是视力逐渐恢复。在暗适应过程中,人眼对光线的敏感度是逐步升高的,整个暗适应过程约 30 min。

2. **明适应**　从暗处突然来到亮处时,最初只感到耀眼光亮而不能视物,需经一定的时间后才能恢复视觉,此种现象称为**明适应**(light adaptation)。明适应主要是由于在暗处时,视杆细胞内积蓄了大量的视紫红质,到光亮处遇到强光时迅速、大量地分解,因而产生了耀眼的光感,待视紫红质大量分解后,视锥细胞即恢复昼光觉。明适应只需 1 min 即可完成。

(二) 视力

视力也称**视敏度**(visual acuity)指眼辨别物体上微细结构的最大能力,即分辨物体上两点间最小距离的能力。视力的好坏通常用视角的大小作为衡量标准。所谓视角是指物体上的两个点发出的光线射入眼球后,在节点上相交时形成的夹角(图 9-9)。

正常人眼视角为 1 分角(1/60°)时,视网膜上两点的像距为 4.5 μm,正相当一个视锥细胞的平均直径,因而物像的两个点可同时刺激两个视锥细胞,而且中间还夹有一个未受刺激的视锥细胞,冲动到达中枢后,可形成两点分开的感觉,所以能辨出两点。这是制定视力表的依据。可分辨的视角越小,则视力越好。通常用所能分辨的最小视角的倒数来表示视力,通常将视力 1/1 分角即 1.0(对数视力表为 5.0)作为正常视力的标准。视力受物体在视网膜上成像的大小、像的清晰程度、眼的屈光力、光的波长(颜色)、光线的强度及中枢神经系统所处的状态的影响。

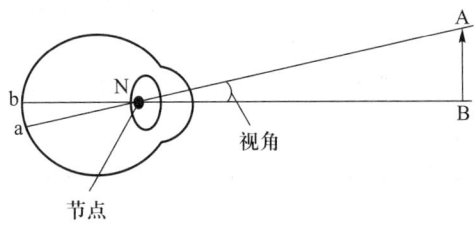

图 9-9　视角与物像大小的关系

(三) 视野

单眼固定注视前方一点时,该眼所能看到的空间范围称为**视野**(visual field)。正常的视野受面部结构影响,颞侧和下方视野较大,鼻侧和上方视野较小。在同一光照条件下,用不同颜色的光测得的视野大小不同,白色视野最大,以下依次为黄色、蓝色、红色,绿色视野最小(图 9-10)。这可能与感觉细胞在视网膜中的分布范围有关。临床上检查视野,对诊断视网膜、视神经方面的病变有一定意义。

(四) 双眼视觉

两眼同时视物时的视觉称为双眼视觉。双眼视物时正常人眼只产生一个物体的感觉,这是由于从物体同一部分发出的光线,成像于两眼视网膜的对应点上。如果物像落在两眼视网膜的非对称点上,在主观上产生有一定程度相互重叠的两个物体的感觉,称为复视。双眼视觉补偿了单眼视觉时盲点的缺陷,扩大了视野,增加了判断物体大小和距离的准确性,

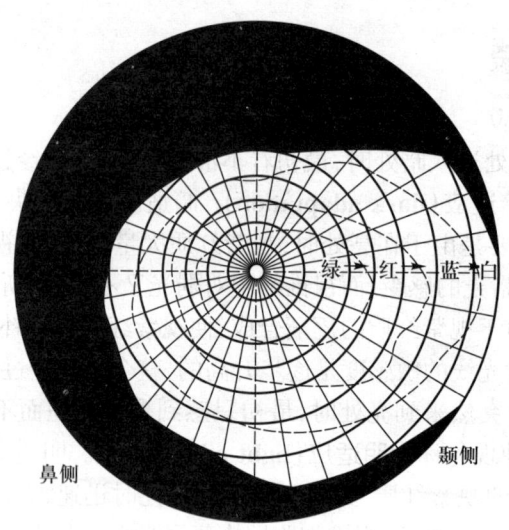

图 9-10　右眼的视野

增加了深度感,产生立体视觉。

第三节　听觉器官

听觉是由耳、听神经和听觉中枢共同完成的。耳是听觉的外周感受器官,包括外耳、中耳和内耳三部分(图 9-11)。声波通过外耳和中耳所构成的传音系统传导到内耳,再经内耳耳蜗的感音和换能作用,将声波转变为神经冲动传送到大脑皮质听觉中枢而产生听觉。

一、外耳和中耳的传音功能

(一) 外耳的功能

外耳由耳郭与外耳道组成。耳郭有集音作用,能判断声源方向。外耳道一端开口于耳郭,另一端终止于鼓膜。声波由外耳道传到鼓膜时,其强度大约可增强 10 倍。

(二) 中耳的功能

中耳由鼓膜、鼓室、听骨链和咽鼓管构成(图 9-11)。中耳的主要功能是将空气中的声波振动能量高效地传递到内耳淋巴液。

1. 鼓膜　鼓膜为椭圆形稍向内凹的半透明薄膜,面积为 50~90 mm^2。鼓膜的结构特点使其具有较好的频率响应特性和较小的失真度,它的振动与声波振动同始终,能如实地将声波振动传递给听骨链。

2. 听骨链　听骨链由三块听小骨构成,从外到内依次为锤骨、砧骨和镫骨,锤骨柄附着于鼓膜的脐部,镫骨底板和前庭窗膜(卵圆窗膜)相贴,砧骨居中(图 9-12)。三者之间有关节相连,形成一个两臂之间呈固定角度的杠杆系统,镫骨柄为长臂,砧骨长突为短臂。杠杆的支点刚好在整个听骨链的重心上,故在能量传递过程中惯性最小,效率最高。

声波通过鼓膜、听骨链向前庭窗的传递过程中,可使其振动的压强增大,而振幅减小,这

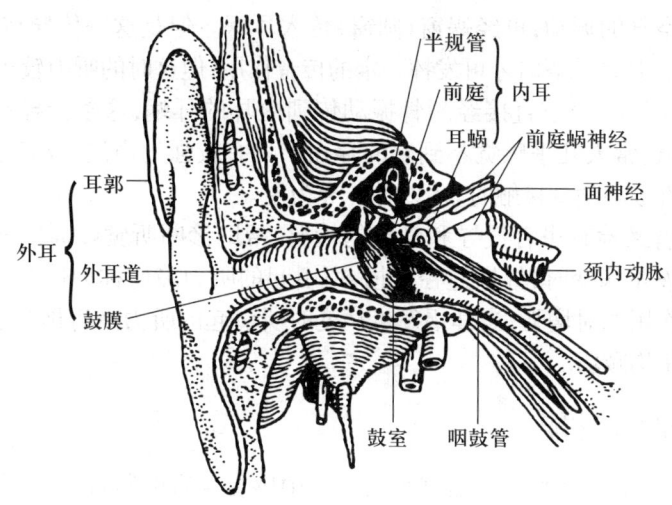

图 9-11 耳的结构

就是中耳的增压作用。产生增压作用的原因如下:①鼓膜实际发生振动的面积与镫骨脚面积的差别。鼓膜面积为 55 mm^2,而前庭膜的面积只有 3.2 mm^2,二者之间相差约 17.2 倍,即作用于前庭窗膜的单位面积上的压力增加 17 倍。②由听骨链的杠杆原理造成的。在听骨链的杠杆系统中,长臂与短臂之比约为 1.3∶1,由此经杠杆作用后,短臂一侧的压力将增大到原来的 1.3 倍。通过以上两方面的作用,整个中耳增压效率到约 22 倍。声波从空气进入内耳淋巴液时,由于两者的声阻抗不同,所衰减的能量约 30 dB(分贝),通过中耳的增压效应大部分得到补偿。

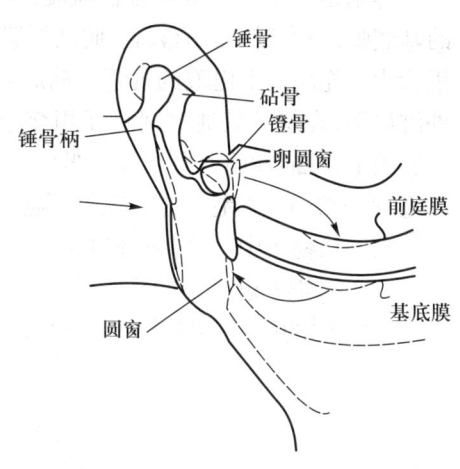

图 9-12 听骨链结构

3. 咽鼓管　咽鼓管为连接鼓室与鼻咽部的通道。在通常情况下,其鼻咽部的开口处于闭合状态,在吞咽、打哈欠时开放。其作用是调节鼓室内的压力,使之与外界大气压保持平衡,维持鼓膜的正常形态与位置,以利于鼓膜的正常振动。如果由于某种原因(如炎症等)使咽鼓管发生阻塞,鼓室内的空气被吸收而使压力降低,将会引起鼓膜内陷,影响听力。在日常生活中,如果人体的空间位置发生快速的大幅度的升降,而咽鼓管鼻咽部的开口又不能及时开放,可造成鼓室内外空气压力的不平衡。此时,如果做吞咽动作,可避免此类情况发生。

(三) 声波传入内耳的途径

声波必须传入内耳的耳蜗,才能刺激听觉的感受器,进而引起听觉。声波可经过气传导和骨传导两个途径传向内耳。

1. 气传导(气导)　声波经外耳道空气传导引起鼓膜振动,再经过听骨链和前庭窗膜传入内耳的耳蜗,这条传导途径称为气传导。它是声波传入内耳的主要途径。此外,鼓膜的振动也可引起鼓室内空气的振动,再经蜗窗(圆窗)传入耳蜗。但是这一传导在正常情况下并不重要,只是当听骨链运动障碍时才可发挥一定的传音作用,但这时的听力较正常时大为降低。

2. 骨传导(骨导)　声波直接经颅骨振动传到内耳的耳蜗,这条传导途径称为骨传导。骨传导的效率较低,常人几乎感觉不到它的存在。只有较强的声波,或者是自己的说话声,或将振动的物体直接和颅骨接触时,才以骨传导为主。

临床上常用音叉检查患者气导和骨导的情况,帮助诊断听觉障碍的病变部位和性质。如外耳道或中耳发生病变时,气导途径受损,所引起的听力障碍称为传音性耳聋,此时气导作用减弱而骨导作用相对增强;当耳蜗发生病变时所引起的听力障碍称为感音性耳聋,此时气导和骨导的作用均减弱。

二、内耳的感音功能

内耳又称迷路,由耳蜗和前庭器官组成。其中感受声音的装置位于耳蜗内。耳蜗的作用是将传导到耳蜗的机械振动转变成听神经纤维上的动作电位,然后上传到大脑皮质听觉中枢而产生听觉。

(一) 耳蜗的结构

耳蜗是一条围绕锥形骨轴盘旋两圈半的螺旋形骨质管道。骨管内有两层膜,一为横形的基底膜,一为斜形的前庭膜,此两层膜将管道分成三个腔,即前庭阶、鼓阶和蜗管(图9-13)。蜗管为一充满内淋巴液的盲管。前庭阶的底端为前庭窗,鼓阶的底端为蜗窗,两者内部充满外淋巴液,在蜗顶处通过蜗孔互相交通。声音感受器亦称螺旋器或**柯蒂(Corti)器**,附着在基底膜上,其横断面上可见数行纵向排列的毛细胞,每个毛细胞顶部都有数百条排列整齐的纤毛,称为听毛,听毛上方为盖膜,盖膜悬浮于内淋巴液中。有些较长的听毛,其顶端埋在盖膜的胶冻状物质中。这些装置共同构成感受声波的结构基础。

(二) 耳蜗的感音及换能作用

1. 耳蜗的感音换能作用　耳蜗的感音换能作用是把传到耳蜗的机械振动转变成听神

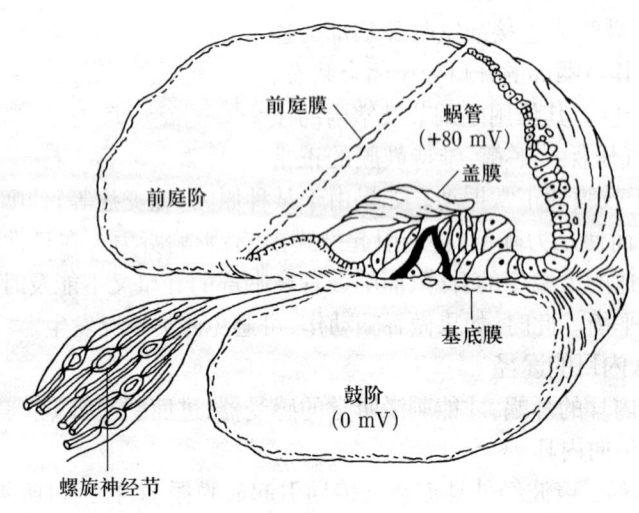

图 9-13　耳蜗蜗管切面

经上的神经冲动,即将机械能转变为生物电。在这个转变过程中,基底膜的振动至关重要。当声波传到内耳后,可通过内外淋巴振动继而引起基底膜振动,基底膜振动又带动螺旋器振动,于是毛细胞的顶端与盖膜之间发生移行运动,引起听毛弯曲,从而使毛细胞受到刺激而兴奋,产生电位变化即感受器电位(receptor potential),最后引起蜗神经产生动作电位,后者传入到大脑皮质颞叶引起听觉。

2. 耳蜗对声音频率和强度的分析　耳蜗对声音频率的分析目前普遍采用行波学说来解释。该学说认为基底膜的振动,首先发生在耳蜗底部,随后呈波浪状向耳蜗顶部传播。在振动传播过程中,幅度逐渐增大,到基底膜上的某一部位振幅达到最大。声波频率越高,行波传播得越近,最大振幅出现的部位越靠近基底膜底部;反之,声波频率越低,行波传播得越远,最大振幅出现的部位越靠近基底膜顶部。那么与该区域有关的毛细胞就会受到最大的刺激,来自基底膜不同区域的耳蜗神经纤维冲动传到听觉中枢,就能产生不同音调的感觉。故临床上,耳蜗顶部受损主要影响低频听力,耳蜗底部受损主要影响高频听力。耳蜗对声音强度的分析,主要取决于基底膜振动幅度的大小。声音愈强,基底膜振动幅度越大,受刺激而兴奋的耳蜗神经元数量越多,神经冲动的频率越高,传到中枢后,主观感觉声音的强度越强。

(三) 耳蜗及蜗神经的生物电现象

1. 耳蜗静息电位　在耳蜗未受到声波刺激时,如果把一个电极放在鼓阶外淋巴中,并接地使之保持在零电位,那么用另一个测量电极可测出蜗管内淋巴中的电位为 +80 mV 左右,此为内淋巴电位。如果将此测量电极刺入毛细胞膜内,则膜内电位为 −70 mV,为毛细胞静息电位。这样蜗管内(+80 mV)与毛细胞内(−70 mV)的静息电位差就是 150 mV。耳蜗静息电位是产生其他生物电的基础。

2. 耳蜗微音器电位　当耳蜗接受声波刺激时,在耳蜗及其附近的结构中,又可记录到一种特殊的电波动,称为**耳蜗微音器电位(cochlear microphonic potential,CMP)**。这是一种交流性质的电变化,在一定的刺激强度范围内,它的频率和幅度与声波振动完全一致。这一现象正如向一个电话机的受话器或微音器(即麦克风)发声时,它们可将声音振动转变为波形类似的音频电信号一样,这正是把耳蜗的这种电变化称为微音器电位的原因。事实上,如果我们对着一个实验动物的耳郭讲话,同时在耳蜗引导它的微音器电位,并将此电位经放大后连接到一个扬声器,那么扬声器发出的声音正好是讲话的声音。这一实验生动地说明,耳蜗在这里起着类似微音器的作用,能把声波变成相应的音频电信号。微音器电位并不是蜗神经的动作电位,不具有"全或无"性质。实验证明,所谓微音器电位就是多个毛细胞在接受声音刺激时产生的感受器电位的复合表现。它的特点是:潜伏期极短,小于 0.1 ms;其极性和波形与所受声波的极性和波形一致;没有不应期;可以总和;对缺氧和深麻醉相对地不敏感;在听神经纤维变性时仍能出现等。

3. 蜗神经动作电位　蜗神经的动作电位是耳蜗对声音刺激进行换能和编码作用的总结果,中枢的听觉感受只能根据这些传入来引起。蜗神经动作电位的形状和波幅并不能反映声音的特点,但它可通过神经冲动的节律、间隔时间以及发放冲动的纤维在基底膜上起源的部位等,来传递不同形状的声音信息。在自然情况下,作用于人耳的声音的频率和强度的变化是十分复杂的,因此基底膜的振动形式和由此而引起的蜗神经的兴奋及其组合也很复杂,人耳之所以能区别不同的音色,其基础可能亦在于此。

耳蜗与蜗神经的生物电现象可归纳为:耳蜗在未受到声音刺激时存在静息电位,当有声音刺激时,在静息电位的基础上,使耳蜗毛细胞产生微音器电位,进而触发蜗神经产生动作电位,该神经冲动沿着蜗神经传入中枢,经分析处理后引起主观上的听觉。

(四) 听阈和听域

耳的适宜刺激是声波,但振动的频率必须在一定的范围内,并且达到一定强度,才能被耳蜗所感受,引起听觉。人耳能感受到的声音振动频率在 20~20 000 Hz,在这个频率范围内,每一频率都有一个刚好能引起听觉的最小振动强度,称为**听阈**(auditory threshold)。当振动强度增加时,听觉的感受也相应增强,但当音响超过一定限度时,将影响人耳感受声波的信息,并且还会引起鼓膜的振动痛,这个限度称为最大可听阈。以声波的频率为横坐标,声波的强度或声压为纵坐标绘制而成的听力曲线(图9-14)。图中下方曲线表示不同频率的听阈,上方曲线表示其最大可听阈,两者所包含的面积为**听域**(auditory field)。从图上可以看出,人耳最敏感的声波频率在 1 000~3 000 Hz。人类的语言频率也主要分布在 300~3 000 Hz 的范围内。

通常以贝尔(**bell**)作为声音强度的相对单位,在实际应用中,常取它的 1/10 作为实用单位,称为**分贝尔**(**decibel**),简称分贝(**dB**)。一般讲话的声音,其强度为

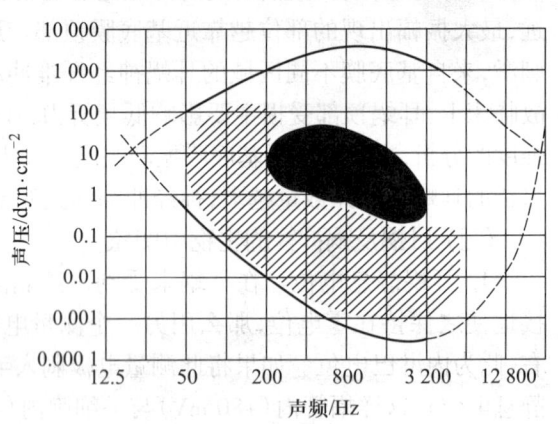

图 9-14　正常听域

30~70 dB,大声喊叫时可达 200 dB。日常生活中人们常说的噪声,是指那些杂乱无章的非周期性振动所产生的声音,其强度在 60 dB 以上,对人的工作、学习和休息都有不良影响。长期受噪声的刺激,对听觉是一种慢性损害,可使听力下降,形成噪声性耳聋,并可引起神经、内分泌系统的功能失调,导致心理活动的变化。因此应尽量消除和减少噪声污染。

第四节　前庭器官

内耳迷路中除耳蜗外,还有椭圆囊、球囊和三个半规管,后三者合称为前庭器官,是人体对自身运动状态和头部在空间位置的感受器。

一、前庭器官的感受细胞

前庭器官的感受细胞都称为毛细胞,每个毛细胞顶部通常有 60~100 条纤细的毛,称为纤毛,纤毛分为动毛和静毛。用电生理学方法证明,当外力使这些纤毛倒向一侧时,位于毛细胞底部的神经纤维上就有冲动频率的变化。当动毛和静毛都处于自然状态时,细胞膜的静息电位约 -80 mV,毛细胞底部的神经纤维上有中等频率的持续放电;当外力使顶部静毛倒向动毛时,毛细胞出现去极化,膜内电位上移到 -60 mV,同时神经纤维上冲动发放频率增

加,表现为兴奋;与此相反,当外力使顶部动毛倒向静毛时,毛细胞出现超极化,膜内电位下移到 $-120\ \text{mV}$,同时神经纤维上冲动发放频率减少,表现为抑制。在正常情况下,由于前庭器官中各种毛细胞的所在位置和附属结构的不同,使得不同形式的位置变化和变速运动都能以特定的方式改变毛细胞纤毛的倒向,使相应的神经纤维的冲动发放频率发生改变,把机体运动状态和头部在空间位置的信息传送到中枢,引起特殊运动觉和位置觉,并出现各种躯体和内脏功能的反射性改变。

二、椭圆囊和球囊的功能

椭圆囊和球囊是膜质的小囊,囊内充满内淋巴,囊内各有一囊斑,分别称为椭圆囊斑和球囊斑,它们是位置觉感受器。毛细胞存在于囊斑之中,其纤毛埋植在一种称为耳石膜的结构内。耳石膜内有许多由碳酸钙组成的微细耳石,比重大于内淋巴,因而有较大的惯性。当人体处于直立位时,椭圆囊的囊斑处于水平位,即毛细胞的纵轴与地面垂直,顶部朝上,耳石膜顶在纤毛的上方;球囊的囊斑则处于垂直位,耳石膜悬在纤毛的一侧。

椭圆囊和球囊的适宜刺激是头部空间位置的变化或者直线变速运动。椭圆囊和球囊的基底部有前庭神经末梢分布,当头部的空间位置发生改变时,或者当人体作直线变速运动时,由于重力或惯性的作用,都会使耳石膜与毛细胞的相对位置发生改变,引起纤毛发生弯曲,倒向某一方向,从而使相应的传入神经纤维发放的冲动发生变化,这种神经冲动的变化传入中枢后,可产生头部空间位置的感觉或直线变速运动的感觉,同时引起姿势反射,以维持身体平衡。因此,椭圆囊和球囊的功能是产生直线变速运动觉和头部空间位置觉。

三、半规管的功能

半规管由三条相互垂直的半环形管道组成,分别代表空间的三个平面。每条半规管约占 2/3 圆周,与椭圆囊连接的一端相对膨大称为壶腹,内有一隆起的结构称壶腹嵴。嵴内有一排毛细胞,毛细胞面对管腔,其纤毛埋植在一种胶质性的圆顶形终帽之中。前庭神经分布在嵴的底部,连接毛细胞。当充满管腔的内淋巴由管腔向壶腹嵴方向移动时,正好使壶腹嵴中毛细胞顶部的静毛向动毛一侧弯曲,于是引起相应神经纤维发放冲动频率增加。

半规管壶腹嵴的适宜刺激是正负加速度,也就是说,壶腹嵴最适于感受旋转运动的变化。旋转开始时,由于惯性作用,内淋巴的启动要比人体和半规管本身的移动晚,因此将使一侧半规管内的淋巴压向壶腹嵴方向,使毛细胞兴奋传入冲动增加,而另一侧的内淋巴则离开壶腹,传入冲动减少。根据来自两侧半规管传入信息的不同,中枢得以判定旋转的进行和方向。由于三条半规管互相垂直,就可以感受任何平面上不同方向旋转变速运动的刺激,从而产生不同的旋转运动感觉。

四、前庭反应

来自前庭器官的传入冲动,除引起一定的位置觉和运动觉外,还能引起各种姿势调节反射和自主神经功能的改变,统称为前庭反应。

(一)前庭器官的姿势反射

来自前庭器官的传入冲动,除引起运动觉和位置觉外,还引起各种姿势调节反射。当进行直线变速运动时,可刺激椭圆囊和球囊,反射性地改变颈部和四肢肌的紧张度。例如人乘电梯时,因电梯突然上升,会反射性地引起下肢伸肌的紧张降低而使下肢屈曲;电梯突然下降时,伸肌紧张加强而腿伸直等,这些都是直线变速运动引起的前庭器官的姿势反射;同样在作旋转变速运动时,也可刺激半规管,反射性地改变颈部和四肢肌的紧张度,以维持姿势的平衡。例如当人体向左侧旋转时,可反射性地引起左侧上、下肢伸肌和右侧屈肌的肌紧张加强,使躯干向右侧偏移,以防歪倒;而旋转停止时,可使肌紧张发生反方向地变化,使躯干向左侧偏移。

从上述例子可以看出,当发生直线变速运动或旋转变速运动时,产生姿势反射的结果,常同发动这些反射的刺激相对抗,其意义在于维持机体一定的姿势和保持身体平衡。

(二) 自主神经反应

当半规管感受器受到过强或过长时间的刺激时,常可引起自主神经功能失调,导致心率加速、血压下降、呼吸加快、出汗及恶心、呕吐等现象,称前庭自主神经反应。有些人由于前庭器官的功能过于敏感,致使这种现象特别明显,出现晕车、晕船等症状。

(三) 眼震颤

前庭反应中最特殊的是躯体旋转运动时出现的眼球特殊的往返运动,称为**眼震颤**(**nystagmus**),常被用来判断前庭功能是否正常。眼震颤主要由半规管的刺激引起,而且眼震颤的方向也由于受刺激半规管的不同而不同。当人体头部前倾30°而围绕人体垂直轴旋转时,主要是两侧的水平半规管壶腹嵴毛细胞有刺激强度的改变,这时出现的也是水平方向的眼震颤。具体情况是,当旋转开始时,如果是向左侧旋转,则是左侧壶腹嵴的毛细胞受刺激增强而右侧正好相反,这时出现两侧眼球缓慢向右侧移动,这称为眼震颤的慢动相;当慢动相使眼球移动到两眼裂右侧端而不能再移时,又突然返回到眼裂正中,这称为眼震颤的快动相,此后再出现新的慢动相和快动相,反复不已,这就是眼震颤。当旋转变为匀速运动时,旋转虽在继续,但由于两侧壶腹嵴所受压力一样,于是眼球不再震颤而居于眼裂正中。只有当旋转停止而出现减速时,内淋巴又由于惯性作用而不能立刻停止运动,于是两侧壶腹嵴又再现所受压力的不同,但情况正好与旋转开始时相反,于是又引起一阵由方向相反的慢动相和快动相组成的眼震颤(图9-15)。临床和特殊从业人员常进行眼震颤试验以判断前庭功能是否正常。

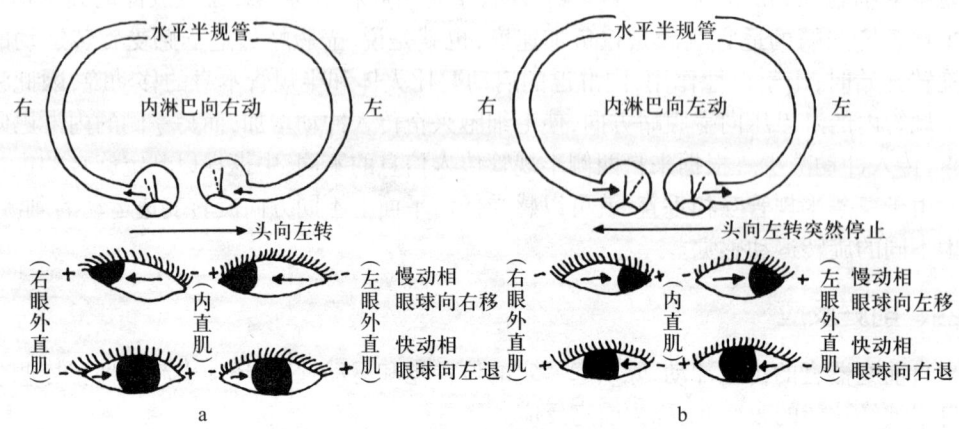

图9-15 眼震颤

a. 头前倾30°,旋转开始时的眼震颤方向;b. 旋转突然停止后的眼震颤方向

第五节 其他感觉器官

人类的感觉器官,除上面提到的以外,还有其他几种,如鼻、舌、皮肤,这些器官都属于多功能器官,感觉功能只是它们的功能之一。这里只做简略叙述。

一、嗅觉

嗅觉的感受器位于鼻中隔后上部的嗅上皮。嗅上皮由嗅细胞、支持细胞、基底细胞和Bowman腺组成。嗅细胞属神经元。当有气味的气体分子刺激嗅细胞后,便有神经冲动经嗅神经传入嗅觉中枢而产生嗅觉。嗅上皮和有关中枢究竟怎样感受并能区分出多种气味,目前已有初步了解。有人分析了600种有气味物质和它们的化学结构,提出至少存在七种基本气味,其他众多的气味则可能由这些基本气味组合所引起。这七种基本气味是:樟脑味、麝香味、花卉味、薄荷味、乙醚味、辛辣味和腐腥味。不同动物的嗅觉敏感程度差异很大,同一动物对不同有气味物质的敏感程度也不同。嗅觉有明显的适应现象,古语说"入芝兰之室久而不闻其香,入鲍鱼之肆久而不闻其臭"就说明这个问题。嗅觉的适应并非嗅觉疲劳,如人长期在腐臭的环境中,对臭已不敏感,但若让他闻花香或其他的气味,仍可感觉出来,这说明嗅觉并未疲劳。

二、味觉

味觉的感受器是味蕾,它主要分布在舌黏膜中。每一个味蕾由多个味细胞及支持细胞构成。舌前1/3的味觉经面神经传入,舌后2/3的味觉经舌咽神经传入。人的基本味觉大致有四种:酸、甜、苦、咸。味觉有的可反映刺激物的化学成分,如H^+可引起酸觉,$NaCl$可引起咸觉,糖可引起甜觉,奎宁可引起苦觉等。分布在舌各部的味细胞,其感受味觉的能力并不一样,舌尖部味蕾主要感受甜,近舌尖部两侧主要感受咸,舌后部两侧主要感受酸,舌根部主要感受苦。人体味觉的敏感性受刺激物温度、内环境变化和体内营养状态等因素的影响。刺激物在20~30℃时味觉最敏感。内环境物质成分发生变化时味觉也会发生变化,如体内缺钠时喜食多盐饮食,当体内需要某种营养物质时,对此物质的味觉敏感性增高。

(陈慧勤 张 君)

思 考 题

1. 名词解释:感受器、近点、远点、视角、视力、视野、色盲、暗适应、明适应、气传导、骨传导、听阈、听域。
2. 正常人视近物时,眼是如何进行调节的?
3. 常见的眼折光异常有哪几种?如何矫正?
4. 试述两种感光细胞的结构、功能及分布特点。
5. 简述声波的传导途径和听觉产生的过程。
6. 简述前庭器官的功能。

第十章 神经系统

> **学习要点：**
> 1. 掌握突触及突触传递的过程，兴奋在中枢内传递的特征，内脏痛的特点，牵张反射的概念、类型及其意义，交感与副交感神经的主要功能和生理意义，自主神经系统的递质及其受体。
> 2. 熟悉神经纤维传导兴奋的特征，中枢抑制的类型及意义，特异性和非特异性投射系统的特征和功能，小脑的功能，脑干对肌紧张的调节，人类条件反射的特点。
> 3. 了解突触后电位产生的机制，神经递质，基底神经节对躯体运动的调节，学习和记忆的机制，脑电图及睡眠时相。

神经系统是人体内最重要的调节系统，其主要作用是调节各器官系统的功能活动，使机体能适应内、外环境的变化。神经系统一般分为中枢神经系统和周围神经系统两大部分，前者是指脑和脊髓部分，后者指脑和脊髓以外的部分。本章主要介绍中枢神经系统的生理功能。

第一节 神经系统功能活动的基本原理

神经系统主要由神经细胞和神经胶质细胞组成。神经细胞又称为神经元，是神经系统功能活动的承担者，它们通过各种联系构成复杂的神经网络，完成神经系统的各种功能活动，神经系统活动的基本方式是反射。

一、神经元和神经胶质细胞

(一) 神经元

1. 神经元的结构与一般功能　神经元是神经系统结构和功能的基本单位，主要由胞体和突起两部分组成(图10-1)。胞体主要位于脑、脊髓和神经节中，是神经细胞代谢和营养的中心。突起又分树突和轴突两种，树突分支多而短，形态各异；轴突一般只有一个且较长。胞体发出轴突的部位称为轴丘，轴突的起始部分称为始段。

神经元的主要功能是传递和处理各种信息。一般认为一个神经元的功能分别由以下部分完成：胞体是合成各种物质，接受、整合和储存信息的部位；轴突始段是产生动作电位的部位;轴突末梢是释放神经递质的部位。所以,神经元是一类有极性的细胞。

2. 神经纤维及其功能　运动神经元的轴突和感觉神经元的长树突统称为轴索,轴索及其外面包裹的髓鞘或神经膜构成**神经纤维(nerve fiber)**,有髓鞘者为有髓纤维,无髓鞘者为无髓纤维。神经纤维的末端称为**神经末梢(nerve terminal)**。神经纤维具有传导兴奋和轴浆运输两种功能。

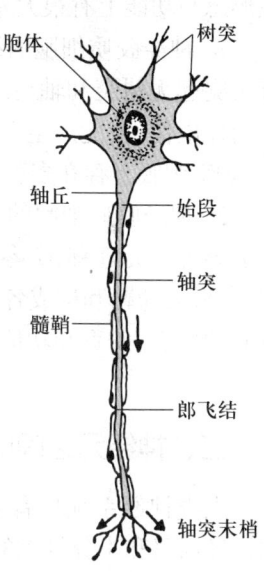

图10-1　神经元的结构模式

(1) 神经纤维的传导兴奋功能:神经纤维的主要功能是传导兴奋(动作电位),而沿神经纤维传导的兴奋或动作电位称为**神经冲动(nerve impulse)**,简称冲动。神经纤维传导兴奋具有以下特征:①完整性。指神经纤维只有在结构和功能都保持完整时,才能保证兴奋的正常传导。如果神经纤维受损或被麻醉,由于破坏了神经纤维结构和功能的完整性,其兴奋传导就会发生障碍。②绝缘性。一条神经干内包含许多神经纤维,但传导冲动时互不干扰。神经纤维的绝缘性保证神经纤维在传导兴奋时基本上互不干扰。③双向性。指人为刺激神经纤维上任何一点,产生的动作电位可向纤维两端同时扩布。但在整体情况下,神经冲动总是由胞体传向末梢,神经元的极性决定了兴奋在神经纤维上的传导具有单向性。④相对不疲劳性。指与突触传递相比,神经纤维在长时间连续接受电刺激的情况下,仍能保持传导兴奋的能力,表现为相对不疲劳性。

影响神经纤维传导兴奋的速度的因素包括①神经纤维的直径。直径越大,传导速度越快。②有无髓鞘。有髓神经纤维传导速度比无髓神经纤维快。③温度的高低。在一定范围内,局部温度愈高,传导速度愈快;温度低,传导速度减慢,当温度降到0℃以下时,神经传导就会发生阻滞,局部暂时失去感觉,这是临床上低温麻醉的原理。神经传导速度的测定有助于诊断神经纤维的疾病和估计神经损伤的预后。

(2) 神经纤维的轴浆运输:神经元轴突内的胞质称为轴浆,轴浆是流动的。借助轴浆流动在胞体与轴突末梢之间运输物质的现象称为**轴浆运输(axoplasmic transport)**。它对维持神经元的正常结构和功能有着重要意义。轴浆运输具有双向性:自胞体向轴突末梢的轴浆运输为顺向轴浆运输;自轴突末梢向胞体的轴浆运输为逆向轴浆运输。一般认为破伤风毒素、狂犬病病毒被轴突末梢摄取后,就是沿轴突经逆向轴浆运输侵入中枢神经而发病的。

3. 神经的营养性作用　神经对其所支配的组织能发挥两方面的作用:①神经能使所支配的组织在功能上发生变化,这一作用叫功能性作用;②神经末梢经常释放某些物质持续地调整被支配组织的内在代谢活动,影响其持久性的结构、生化和生理的变化,这一作用叫**营养性作用(trophic action)**,它与神经冲动无关。神经的营养性作用在正常情况下不易观察出来,但在神经切断后就能明显地表现出来。例如切断运动神经后,肌肉内糖原合成减慢、蛋白质分解加速,肌肉逐渐萎缩。脊髓灰质炎患者出现肌肉萎缩,就是这一原因。

(二) 神经胶质细胞

在人类的神经系统中,神经胶质细胞约占神经系统体积的一半,广泛填充于中枢神经系统和周围神经系统的神经元之间,为神经元数量的 10~50 倍。与神经元相比,神经胶质细胞在形态与功能上有很大差别。

1. 神经胶质细胞的结构和功能特征　与神经元相比,神经胶质细胞的结构和功能特征有①突起无树突和轴突之分;②细胞之间普遍存在缝隙连接,不形成化学性突触;③不能产生动作电位;④能产生多种神经活性物质,如神经递质、血管紧张素原及多种神经营养因子等;⑤细胞膜上存在多种神经递质受体。

2. 神经胶质细胞的生理功能　神经胶质细胞具有多方面的重要功能,已知的有①支架和引导神经元迁移;②参与神经组织的修复与再生;③作为抗原呈递细胞,完成免疫应答作用;④形成髓鞘和构成各种屏障;⑤参与神经元的物质代谢,对神经元起营养作用,以维持神经元的生长、发育和功能的完整性;⑥维持神经细胞内外钾离子浓度;⑦参与神经递质的代谢等。

二、神经元之间的信息传递

人类神经系统具有复杂的功能,是中枢神经系统内 1 000 亿个神经元之间形成多层次的神经回路和十分庞大的网络系统,通过突触完成各种信息传递和信息处理而实现的。

(一) 突触

1. 突触的概念　**突触(synapse)** 是指神经元之间相互接触并传递信息的部位。根据突触传递信息的媒介物不同,可将其分为化学性突触和电突触。

2. 突触的结构和分类　一个神经元的轴突分出许多小支,小支的末端脱掉髓鞘后膨大呈球状,称为**突触小体(synaptic knob)**,突触小体与下一个神经元胞体或树突表面相接,其接触点就是突触。突触小体的膜称为突触前膜,前膜内的轴浆内含有较多的线粒体和大量聚集的囊泡,后者称为**突触小泡(synaptic vesicle)**,内含有高浓度的神经递质。与突触前膜相对的另一神经元的膜称为突触后膜,分布有受体,故经典的突触由突触前膜、突触间隙和突触后膜三部分组成(图 10-2a)。突触前膜和突触后膜较一般神经元膜稍厚,约为 7.5 nm;突触间隙宽为 20~40 nm。

根据神经元接触的部位,经典的突触主要分为:轴突－胞体突触、轴突－树突突触、轴突－轴突突触三类(图 10-2b)。按突触传递产生的效应不同,则可将突触分为兴奋性突触和抑制性突触。

(二) 化学性突触传递

在人类的神经系统中化学性突触传递占大多数,是神经系统传递信息的主要形式。根据突触前、后两部分之间有无紧密的解剖学联系,可将化学性突触分为定向突触和非定向突触两种模式:①定向突触是指突触前、后两部分之间有紧密的解剖学关系,即突触前末梢释放的递质仅作用于局限的突触后膜结构,如经典的突触和神经－骨骼肌接头。②非定向突触是指突触前、后两部分之间无紧密的解剖学关系,即突触前末梢释放的递质可扩散至距离较远和范围较广的突触后结构,如自主神经节后纤维和效应细胞之间的接头。

1. 定向突触传递过程　当兴奋传导到轴突末梢时,突触前膜除极,使其电压门控的 Ca^{2+} 通道开放,Ca^{2+} 内流至胞质,促使囊泡移向前膜并与之融合,囊泡膜破裂以胞吐的方式将神经递质释放到突触间隙。神经递质扩散至突触后膜与受体特异性结合,引起突触后膜对

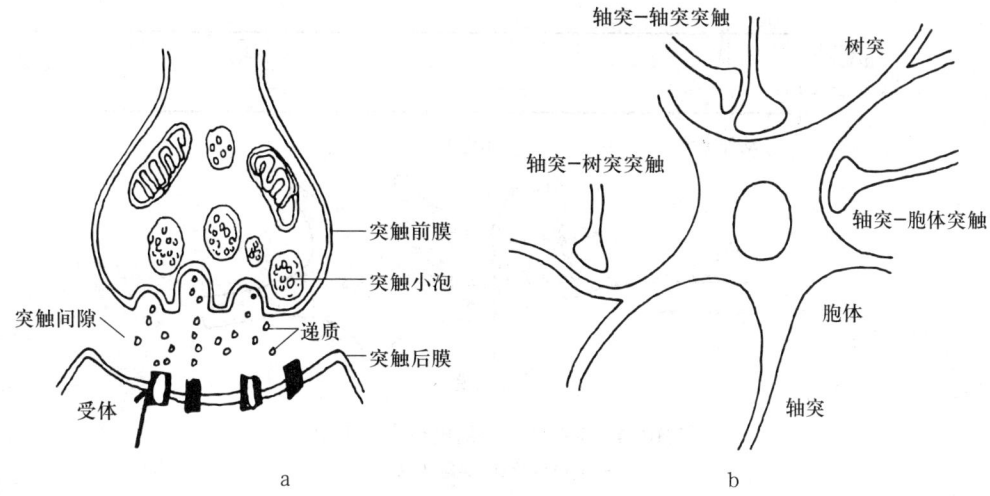

图 10-2 突触的结构和类型模式
a. 突触的结构；b. 突触的类型

离子通透性的改变，后膜发生相应的除极化或者超极化，亦即产生**突触后电位（postsynaptic potential）**，从而将突触前神经元的信息传递到突触后神经元，引起突触后神经元的活动变化。突触后电位属于局部电位，根据后膜电位变化的不同，分为**兴奋性突触后电位（excitatory postsynaptic potential，EPSP）**和**抑制性突触后电位（inhibitory postsynaptic potential，IPSP）**两种。

(1) 兴奋性突触后电位：突触前膜释放兴奋性递质，该递质与突触后膜受体结合后，使后膜 Na^+、K^+ 通道开放，引起了以 Na^+ 内流为主的离子流动，导致突触后膜去极化，产生兴奋性突触后电位（图 10-3）。EPSP 属于局部电位，只有当 EPSP 总和达到阈电位水平时，才能在轴突始段引发动作电位。

(2) 抑制性突触后电位：突触前膜释放抑制性递质，该递质与突触后膜受体结合后，使突触后膜 K^+、Cl^- 通道开放，主要是 Cl^- 的通道开放，Cl^- 内流和 K^+ 外流都会导致突触后膜超极化，从而产生抑制性突触后电位（图 10-4）。IPSP 也属于局部电位，可以总和。由于 IPSP 的

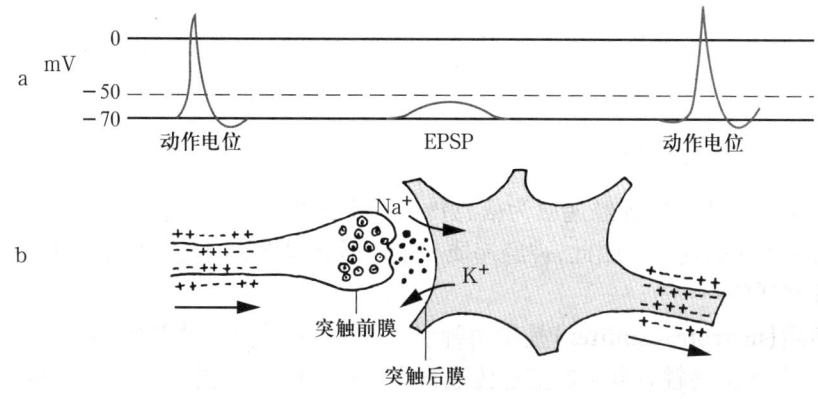

图 10-3 兴奋性突触后电位产生的机制
a. 电位变化；b. 突触传递

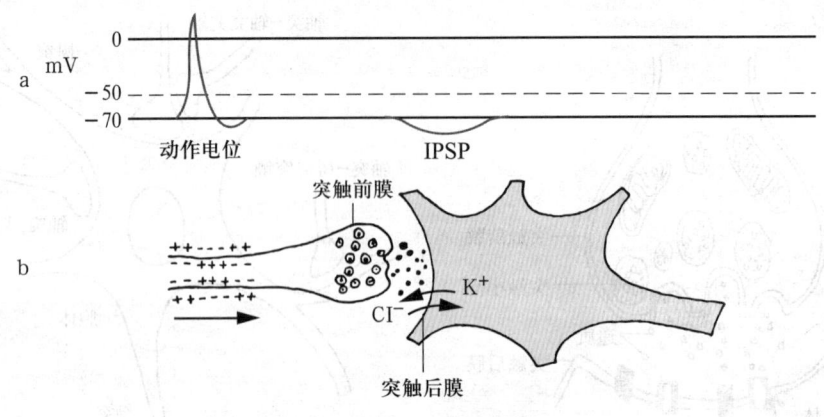

图 10-4 抑制性突触后电位产生机制
a. 电位变化；b. 突触传递

产生降低了突触后神经元的兴奋性,表现突触后神经元抑制效应。

神经系统中一个神经元往往与许多神经元发生突触联系,有的产生 EPSP,有的产生 IPSP,突触后神经元的最后效应,要看多个突触后电位的综合作用。

2. 非定向突触传递过程　在没有典型突触结构的神经元间也释放神经递质,释放的递质往往经扩散到达附近的细胞或远隔部位的神经元,影响多个靶细胞的功能。这种神经元间的信息传递方式称为非定向突触传递,也称为非突触性化学传递。例如交感肾上腺素能神经末梢有许多分支,分支上形成串珠样的曲张体,其内含有大量突触小泡(图 10-5)。曲张体并不与效应细胞(如平滑肌细胞)形成经典的突触联系,而是位于效应细胞附近。当神经冲动抵达曲张体时,递质便释放出来,通过弥散作用到达效应器的受体,影响多个细胞的功能。

（三）电突触传递

电突触传递(electical synaptic transmission)是指兴奋以电紧张扩布方式直接在两个细胞之间进行的信息传递。其结构基础是缝隙连接,缝隙相对的两侧细胞膜上有贯穿两膜的水相通道蛋白,允许带电离子和分子量小的有机分子通过(图 10-6),局部电流和 EPSP 是以电紧张的形式从一个细胞传到另外一个细胞的。与经典的突触传递不同,缝隙连接传递信息是双向的,电阻很低,几乎无潜伏期,传递速度快,其功能可能是与许多神经元的同步活动有关。

三、神经递质与受体

化学性突触传递是以神经递质为信息传递的媒介物,而神经递质需作用于相应的受体才能发挥信息传递的功能。因此,神经递质和受体是化学性突触传递的重要物质基础。

（一）神经递质

神经递质(neurotransmitter)是指由神经元合成,突触前末梢释放,能特异性作用于突触后膜受体,并产生突触后电位的信息传递物质。目前认为,一个神经元可以同时存在两种或两种以上的神经递质,这一现象被称为**神经递质的共存**(neurotransmitter coexistance)。根据递质存在部位的不同,神经递质分为外周神经递质和中枢神经递质。

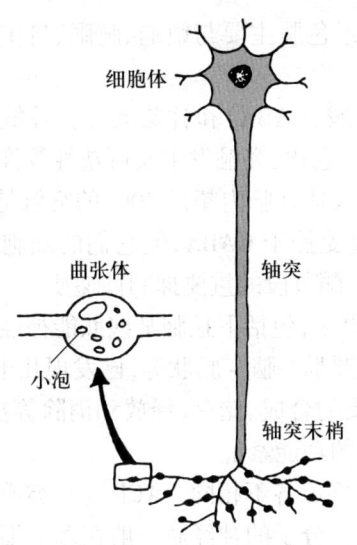

图 10-5 非突触性化学传递

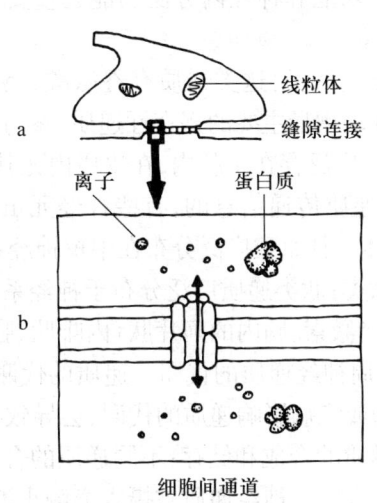

图 10-6 电突触传递
a.缝隙连接处横切图;b.局部放大模式图

1. **外周神经递质** 外周神经递质包括自主神经系统及躯体运动神经末梢所释放的神经递质,主要有乙酰胆碱(ACh)和去甲肾上腺素(NE或NA)。神经生理学中,常以神经末梢释放的神经递质类型来命名和分类神经纤维:凡末梢释放乙酰胆碱的神经纤维,称为胆碱能纤维;末梢释放去甲肾上腺素的神经纤维称为肾上腺素能纤维。胆碱能纤维和肾上腺素能纤维在周围神经系统中的分布情况见表10-1。

表 10-1 胆碱能纤维和肾上腺素能纤维在周围神经系统中的分布

纤维名称	释放递质	分布
胆碱能纤维	ACh	全部的交感和副交感神经节前纤维
		副交感神经节后纤维
		少部分交感神经节后纤维(支配汗腺和骨骼肌舒血管的交感神经节后纤维)
		躯体运动神经纤维
肾上腺素能纤维	NE	大部分交感神经节后纤维

2. **中枢神经递质** 中枢神经递质比外周神经递质多而复杂,主要有乙酰胆碱、单胺类、氨基酸类和肽类等,其分布和功能如下。

(1) 乙酰胆碱:最重要的中枢神经递质之一,分布很广。一般认为是兴奋性递质,其功能与感觉、运动、学习和记忆等活动有关。在脊髓前角运动神经元、丘脑后腹核的特异性投射神经元、脑干网状结构上行激动系统、纹状体和边缘系统的梨状区、杏仁核和海马等部位都有乙酰胆碱。

(2) 单胺类:这类递质主要包括多巴胺、去甲肾上腺素和5-羟色胺等。其中,多巴胺与躯体运动的调节有关,多为抑制性作用;去甲肾上腺素递质系统对调节觉醒、情绪活动、维持血压、内脏功能和神经内分泌功能起重要作用;5-羟色胺主要与镇痛、睡眠、自主神经功能等活动有关。

(3) 氨基酸类:这类递质有谷氨酸、γ-氨基丁酸(GABA)和甘氨酸等。谷氨酸分布广泛,是哺乳动物最主要的兴奋性递质,参与神经发育、老化、突触发生及可塑性等许多生命过程。GABA 广泛存在于脑内,在皮质内尤其重要,有人估计脑内超过 30% 的突触是以 GABA 作为神经递质传递信息的,有些神经元虽然不直接受控于 GABA,但它们的细胞膜上存在 GABA 受体。甘氨酸广泛分布在中枢神经系统,是脊髓节段的重要抑制性递质。

(4) 肽类:肽类递质广泛分布于神经系统,种类繁多,包括下丘脑某些肽能神经元分泌的多肽类神经激素、脑内的阿片肽(内啡肽、脑啡肽、强啡肽)、脑-肠肽等,已发现几十种。

3. 外周神经递质的代谢 递质的代谢包括递质的合成、储存、释放和消除等步骤,某些毒物、药物或疾病影响递质的代谢,会导致神经系统的功能紊乱。

(1) 递质的合成和储存:不同递质的合成过程和部位各不相同。ACh 与胺类递质多在胞质中合成,合成的神经递质被摄入突触小泡内储存;大分子的神经肽一般在多个细胞器里经过几个阶段合成,也在突触小泡内储存。

(2) 递质的释放和消除:ACh 和 NE 合成后都是以胞吐的形式释放,但消除方式并不相同。ACh 的清除是以酶分解为主:ACh 发挥生物学作用后,被存在于突触间隙及突触后膜上的胆碱酯酶分解为胆碱和乙酸,胆碱被重新摄取回末梢,再用于 ACh 的合成。而 NA 可通过三条途径消除:①大部分被神经末梢重摄取并储存于突触小泡内,称之为再利用;②一部分在突触后神经元内被酶类破坏灭活;③一部分经血液循环在肝破坏灭活。利舍平能抑制神经末梢对 NE 的摄取,以致 NE 在神经末梢被耗竭,故为临床上应用的降压药。

(二) 神经受体

神经受体主要是指神经元或效应器细胞膜上,能接受信息的蛋白质结构,简称为受体,主要分布于突触后膜。突触前膜上也存在受体,但其主要作用在于调节神经末梢的递质释放,而与兴奋传递无直接关系。神经递质必须通过与受体相结合才能发挥作用。如果受体事先被药物结合,则递质很难再与受体结合,从而影响递质发挥作用。这种能与受体结合,占据受体或改变受体的空间结构形式,使递质不能发挥作用的药物称为受体拮抗剂。反之,能发挥与递质相似的生理效应的药物,称为受体的激动剂。有关受体的类型、作用,详见本章第四节。

四、反射活动的基本规律

反射是神经活动的基本方式,反射的概念及结构基础在第一章绪论中已经叙述,以下主要讨论反射活动的基本规律。

(一) 中枢神经元的联系方式

中枢神经系统的神经元数量极多,它们之间以中间神经元为桥梁,相互连接成网。神经系统中不同的传递效应就是由神经元之间不同的联系方式产生的。归纳起来,中枢神经元的联系方式主要有以下几种。

1. 单线式联系 一个突触前神经元的轴突末梢只与一个突触后神经元建立联系,称为单线式联系(图 10-7a)。这种联系方式保证了反射活动的精确性,是感觉信号点对点传递的结构基础,有利于大脑产生精细的感觉。

2. 辐散式联系　一个神经元的轴突末梢通过其分支与许多神经元建立突触联系,称为辐散式联系(图10-7b)。通过辐散式联系,使传入神经能同时与许多神经元发生联系,这种联系在感觉传入通路上多见。

3. 聚合式联系　一个神经元的胞体和树突可接受许多轴突末梢的突触联系,称为聚合式联系(图10-7c)。这种联系在传出通路上多见,是中枢神经系统实现整合的结构基础。

4. 链锁式联系　在中间神经元之间,由于辐散式联系与聚合式联系同时存在而形成传递信息的链锁,在纵向和横向同时向外传递信息,这种联系方式称为链锁式联系(图10-7d)。兴奋通过链锁式联系,在空间上可扩大其作用范围。

5. 环路式联系　一个神经元与中间神经元发生突触联系,而中间神经元反过来直接或间接地再作用到该神经元,这种联系方式称为环路式联系(图10-7e)。

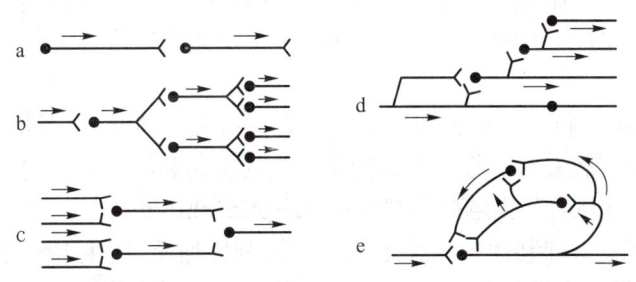

图 10-7　中枢神经元的联系方式
a. 单线式联系;b. 辐散式联系;c. 聚合式联系;d. 链锁式联系;e. 环路式联系

(二) 中枢兴奋传播的特征

兴奋在中枢神经内的传播和在神经纤维上的传导有着明显的不同,主要表现在以下几个方面。

1. 单向传播　在反射活动中,兴奋通过化学性突触传递时,只能由突触前神经元传向突触后神经元,这一现象称为单向传播。这是因为递质通常由突触前膜释放,受体一般位于突触后膜。电突触传递则不同,由于其结构无极性,因而兴奋可双向传播。

2. 中枢延搁　兴奋经中枢传播时往往需要较长的时间,这一现象称为中枢延搁。其原因是由于冲动通过化学性突触传递时,需要经历递质的释放、扩散、与突触后膜受体的结合等多个环节,比在相同距离的神经纤维上传导要慢得多。多突触反射活动中,兴奋通过的突触数量越多,中枢延搁时间就越长。

3. 兴奋的总和　在反射活动中,单根神经纤维的传入冲动一般不能使中枢发出传出效应,需有若干神经纤维的冲动同时或者几乎同时到达同一中枢,才可能产生传出效应。这是因为单根纤维单个传入冲动引起的 EPSP 是局部电位,幅度较小,不足以使突触后神经元发生兴奋;但若干传入纤维引起的多个 EPSP 同时或者几乎同时到达同一神经中枢,就可以发生空间和时间总和。如果总和后达到阈电位水平,则导致突触后神经元产生动作电位。如总和后的 EPSP 未到达阈电位,此时突触后神经元虽未出现兴奋,但其兴奋性有所提高,其膜电位接近阈电位水平,导致兴奋性升高而容易产生动作电位,称为**易化**(**facilitation**)。

4. 兴奋节律的改变　在反射活动中,传入神经(突触前神经元)和传出神经(突触后神经元）的放电频率往往不同。这是因为传出神经常同时接受多个突触前神经元的信息，或者经过多个中间神经元接替，且其本身的功能状态在不同阶段亦有不同，因此最后的传出冲动频率取决于各种影响因素的综合作用。

5. 后发放　刺激停止后，反射活动中的传出神经元往往还可以继续发放冲动，使反射活动持续一段时间，这一现象叫做后发放。例如以浓度稍高的酸刺激脊蛙的脚爪，蛙腿便反射性地屈曲；当撤离刺激后，屈腿动作仍持续一段时间，这就是后发放现象。后发放的原因是多方面的，中间神经元的环路式联系是产生后发放的结构基础。

6. 对内环境变化敏感和易疲劳　因为突触间隙与细胞外液相通，因此突触部位易受内环境理化因素的影响，如低氧、二氧化碳增多及某些药物等因素都可作用于突触传递的某些环节而影响突触传递。另外，用高频电脉冲连续刺激突触前神经元和神经纤维，发现突触后神经元的放电频率会逐渐降低，而神经纤维的放电频率较长时间内不会降低。说明突触传递相对神经纤维的传导容易发生疲劳，其原因可能与递质的耗竭有关。

（三）中枢抑制

反射活动能协调进行的重要原因是中枢既有兴奋又有抑制，两者相辅相成。相对中枢兴奋，中枢抑制的过程较复杂。根据中枢抑制产生的机制和部位的不同，将其分为**突触后抑制（postsyaptic inhibition）**和**突触前抑制（presynaptic inhibition）**。

1. 突触后抑制　由抑制性中间神经元释放抑制性递质，产生 IPSP 而引起的抑制叫突触后抑制。根据神经元之间联系方式的不同，可分为以下两种类型。

(1) 传入侧支性抑制：传入神经纤维在兴奋某一个中枢神经元的同时，经侧支兴奋另一个抑制性中间神经元，进而使其突触后神经元抑制，这种现象称为传入侧支性抑制或交互抑制，其意义是协调不同中枢之间的活动。例如引起屈肌反射的传入纤维进入脊髓后，一方面兴奋支配屈肌的运动神经元，另一方面通过侧支兴奋抑制性中间神经元，使支配伸肌的神经元抑制，从而引起屈肌收缩而伸肌舒张，以完成屈肌反射（图 10-8a）。

(2) 回返性抑制：某一中枢的神经元兴奋时，其传出冲动沿轴突外传的同时，经轴突侧支兴奋抑制性中间神经元，后者释放抑制性递质，反过来作用于原先发动兴奋的神经元或同一

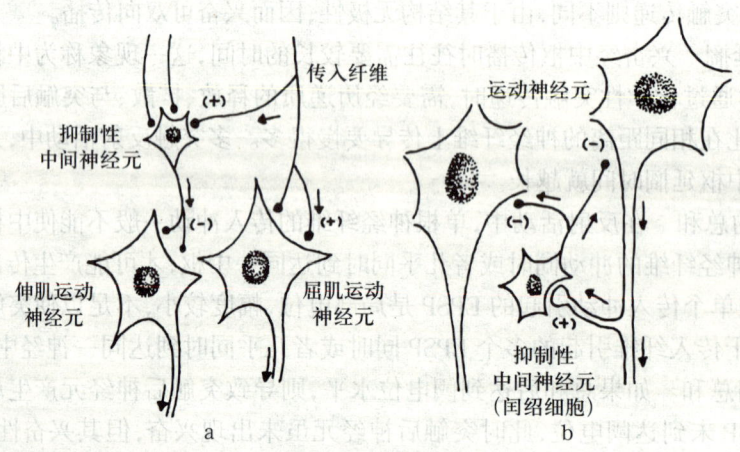

图 10-8　突触后抑制
a. 传入侧支性抑制；b. 回返性抑制

中枢的其他神经元,并抑制它们的活动,这种抑制称为回返性抑制,其意义在于及时终止神经元的活动,使同一中枢内神经元之间的活动步调一致。例如脊髓前角运动神经兴奋时,传出冲动一方面沿轴突外传。另一方面,通过其侧支兴奋中枢内的抑制性中间神经元(闰绍细胞),其末梢释放抑制性递质(甘氨酸),使突触后神经元(即发动兴奋的运动神经元)抑制(图 10-8b)。

2. 突触前抑制　由突触前末梢释放的兴奋性神经递质减少而引起的突触后神经元抑制,称为突触前抑制。突触前抑制的结构基础是轴突-轴突突触,是一种除极化的抑制(图 10-9)。轴突 A 的末梢与运动神经元 C 的胞体形成轴突-胞突突触,又与轴突 B 构成轴突-轴突突触。当刺激轴突 A 时,可使神经元 C 产生 10 mV 的 EPSP(图 10-9a)。当刺激轴突 B 时,该运动神经元 C 不产生反应(图 10-9b)。如果先刺激轴突 B,一定时间再刺激轴突 A,则可使运动神经元 C 产生的 EPSP 明显减小(图 10-9c)。

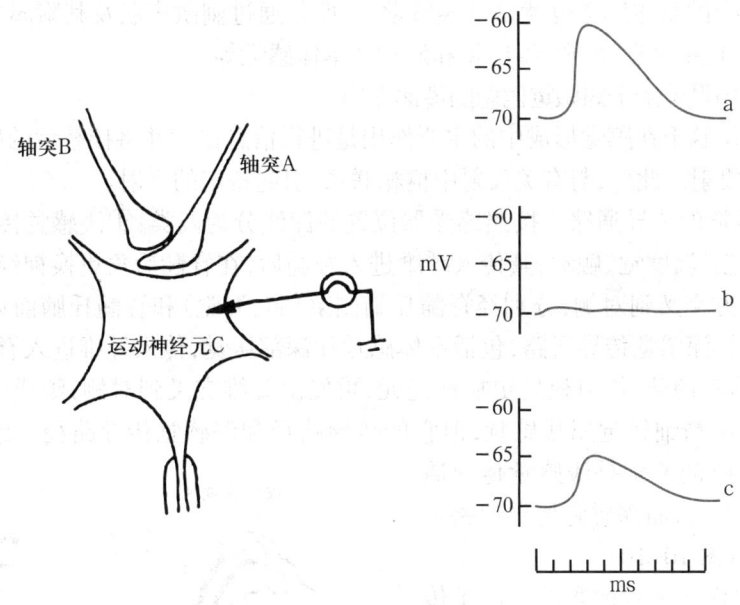

图 10-9　突触前抑制产生机制
a. 单独刺激轴突 A;b. 单独刺激轴突 B;c. 先刺激轴突 B 后再刺激轴突 A

与突触后抑制不同的是,突触前抑制是一种除极化抑制。它产生的主要原因是由于突触前膜兴奋性递质释放减少,使突触后膜 EPSP 幅度减小。突触后抑制和突触前抑制的比较见表 10-2。

表 10-2　突触后抑制和突触前抑制的比较

项目	突触后抑制	突触前抑制
性质	超极化抑制	除极化抑制
结构基础	抑制性中间神经元	轴突-轴突突触,2 个以上突触
产生机制	突触前膜释放抑制性递质	突触前膜兴奋性递质释放减少
	突触后膜产生 IPSP	突触后膜 EPSP 幅度减小
生理意义	参与运动的协调控制	参与感觉传入的控制

第二节 神经系统的感觉功能

感觉是人类在进化过程中,为了维持内环境稳态和适应外环境变化所必需的一种功能。感觉的形成包括三个过程:①刺激信号在感受器中的换能和转导;②神经冲动在感觉传导通路中的传递和调控;③大脑皮质的特定区域对信息分析、整合,产生各种特定的感觉。这里着重讨论中枢神经的感觉功能。

一、中枢神经的躯体感觉功能

生理学所指的躯体感觉也就是皮肤感觉,一般是通过刺激皮肤及其附属的感受器而产生的各种感觉,包括触觉、压觉、温度觉和痛觉及本体感觉等。

(一)脊髓与低位脑干对感觉信息的传递作用

脊髓和低位脑干在感觉形成中的主要作用是进行信息接替并将接替后的感觉信息向高一级感觉中枢投射。此外,与有关反射中枢相联系,引起特定的反射。

1. 躯体感觉的传导通路 按照感受器位置的深浅分为两类:①浅感觉传导通路,指皮肤与黏膜的痛觉、温度觉、触觉,其传入纤维进入脊髓后,在脊髓后角更换神经元,再发出纤维在中央管前方交叉到对侧,分别经脊髓丘脑侧束(痛、温觉)和脊髓丘脑前束(轻触觉)上行抵达丘脑。②深感觉传导通路,包括本体感觉和深部压觉,传入纤维进入脊髓后,在同侧后索上行,抵达延髓薄、楔束核后更换神经元,再发出纤维交叉到对侧,组成内侧丘系至丘脑。皮肤触觉中精细触觉属浅感觉,但它的传导路径和深感觉传导路径一致。浅感觉和深感觉传导通路的差别是浅感觉传导通路是先交叉后上行;而深感觉传导通路是先上行后交叉(图10-10)。

2. 脊髓损伤对感觉的影响 由于传导路径的不同,临床上脊髓损伤部位不同,出现的感觉障碍亦不同:①脊髓完全横断可导致横断平面以下的全部感觉丧失;②脊髓半横断的患者出现深、浅感觉的分离,即损伤平面以下同侧的深感觉丧失和对侧的浅感觉丧失;③脊髓空洞症患者,相应节段双侧皮肤的痛觉、温度觉发生障碍,而轻触觉基本不受影响,表现为痛觉、温度觉和触觉障碍的分离现象。

(二)丘脑的感觉功能及其感觉投射系统

丘脑是感觉传导通路的重要中继站,除嗅觉外所有的感觉信息在这里进行加

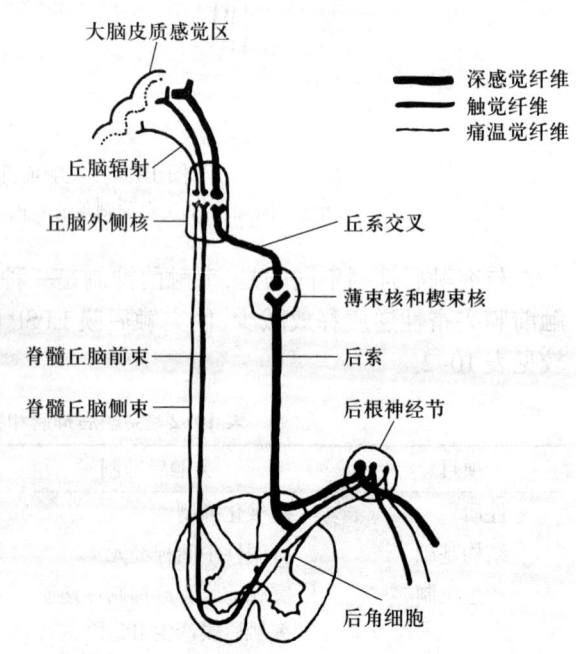

图10-10 躯体感觉传导通路

工、整合和粗略分析处理后,再传导到大脑皮质。

1. 丘脑的主要核团　丘脑的中继核团从功能上大致可分位三大类:①特异性的感觉接替核群,主要包括后腹核、外侧膝状体和内侧膝状体等,它们是各种特异感觉传入纤维的接替站。②联络核群,主要有丘脑前核、腹外侧核、丘脑枕等,主要参与内脏活动、肌肉运动的调节。③髓板内核群,或者称为非特异性核群。其功能与提高大脑皮质的兴奋性,维持觉醒状态有关。

2. 丘脑感觉投射系统　根据丘脑各部向大脑皮质投射特征的不同,分为**特异投射系统**(specific projection system)和**非特异投射系统**(nonspecific projection system)两类(图 10-11):①特异性投射系统是指丘脑的感觉接替核接受各种特异感觉传导通路的神经纤维,换元后发出纤维投射到大脑皮质的特定区域。其特点是都具有专一的上传途径,与皮质间具有点对点的投射关系;能引起特定的感觉,并激发大脑皮质发出神经冲动。②非特异性投射系统是传导经典感觉的上行纤维经过脑干时,发出侧支与脑干网状结构的神经元发生突触联系,经过多次换元到达丘脑的非特异投射核群,最后弥散投射到大脑皮质的广泛区域。非特异性投射系统是不同感觉的共同上行通路,不具有点对点的投射关系,失去了感觉传导投射的专一性,不能产生特定感觉,其功能是维持或改变大脑皮质的兴奋性,能使机体保持觉醒状态。

非特异性投射系统在脑干网状结构段具有上行唤醒作用的功能,特称为**脑干网状结构上行激动系统**(ascending reticular activating system)。当这一系统的上行冲动减少时,大脑皮质就由兴奋转入抑制状态,动物表现为安静或睡眠;这一系统受损伤时,可发生昏睡。

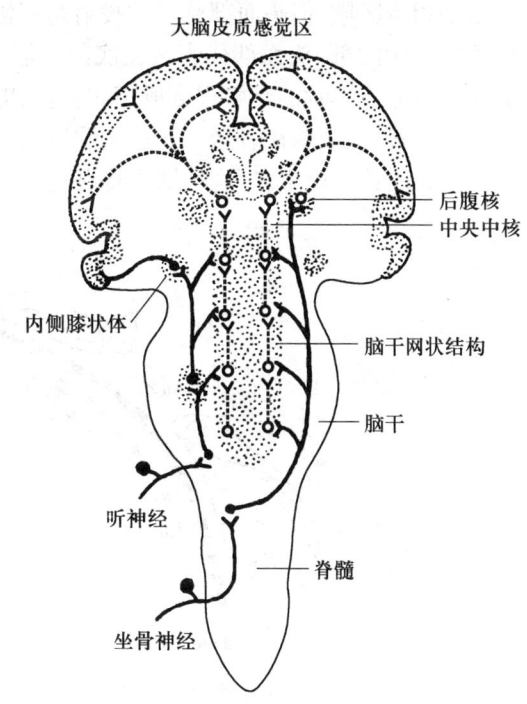

图 10-11　感觉投射系统
—— 代表特异性投射系统;------ 代表非特异性投射体统

脑干网状结构上行激动系统是一种多突触传递系统,易受药物影响。例如巴比妥类药物能阻断脑干网状结构上行激动系统的传导,使大脑皮质的兴奋性降低,从而产生镇静和催眠作用。特异性投射系统和非特异性投射系统的比较见表 10-3。

表 10-3　特异性投射系统和非特异性投射系统的比较

类别	功能	特点
特异性投射系统	引起特定的感觉 激发皮质发出神经冲动	三次换元 投射区窄小(点对点投射) 功能依赖于上行激动作用
非特异性投射系统	不引起特定的感觉 维持和改变大脑皮质的兴奋状态	多次换元 投射区广泛(点对点关系) 易受药物影响(如巴比妥类)

(三) 大脑皮质的躯体感觉代表区

人类大脑皮质是感觉的最高级中枢。来自身体不同部位和不同性质的感觉信息投射到大脑皮质特定的区域，通过对这些传入信息的分析与综合，产生不同的感觉，这些特定的区域称为躯体感觉代表区，主要包括有体表感觉区和本体感觉区。

1. **体表感觉区** 体表感觉区有第一和第二体表感觉区，其中第一体表感觉区更为重要。第一体表感觉区位于中央后回，是全身体表感觉的主要投射区，产生的感觉定位明确、清楚。感觉投射有以下规律(图10-12)：①左右交叉。指一侧体表感觉传入投射到对侧大脑皮质的相应区域，但头面部感觉的投射是双侧性的。②倒置分布。下肢代表区在顶部，上肢代表区在中间部，头面部代表区在底部。但头面部代表区内部的安排是正立的。③投射区的大小与体表感觉的灵敏程度成正相关。如感觉灵敏的唇、大拇指和示指的代表区大，而感觉迟钝的背部、大腿代表区小。这说明感觉灵敏部位具有较多的感受装置，皮质与其相联系的神经元的数目也较多，这种结构特点有利于进行精细的感觉分析。

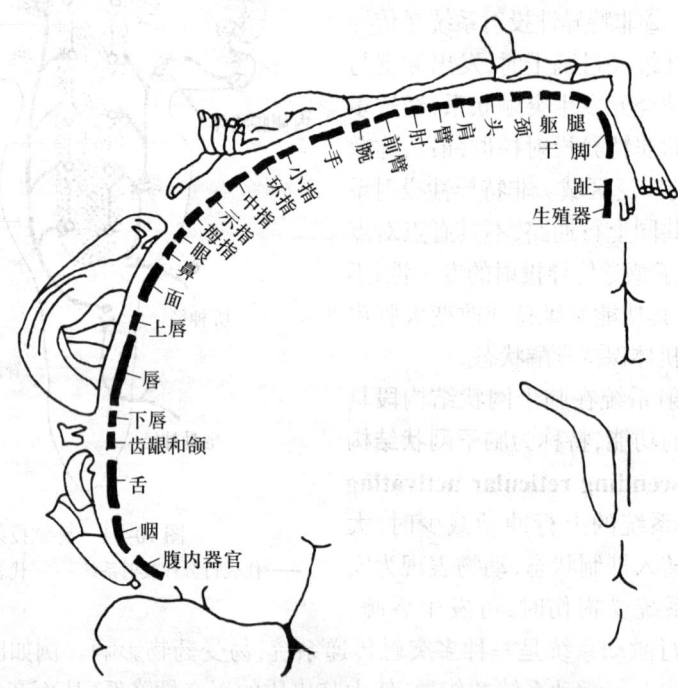

图10-12 体表各部在中央后回投射规律

在人脑中央前回与岛叶之间还有第二体表感觉区。第二体表感觉区面积远比第一体表感觉区小，正立而不倒置，双侧投射，感觉分析粗糙，可能与痛觉有较密切的关系。在人类切除此区后，不产生显著的感觉障碍。

2. **本体感觉区** 肌肉、关节的运动觉和位置觉称为本体感觉。在人类，关节、肌梭等处的感觉信息投射到运动区(中央前回)，以产生本体感觉。目前认为，中央前回既是运动区，又是本体感觉中枢。

二、中枢神经的内脏感觉功能

内脏感觉的传入神经为自主神经,包括交感神经与副交感神经。内脏感觉传入中枢后,沿躯体感觉的同一通路上行,投射到大脑皮质。内脏感觉代表区的范围小,且较弥散,混杂于体表感觉区、运动辅助区、边缘系统等内。例如人脑手术时,电刺激第二体表感觉区,可产生味觉、恶心或排便感等内脏感觉。内脏中有痛觉感受器,无本体感受器,只含很少的温度觉和触压觉感受器。因此,内脏感觉主要是痛觉。

三、中枢神经的听觉与视觉功能

(一) 中枢神经的视觉功能

视神经由视神经管入颅腔后,来自两眼鼻侧视网膜的纤维形成视交叉后,延为视束。其中,左眼颞侧视网膜和右眼鼻侧汇集成左侧视束;右眼颞侧视网膜和左眼鼻侧视网膜的纤维汇集成右侧视束。二者分别投射到左右丘脑的外侧膝状体,而后大部分纤维投射到大脑距状沟周围的枕叶皮质(视觉代表区)。当视觉传导通路在不同部位受损时,可引起不同的视野缺损(图10-13)。

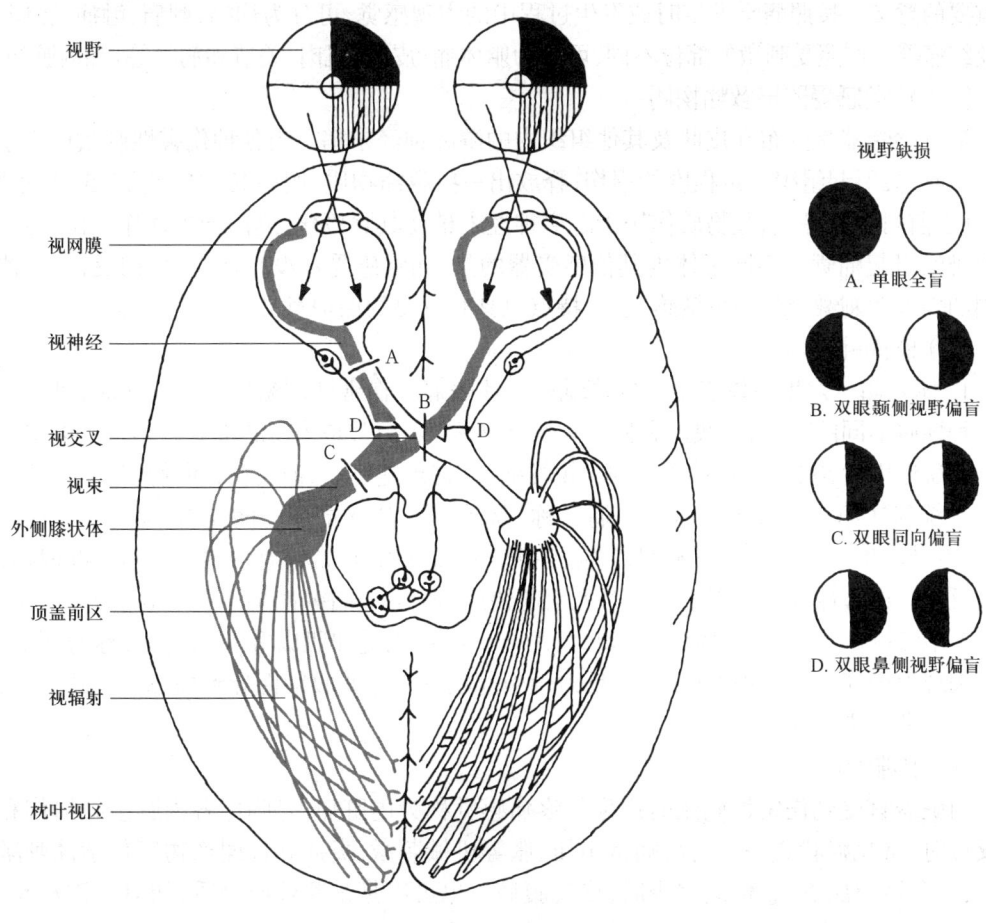

图10-13 视觉传导通路与视野缺损

视觉代表区的投射特点是:左侧视束投射到左侧枕叶,右侧视束投射到右侧枕叶;视网膜周边部投射到距状裂前部,黄斑部投射到距状裂后部;视网膜上半部投射到距状裂上部,下半部投射到距状裂下部。从外侧膝状体传入的纤维到达枕叶视皮质时,常只有单眼性质,需经外皮质回路作用后,才具有双眼视觉与立体视觉。

(二) 中枢神经的听觉功能

听神经的传入纤维首先在同侧脑干的耳蜗神经核更换神经元,换元后的纤维大部分交叉到对侧,再次换元后形成外侧丘系(小部分不交叉,于同侧外侧丘系上行)。外侧丘系的纤维直接或经下丘换元后投射到丘脑的内侧膝状体。听皮质接受内侧膝状体的传入纤维,其投射特点是①双侧投射,即一侧听代表区与双侧耳蜗联系;②不同频率有一定分野,耳蜗底部(高频声感)投射到前部;耳蜗顶部(低频声感)投射到后部。故一侧传导通路、皮质听区受损时,不会产生明显听觉障碍。

四、痛觉

痛觉是人体受到伤害性刺激时产生的一种不愉快感觉,通常伴有情绪变化和防卫反应。产生痛觉是机体的一种重要的自我保护机制,也是许多疾病的一种症状,故在医学上有着特殊重要的意义。按照痛觉发生时或发生过程中的主观感觉,可分为灼痛、刺痛、触痛、胀痛、隐痛及绞痛等。按照受刺激的部位不同,可分为躯体痛(皮肤、肌肉、关节和筋膜等)和内脏痛。

(一) 痛觉感受器与致痛物质

痛觉感受器是分布在皮肤及其他组织内的游离神经末梢。当各种伤害性刺激作用于局部组织时,会引起组织一定程度的损伤,释放出一些致痛物质,例如 K^+、H^+、组胺、5-羟色胺、缓激肽、前列腺素等,这些物质作用于游离神经末梢使其除极化,继而产生动作电位,传入到中枢神经引起痛觉。不同于体内其他感受器的是,痛觉感受器没有适应性;相反,感受器对相同的伤害性刺激会越来越敏感,这一特点也具有重要的保护意义。

(二) 躯体痛

1. 体表痛　发生在体表某处的痛觉称为体表痛。伤害性刺激作用于皮肤时,可先后出现两种性质不同的痛觉,即快痛和慢痛。快痛又称"刺痛",是当皮肤被针刺、刀割、电击等伤害性刺激作用后,0.1 s 内就感觉到的尖锐性痛,其特点是产生、消失快;痛觉清晰、定位明确;投射系统到达第一体表感觉区。慢痛又称"烧灼痛",其感觉呈慢性钝痛、烧灼痛、跳痛、酸痛,特点是产生、消退慢;定位不明确;主要投射到扣带回;常常伴有情绪、心血管和呼吸等方面的反应。伤害性刺激作用于皮肤时先引起快痛,随后产生慢痛,但不易明确区分。

2. 深部痛　发生在躯体深部,如骨、关节、骨膜、肌腱和肌肉等处的痛觉,称为深部痛,一般表现为慢痛。出现深部痛时,可反射性引起临近骨骼肌收缩而导致局部组织缺血,缺血又使疼痛进一步加剧。

(三) 内脏痛

内脏器官受到伤害性刺激时产生的疼痛感觉称为内脏痛,是临床各内脏组织损伤和炎性反应时,常见症状之一。内脏痛常由压、胀等机械刺激,炎症和代谢产物等化学性刺激所引起,如急性胃肠炎、急性阑尾炎时,出现腹痛。也可以是某些致痛物质(如 H^+、组胺、5-羟色胺、缓激肽等)作用于神经末梢所引起。内脏痛与皮肤痛相比,具有显著的特点(表10-4):

①疼痛发起缓慢,持续时间较长;②定位不准确、对刺激分辨能力差,并伴有明显的情绪反应;③对机械性牵拉、痉挛、缺血、炎症等刺激敏感,而对切割、烧灼等不敏感;④伴有牵涉痛。

表 10-4　皮肤痛与内脏痛的比较

类别	皮肤痛	内脏痛
疼痛特点	产生和消失迅速 定位明确、分辨能力强 无牵涉痛	产生缓慢、持续久 定位不清、分辨能力差 伴有牵涉痛
敏感刺激	锐性刺激(切割、烧灼等)	钝性刺激(牵拉、痉挛、炎症、缺血等)
感受器	游离神经末梢	游离神经末梢
传导纤维	躯体传入纤维	自主神经传入纤维

体腔壁痛和牵涉痛是较为特殊的内脏痛,在临床上对某些疾病的诊断有一定意义。体腔壁痛是指内脏疾病引起邻近体腔壁浆膜受刺激或骨骼肌痉挛而产生的疼痛。如胸膜或者腹膜炎症时,可发生体腔壁痛,这种疼痛与躯体痛相似,也由相应的躯体神经上传。**牵涉痛 (referred pain)** 指因内脏疾病引起体表特定部位发生疼痛或痛觉过敏的现象。例如心肌缺血时,可发生心前区、左肩和左上臂的疼痛;胆囊病变时,右肩区会出现疼痛;阑尾炎时上腹部或脐区有疼痛。由于牵涉痛的体表放射部位比较固定,因而了解牵涉痛的部位对内脏疾病的诊断有一定的意义。

目前,对牵涉痛的解释主要有两种学说:①会聚学说(图 10-14a)。内脏和皮肤区域的传入纤维末梢投射到同一脊髓神经元,由同一上行纤维上传入脑。由于平时经常感到皮肤的刺激,因此,对于发源于患病内脏的痛觉传入冲动,被习惯认为是来自皮肤,故产生了牵涉痛。②易化学说(图 10-14b)。自患病内脏的传入冲动进入脊髓后,兴奋向周围扩散,使邻近脊髓神经元的阈值降低,提高了兴奋性。这样就使正常情况下并不引起体表痛觉的较弱刺激也可以引起痛觉,这可能是痛觉过敏的原因。

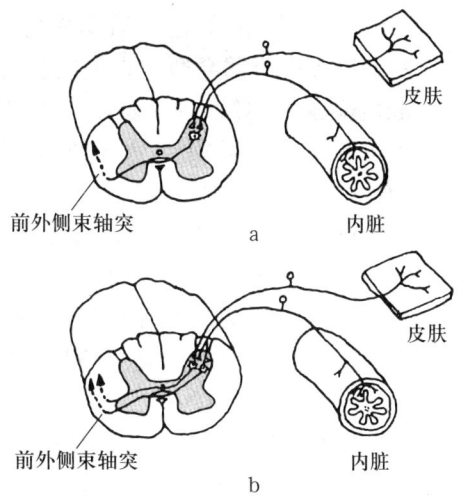

图 10-14　牵涉痛产生机制
a. 会聚学说;b. 易化学说

第三节　神经系统对躯体运动的调节

人类的躯体运动是在神经系统调节下,由骨骼肌收缩和舒张完成的。躯体运动一般可分为三种:反射运动、随意运动和节律性运动。简单的反射运动,只需低位中枢参与,运动有固定的形式;随意运动通常因某种目的而发动,必须有大脑皮质的参与;节律性运动如呼吸、咀嚼和行走,是由随意运动发起,但开始后的节律性运动可以不受意志的控制,而受到其他反射活动的调节。运动越复杂就越需要高级中枢的调节,中枢神经系统对运动的调节主要通过不同水平中枢的神经活动来实现的。

一、脊髓对躯体运动的调节

脊髓是中枢神经系统的低级部位,是躯体运动最基本的反射中枢。

(一) 脊髓的运动神经元和运动单位

1. 运动神经元　在脊髓前角中,存在大量支配骨骼肌的运动神经元,即 α 和 γ 运动神经元,它们末梢释放的递质都是乙酰胆碱。α 运动神经元支配梭外肌纤维,接受来自外周感受器和脑干到大脑皮质等中枢的下传信息。任何躯体运动反射的传出信息最后都需要通过 α 运动神经元传给骨骼肌。因此,α 运动神经元是躯体运动反射的最后通路。γ 运动神经元的胞体较小,兴奋性较高,传出纤维较细,支配梭内肌纤维,其作用是调节肌梭感受装置的敏感性。

2. 运动单位　由一个 α 运动神经元及其所支配的全部肌纤维组成的功能单位,称为运动单位。运动单位的大小不一:支配精细运动的神经元,轴突末梢分支少,所支配的肌纤维数量也少,则运动单位小;支配粗大运动的神经元,轴突末梢分支多,支配的肌纤维数量也多,则运动单位大。

(二) 脊休克

在正常情况下,脊髓的活动受高位中枢的控制和调节。当脊髓与高位中枢突然离断后,断面以下的脊髓会暂时丧失反射活动能力而进入无反应的状态,这种现象称为**脊休克 (spinal shock)**,主要表现为躯体运动和内脏反射活动消失、骨骼肌紧张性下降、外周血管扩张、血压下降、出汗被抑制、大小便潴留等现象。

脊休克是暂时现象,持续一段时间后,脊髓反射可逐渐恢复,最先恢复的是比较简单和原始的反射,然后是较复杂的反射,最后是复杂的反射。低等动物反射恢复时间短,人类恢复最慢,需数周至数月甚至更长时间。恢复的反射功能并不完善,并不能很好地适应生理功能的需要。例如排尿反射不能受意识控制,而离断面水平以下的知觉和随意运动能力将永久丧失。脊休克的发生是由于脊髓突然失去了高位中枢的调节,而不是离断本身对脊髓的刺激引起的。脊休克的产生与恢复,说明脊髓可单独完成一些简单的反射活动,包括一些骨骼肌反射和内脏反射,但这些都是在高位中枢的控制下进行的。

(三) 屈肌反射和对侧伸肌反射

当肢体的皮肤受到伤害性刺激时,受刺激一侧肢体的屈肌收缩、伸肌舒张,肢体屈曲,称为**屈肌反射(flexor reflex)**。屈肌反射具有保护意义,可使肢体避开伤害性刺激。当肢体皮肤受到较强伤害性刺激时,在同侧肢体屈曲的同时,还会出现对侧肢体伸直的反射活动,称为**对侧伸肌反射(crossed extensor reflex)**,有利于支持体重、维持姿势。

平时脊髓在高位中枢的控制下,这一原始的反射被抑制而不表现出来。损伤人类的皮质脊髓侧束将出现**巴宾斯基征(Babinski sign)**阳性体征,其表现是当以钝物划足跖外侧时,拇趾背屈和其他四趾外展呈扇形散开。从生理学角度看,这一反射属于屈肌反射。在大脑皮质未发育完善的婴儿及成年人在深睡或麻醉状态下可以出现巴宾斯基征阳性。

(四) 牵张反射

当有神经支配的骨骼肌受到牵拉而伸长时,能反射性地引起受牵拉的同一块肌肉收缩,称为**牵张反射**(stretch reflex)。

1. 牵张反射的类型及其意义 根据牵拉形式和肌肉收缩反应的不同,牵张反射分为**腱反射**(tedon reflex)和**肌紧张**(muscle tonus)两种类型。

(1)腱反射:快速牵拉肌腱时发生的牵张反射称为腱反射,又称为位相性牵张反射,它表现为被牵拉肌肉迅速而明显地缩短。例如当膝关节半屈曲时,叩击股四头肌肌腱,可引起膝反射(图10-15)。腱反射是一种单突触反射,它的中枢常只涉及1~2个脊髓节段,反应的范围仅限于受牵拉的肌肉。故临床上常采用检查腱反射的方法来了解神经系统的某些功能状态,如腱反射减弱常提示该反射弧的某个部分有损伤;腱反射亢进是高位中枢病变的指征。

(2)肌紧张:缓慢而持续地牵拉肌腱所引起的牵张反射称为肌紧张,它表现为受牵拉的肌肉轻度而持续地收缩,使肌肉维持一定的张力。肌紧张是由肌肉中的肌纤维轮流收缩产生的,所以不易发生疲劳,产生的收缩力量不大,也不会引起躯体明显的位移。肌紧张属于多突触反射,是维持躯体姿势的最基本的反射活动,也是其他姿势反射的基础。

2. 牵张反射的反射弧 牵张反射的感受器是肌梭,反射中枢在脊髓内,传出和传入神经纤维都包裹在支配该肌肉的神经中,效应器是该肌肉的梭外肌纤维。因此,牵张反射的反射弧最显著的特点是感受器和效应器在同一块肌肉中(图10-16)。

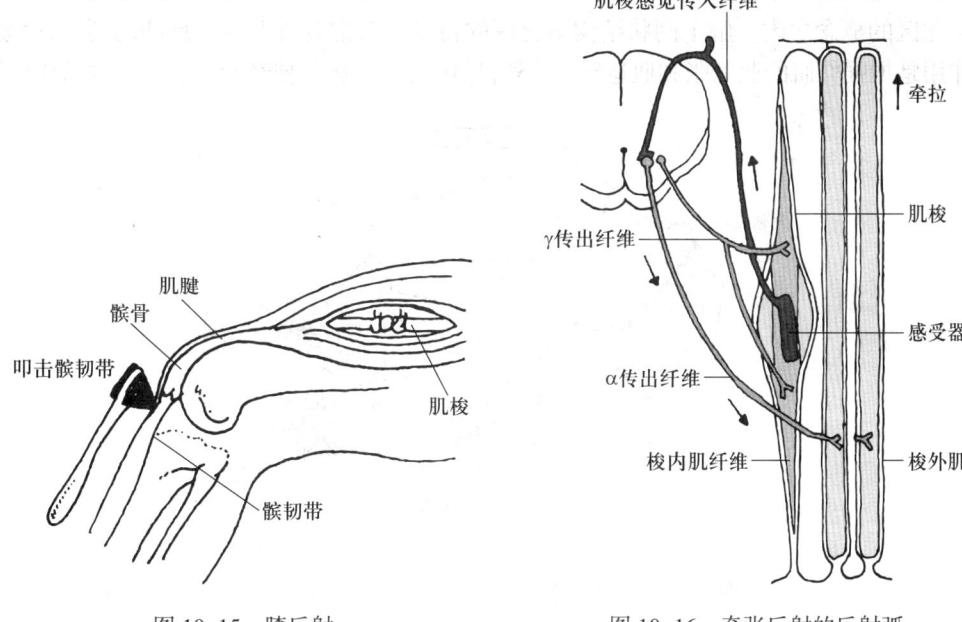

图10-15 膝反射　　图10-16 牵张反射的反射弧

肌梭是感受肌肉长度变化的感受器,它与梭外肌平行排列,由梭内肌、神经末梢及被膜组成(图10-16)。梭内肌上有感受牵拉的神经装置(感受器),梭外肌收缩可使感受器所受牵拉刺激减少,而梭内肌纤维收缩可使感受器对刺激的敏感性增高。当肌肉受到外力牵拉时,肌梭的感受器兴奋,冲动经肌梭的传入神经纤维传至脊髓,使支配该肌肉的脊髓前角的α运动神经元兴奋,引起梭外肌收缩。

3. 牵张反射的调节 牵张反射可以受到肌梭敏感性和高位中枢的调节。当脊髓前角

γ神经元传出冲动增加时,引起梭内肌收缩,提高了感受器对牵拉刺激的敏感性,使其传入冲动增多,造成支配同一块肌肉的α神经元的兴奋,导致梭外肌肌紧张性增强。这种由于γ神经元的活动而使梭外肌收缩的反射途径,称为**γ-环路(γ-loop)**。正常情况下,高位中枢的下传冲动可直接到达α运动神经元,然后传出兴奋到梭外肌,或者先到达γ运动神经元,再经过γ-环路引起肌肉的收缩。

在肌腱胶原纤维之间还有腱器官,与梭外肌纤维呈串联关系,是感受肌肉张力的感受器,其反射作用是使牵张反射受到抑制,以避免被牵拉的肌肉受到损伤。

二、脑干对肌紧张的调节

脑干是仅高于脊髓的较低级中枢,它接受包括来自小脑、基底核和大脑皮质等高位中枢的控制,然后主要经网状脊髓束等传导束下行到达脊髓,实现对躯体运动的调节。脑干网状结构对躯体运动的调节具有两重性,加强肌紧张的区域称为**易化区(facilitatory region)**,抑制肌紧张的区域称为**抑制区(inhibitory region)**。

(一)脑干网状结构易化区

脑干网状结构易化区的范围较广,包括延髓网状结构的背外侧部分、脑桥的被盖、中脑的中央灰质及被盖(图10-17)。下丘脑和丘脑的某些区域对肌紧张也有加强作用,所以也包括在易化区的概念之内。脑干网状结构易化区的特点是时常有自发性下行冲动到达脊髓,其主要作用是加强伸肌的肌紧张和肌运动。此外,易化区对α运动神经元也有一定的易化作用。

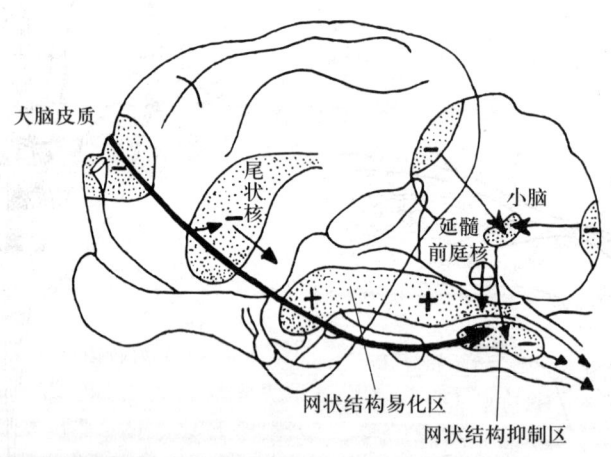

图10-17 猫脑干网状结构下行抑制和易化系统

(二)脑干网状结构抑制区

脑干网状结构抑制区范围较小,位于延髓网状结构的腹内侧部分,自发活动较少,主要接受来自包括大脑皮质运动区、小脑等高位中枢的驱动(图10-17),通过网状脊髓束抑制γ运动神经元,使肌梭敏感性降低,从而降低肌紧张。其特点是没有自发放电现象,正常活动依赖于高位中枢的驱动。

(三)去大脑强直

正常情况下,易化区和抑制区在一定水平上保持相对平衡,以维持正常的肌紧张。当二者失去平衡时,将出现肌紧张亢进或减弱。在动物中脑的上、下丘之间切断脑干后,动物立即出现四肢伸直、脊柱后挺、头尾昂起,呈角弓反张状态(图 10-18),这种现象称为**去大脑强直** (**decerebrate rigidity**)。

去大脑强直产生的原因是脑干网状结构抑制区失去了与大脑皮质运动区和纹状体的联系,其活动减弱,而网状结构易化区的活动相对增强,造成牵张反射过度增强,伸肌紧张亢进的现象。在临床某些疾病中,人类也可出现与动物去大脑强直的类似现象。例如在中脑有严重疾病时,人可表现出大脑强直现象:头后仰,上下肢均僵硬伸直(图 10-18)。这是预后不良的信号。

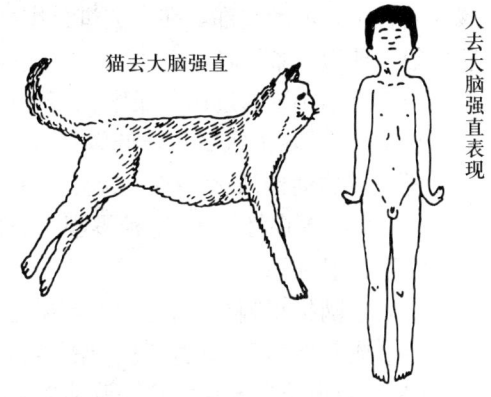

图 10-18　去大脑强直

三、小脑对躯体运动的调节

小脑作为一个皮质下运动调节中枢,配合皮质完成运动控制功能,对于随意运动的顺利进行,一些技巧性和精细运动的习得和完成,都起着决定性的作用。因此,小脑是参与运动控制最重要的中枢之一。从进化及发生上看,小脑分为古小脑、旧小脑和新小脑,分别对应生理学功能上的前庭小脑、脊髓小脑和皮质小脑(图 10-19),它们对躯体运动的调节有着不同的作用。

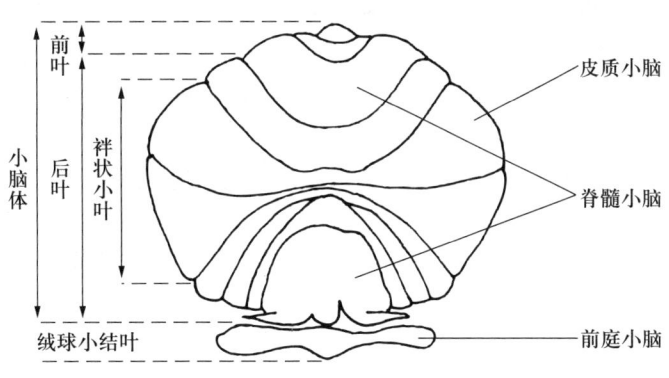

图 10-19　小脑分区模式

(一)维持身体的平衡

前庭小脑主要由绒球小结叶构成,它与前庭器官和前庭神经核密切联系,其主要作用是维持身体的平衡功能。其反射途径为前庭器官→前庭核→绒球小结叶→前庭核→脊髓运动神经元→骨骼肌。动物或人前庭小脑损伤,会造成身体平衡障碍,而随意运动无明显困难,突出表现是不能站立或站立不稳,步态蹒跚。

(二)调节肌紧张

脊髓小脑包括小脑前叶和后叶的后部,主要功能是通过调节肌紧张来配合大脑皮质实现对随意运动的适时适度地调节。小脑前叶两侧部有加强肌紧张的作用;抑制肌紧张的区域主要在小脑前叶蚓部。在人类进化中,前叶外侧部易化肌紧张的作用占优势,故小脑损伤后一般表现为肌紧张降低。

由于脊髓小脑通过调节肌紧张实现反馈控制、协调肢体远端肌肉的运动。所以,脊髓小脑损伤的病人,除了肌紧张降低以外,还出现随意运动的方向和力量紊乱的症状:如患者不能完成精细的动作,肢体在完成动作时把握不住动作方向,且越接近目标抖动越厉害,称为动作性震颤或意向性震颤,这种震颤在静止时不会发生。

(三)调节随意运动

皮质小脑指小脑半球,主要参与随意运动的计划和时序安排。精细运动是在学习过程中逐步形成并熟练起来的。在开始学习阶段,大脑皮质通过锥体系所发动的运动是不协调的,这是因为小脑尚未发挥其协调功能。在学习过程中,大脑皮质与小脑之间不断进行着联系活动,并逐步纠正运动过程中所发生的偏差,使运动逐渐协调起来。精细运动熟练完善后,皮质小脑中就储存了一整套程序。当大脑皮质再发动该精细运动时,首先通过下行通路从皮质小脑中提取储存的程序,并将程序回输到大脑皮质运动区,再通过锥体束发动运动。这时候发动的运动非常协调而精细,而且动作快得几乎不需要思考。

当切除或损伤皮质小脑后可发生学习精细运动困难,并且有运动的准确性障碍,出现步态蹒跚、肌张力减低、腱反射迟钝等四肢运动不能协调的小脑性共济失调症状。

四、基底神经节对躯体运动的调节

基底神经节(basal ganglion)是指位于大脑半球下的白质内、靠近脑底部的一些在运动调节中具有重要作用的神经核团,主要包括纹状体(尾状核、壳核、苍白球)和杏仁核。另外,丘脑底核、中脑黑质和红核也属于广义上的基底神经节。基底神经节各部分之间有广泛的神经纤维联系,其中苍白球是纤维联系的中心。它们之间的神经回路是皮质下的重要整合区,对深感觉、肌张力和随意运动等都有重要的作用。

目前已知,基底神经节中存在多种神经递质,如中脑黑质是多巴胺能神经元存在的主要部位,纹状体内则有胆碱能神经元和 γ-氨基丁酸能神经元,在纹状体内神经元之间的主要神经递质是乙酰胆碱。中脑黑质上行抵达纹状体的是多巴胺递质系统,它能抑制纹状体乙酰胆碱递质系统的活动;同时纹状体内 GABA 神经纤维返回到黑质,也可抑制黑质的活动(图 10-20)。正常情况下,二者的功能处于动态平衡。当这些核团之间的平衡被打破以后,将引起随意运动的异常。最常见的是以运动减少、肌紧张过度的少动症(如帕金森病)和以运动过多而肌张力降低的注意缺陷障碍(如舞蹈病)。

帕金森病是一种中老年人慢性神经系统退行性疾病,以静止性震颤、肌肉僵直、运动减少为其三大主要症状,还包括协同动作减少、运动启动困难、姿势反射丧失、流涎、面具脸等症状,病因和发病机制目前尚不完全清楚。一般认为,是由于黑质病变,多巴胺递质系统的功能受损,不能正常抑制新纹状体内乙酰胆碱递质系统的活动,导致乙酰胆碱递质系统的功能亢进,出现一系列帕金森病的症状。使用左旋多巴以增加多巴胺的合成,或应用 M 型受体阻断剂阿托品和东莨菪碱等阻断胆碱能神经元的作用,均对帕金森病有治疗作用。

舞蹈病患者的主要症状有不自主的上肢和头部的舞蹈样动作,并伴有肌张力降低。患者的病变主要在新纹状体,而黑质纹状体通路是完好的,脑内多巴胺含量一般正常。发病原

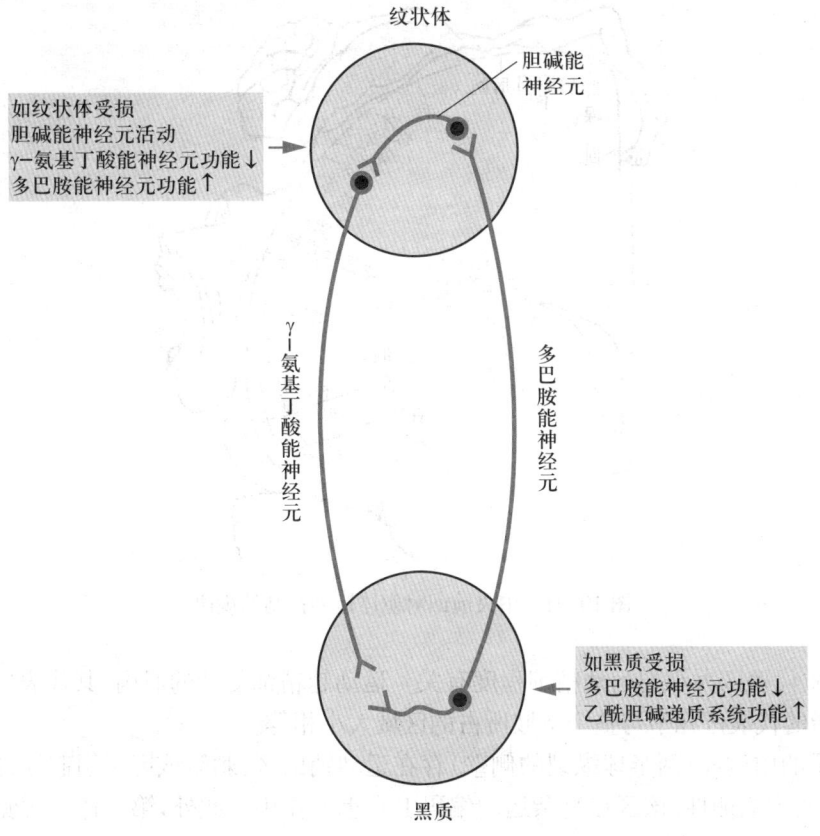

图 10-20 黑质纹状体环路

因主要是由于纹状体中胆碱能和 γ- 氨基丁酸能神经元功能减退,而黑质多巴胺能神经元功能相对亢进,使皮质发动的运动不能及时终止,从而导致患者不自主、无目的运动过多,肌张力也降低。所以,临床应用利舍平耗竭多巴胺能缓解症状。

五、大脑皮质对躯体运动的调节

大脑皮质在运动控制中的作用主要有两部分:①皮质运动区,主要是制定运动计划、编制运动程序、发布指令;②传输部分,将各种运动指令传送给低级控制中枢。

(一) 大脑皮质运动区

人类的大脑皮质运动区主要在中央前回。它们接受来自肌肉、肌腱和关节等处的感觉信息,以感知身体在空间的位置、姿势及身体各部分在运动中的状态,并据此来控制全身的运动。中央前回对躯体运动的调节有以下特点(图 10-21)。

1. 左右交叉 一侧皮质运动区支配对侧躯体的骨骼肌,但在头面部,主要受双侧皮质控制。因此,一侧内囊出血时,出现下部面肌及舌肌的偏瘫。

2. 倒立分布 功能定位准确从运动区顶部到底部对躯体运动的支配部位呈身体的倒影。即顶部支配下肢肌运动,底部支配头面部肌的运动,中间支配上肢肌的运动。但头面部代表区内部的安排是正立的。

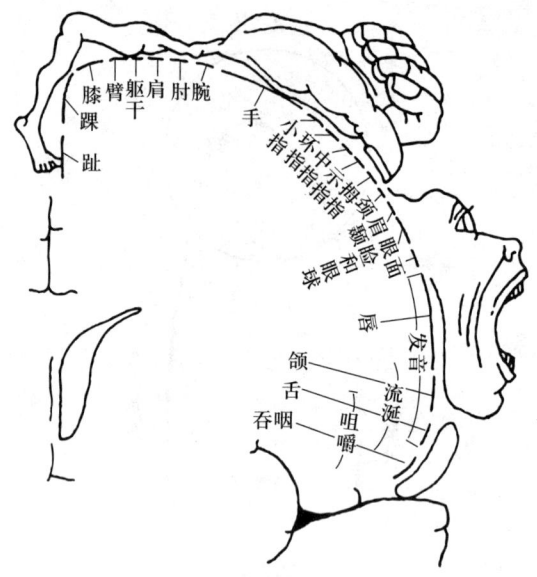

图 10-21 中央前回对躯体运动控制的规律

3. **皮质代表区大小与运动精细程度有关** 运动越精细复杂的肌肉，其代表区越大。例如手和五指的代表区几乎与整个下肢所占的区域大小相等。

在皮质的内侧面（两半球纵裂的侧壁）存在运动辅助区，刺激该区可引起肢体运动和发声，反应一般为双侧性，该区在复杂运动编码上有重要作用。此外，第一体表感觉区和第二体表感觉区也有运动功能。

（二）运动传导通路及其功能

1. **锥体系及其功能** 锥体系一般指锥体束（图 10-22）。锥体束包括皮质脊髓束和皮质脑干束，它是从运动皮质发出的最重要传出纤维，也是产生随意运动所必需的传导束。因其大部分纤维在下行时通过延髓锥体而得名，但皮质脑干束并不通过延髓锥体。锥体系可通过皮质脊髓束的下传冲动，直接兴奋 α 运动神经元引起肌肉收缩活动，也可兴奋 γ 神经元引起梭内肌收缩，调整肌梭的敏感性，以协调配合运动。因此，其主要生理功能有①加强肌紧张；②发动随意运动，调节精细动作，保持运动的协调性。

2. **锥体外系** 锥体束以外的所有下行的运动传导通路称为锥体外系，包括经典的锥体外系、皮质起源的锥体外系和旁锥体系等三部分（图 10-22）：①经典的锥体外系是指起源于皮质下某些核团（如苍白球、黑质、红核等）控制脊髓运动神经元的下行通路。②皮质起源的锥体外系是指由大脑皮质起源并通过皮质下核团接替转而控制脊髓运动神经元的传导系统。③旁锥体系是指由锥体束侧支进入皮质下核团，转而控制脊髓运动神经元的传导系统。因此，锥体外系是一个比较复杂的系统，它的功能需视具

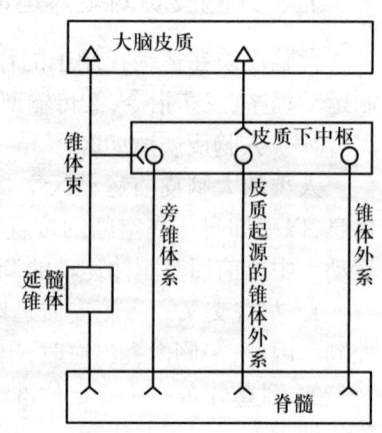

图 10-22 锥体系和锥体外系

体通路而异,主要与调节肌紧张,肌群的协调性运动有关。

锥体系与锥体外系是运动控制中两个平行的管理系统,它们对随意运动、肌紧张实行平行控制。当然,它们之间还有横向的相互影响,可在不同水平发生。运动传导通路中包括大脑皮质和脊髓运动神经元的任何一个部分损坏后,患者的肌肉将会瘫痪,也称为麻痹。临床上可见松弛性瘫痪(简称软瘫)和痉挛性瘫痪(简称为硬瘫)两种表现。由于受伤部位的不同,两者虽然都有随意运动丧失,但前者伴有牵张反射减退或消失,而后者则伴有牵张反射亢进。

第四节 神经系统对内脏活动的调节

内脏的功能活动能适应内外环境的变化,主要是因为有神经系统和体液的双重调节,尤其是神经系统通过大量的反射活动对其进行精细调节。所以,生理学上把调节内脏功能的神经系统称为**内脏神经系统**(visceral nervous system),由于内脏活动在很大程度上不受意志控制,故又称为**自主神经系统**(autonomic nervous system),或**植物神经系统**(vegetative nervous system)。但实际上,自主神经系统的活动也受大脑皮质和皮质下各级中枢的调节。根据自主神经系统的功能与药理学特点,又将其分为**交感神经系统**(sympathetic nervous system)、**副交感神经系统**(parasympathetic nervous system)以及**肠道神经系统**(enteric nervous system)三部分。另外,自主神经系统也包括传入神经和传出神经两部分,但通常仅指支配内脏的传出神经部分,而不包括传入神经。本节只讨论交感和副交感传出神经对内脏、心血管和腺体的调节功能。

一、自主神经系统的结构和功能特点

(一)交感和副交感神经的结构特征

1. 中枢起源不同 交感神经的中枢比较集中,起源自脊髓胸腰段灰质侧角的中间外侧柱。副交感神经的起源比较分散,一部分起自脑干的脑神经副交感核,另一部分起自骶段脊髓灰质相当于侧角的部位(图10-23)。

2. 节前纤维和节后纤维长短不同 交感和副交感神经由中枢发出后,在到达效应器之前,均需进入外周神经节内换元,故有节前纤维和节后纤维之分。由于交感神经节远离效应器,副交感神经节则离效应器较近或就在效应器壁内,故交感神经的节前纤维短,节后纤维长;副交感神经的节前纤维长,节后纤维短。

3. 双重神经支配 除少数器官(汗腺、竖毛肌、肾上腺髓质、皮肤和肌肉的血管等)接受交感神经的单独支配外,体内大部分内脏器官都同时接受交感神经和副交感神经的双重神经支配(图10-23)。

4. 节后纤维分布范围不同 交感神经的节后纤维与大量效应细胞发生突触联系,全身分布极为广泛,几乎遍布全身所有内脏。因此,交感神经兴奋时产生的效应较为广泛。而副交感神经的分布较局限,节前纤维和节后纤维换元时辐散程度较低。因此,副交感神经调节作用比较局限。

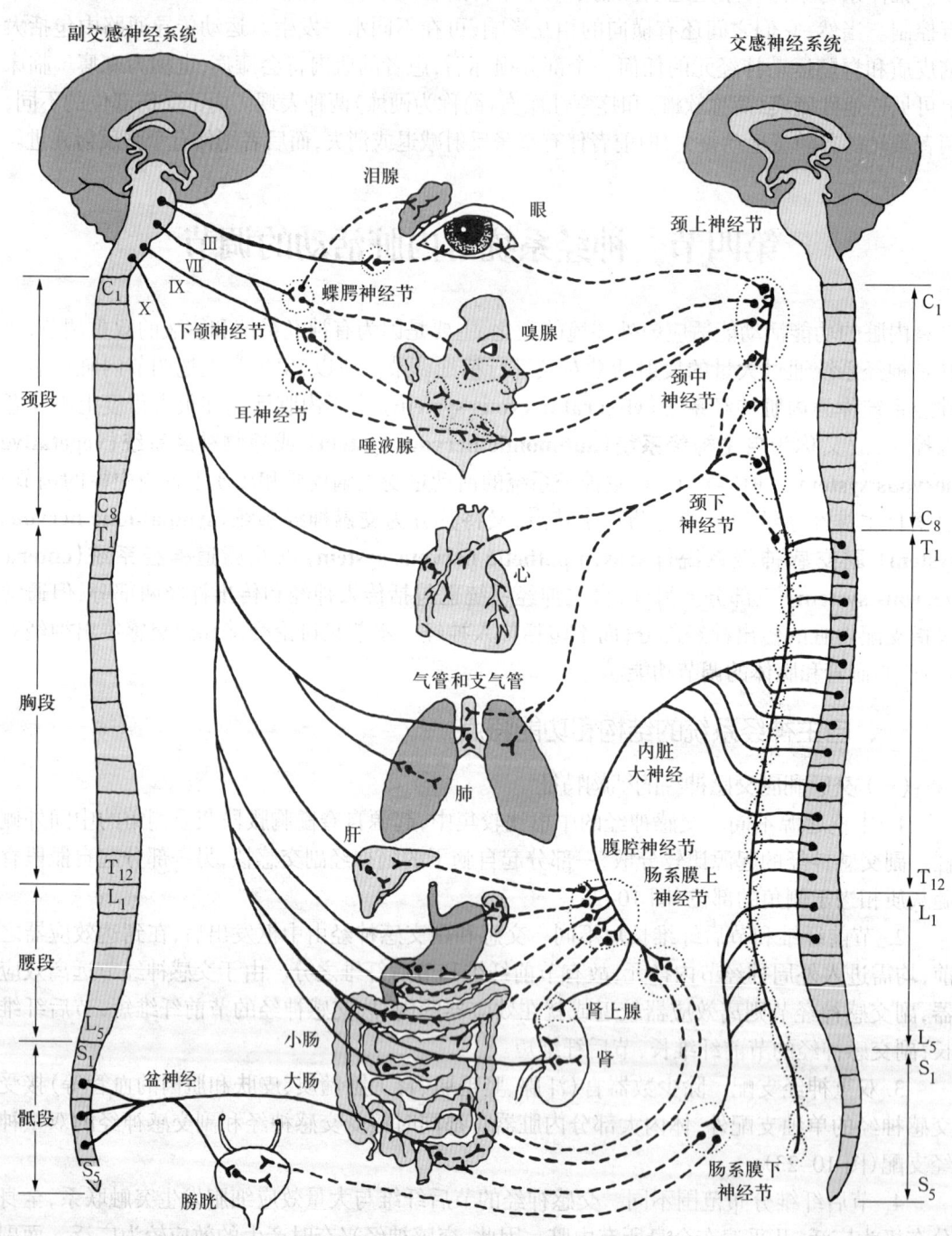

图 10-23 自主神经系统分布

(二)交感和副交感神经系统的功能特征

1. 交感神经和副交感神经对各主要脏器的生理作用　交感和副交感神经系统主要调节心肌、平滑肌和腺体(消化腺、汗腺、部分内分泌腺)的活动(表10-5)。

表10-5　交感神经和副交感神经对主要脏器的生理作用

器官	交感神经	副交感神经
循环器官	心搏加快加强,皮肤、腹腔内脏血管收缩,肌肉血管可收缩(肾上腺素能)或舒张(胆碱能)	心搏减慢,心房肌收缩力减弱,部分血管(如软脑膜动脉和外生殖器的血管等)舒张
呼吸器官	支气管平滑肌舒张	支气管平滑肌收缩
消化器官	分泌黏稠唾液,抑制胃肠和胆囊的收缩活动,促进括约肌收缩	分泌稀薄唾液,促进胃液、胰液分泌,促进胃肠运动和胆囊收缩,使括约肌舒张
泌尿	使逼尿肌舒张,括约肌收缩	使逼尿肌收缩,括约肌舒张
生殖	妊娠子宫收缩,非妊娠子宫舒张	
眼	瞳孔扩大,睫状肌舒张	瞳孔缩小,睫状肌收缩
皮肤	促进汗腺分泌,使竖毛肌收缩	
代谢	促进肾上腺髓质分泌和糖原分解	促进胰岛素分泌

2. 交感神经和副交感神经的功能特点

(1) 紧张性作用:自主神经持续发放低频率神经冲动,使效应器经常维持一定的活动状态,称为紧张性作用。各种功能调节都是在紧张性活动的基础上进行的,交感神经和副交感神经都有紧张性。例如切断支配心脏的交感神经,交感紧张性作用消失,兴奋心脏的传出冲动减少,心率便减慢;反之,切断支配心脏的迷走神经,心率就加快。

(2) 功能多相互拮抗,少数协同:除少数器官(如汗腺、竖毛肌、肾上腺髓质、肾、皮肤和肌肉的血管等)只接受交感神经的单独支配外,大多数脏器均接受交感与副交感神经的双重支配。但它们对同一器官的作用大多数是相互拮抗的。例如迷走神经抑制心脏活动,而交感神经则兴奋心脏活动。交感神经与副交感神经的拮抗作用,使器官可以根据不同的生理情况灵敏地改变自身的活动状态。但在个别器官,交感和副交感神经的作用也会表现为协同性质。例如交感神经和副交感神经兴奋时,都能促进唾液的分泌。

(3) 所起作用与效应器的功能状态有关:交感和副交感神经对某些器官的作用不是固定不变的,而是根据器官的不同功能状态而有所改变。例如刺激交感神经对动物子宫运动的作用明显受子宫功能状态的影响,对有孕子宫,增强其运动,而对无孕子宫则抑制其运动。

(4) 对内脏调节的整体效应:交感神经和副交感神经在整体情况下,对内脏的调节反应明显不同。交感神经系统是一个应急系统,当机体受到外界的强烈刺激时,如缺氧、剧痛、寒冷、失血或紧张等情况下,活动增强,使心率加快、血压升高、血糖增高。同时,交感神经刺激肾上腺髓质分泌肾上腺素,形成**交感－肾上腺髓质系统(sympathetic-adrenal system),**参加**应急反应(emergency reaction)**。目的是动员机体多个器官系统的潜在能力,以适应环境的急剧变化。

副交感神经活动范围相对较小,在安静情况下,机体需要休整恢复、积蓄能量时,副交感神经系统兴奋,调节各脏器使消化吸收功能增强、糖原合成增加、促进排泄、减低耗能等。同时迷走神经兴奋能使胰岛素分泌增强,形成**迷走－胰岛素系统(vago-insulin system)**,共同参与机体的休整与恢复过程。虽然交感与副交感神经在对机体调节的整体效应上不同,但二者活动的平衡是维持内环境相对稳定的基础和保证。

二、自主神经系统的递质与受体

(一) 递质

自主神经系统的神经递质主要有乙酰胆碱和去甲肾上腺素,此外还存在少量嘌呤类和肽类递质。例如肠道的肌间神经可释放血管活性肽,而支配幽门 G 细胞的迷走神经节后纤维可释放肽类激素,这些递质主要参与调节胃肠平滑肌的活动。

(二) 受体

由于分子生物学技术的应用,人们对受体的了解越来越多,不断鉴定出受体的新亚基,这里主要讨论在内脏调节中发挥主要作用的重要受体类型。

1. 胆碱能受体 能与乙酰胆碱特异性结合的受体称为胆碱能受体,可分为毒蕈碱受体(M 受体)和烟碱受体(N 受体)两类(图 10-24)。

(1) M 受体及效应:这类受体因其容易被毒蕈碱激动,产生与乙酰胆碱结合时相类似的反应,故称为毒蕈碱受体。乙酰胆碱与 M 受体结合后,产生一系列表现,如心脏活动被抑制,支气管、消化系统平滑肌和膀胱逼尿肌收缩,消化腺分泌增加,瞳孔缩小,汗腺分泌增多,骨骼肌血管舒张等,这些作用统称为毒蕈碱样作用,简称为 M 样作用,可被 M 受体拮抗剂阿托品阻断(表 10-6)。

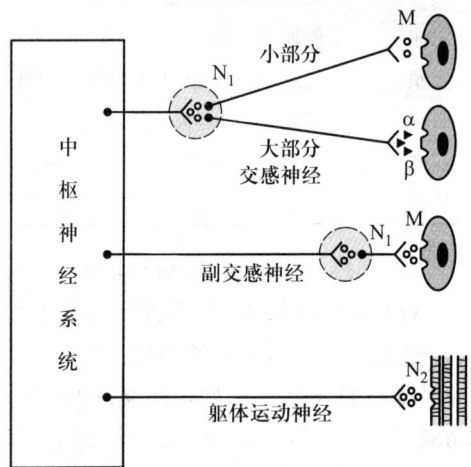

图 10-24 外周神经的递质与受体
○ 表示乙酰胆碱;▶ 表示去甲肾上腺素

(2) N 受体及效应:这类受体能被烟碱激动,产生与乙酰胆碱结合时相类似的反应,故称为烟碱受体。N 受体有两个亚型:位于神经节突触后膜上的受体为 N_1 受体;存在于骨骼肌运动终板膜上的受体为 N_2 受体。乙酰胆碱与 N_1 受体结合,可引起自主神经节节后神经元兴奋;与 N_2 受体结合则引起骨骼肌兴奋。筒箭毒可阻断 N_1 和 N_2 受体,六烃季胺可阻断 N_1 受体,十烃季胺可阻断 N_2 受体的功能(表 10-6)。

2. 肾上腺素能受体 肾上腺素能受体是能与肾上腺素和去甲肾上腺素特异性结合的受体,分为 α 受体和 β 受体两种类型,大多数交感神经节后纤维支配的效应器细胞上有肾上腺素能受体,但在同一种效应细胞上,由于所处的部位不同,受体的类型也会不同,故激动后所产生的效应也较为复杂。

(1) α 受体及效应:α 受体广泛存在于各类平滑肌上,包括 $α_1$ 和 $α_2$ 受体。肾上腺素或者去甲肾上腺素与 α 受体结合后产生的平滑肌效应主要是兴奋性的(主要是 $α_1$ 受体),如血管收缩、子宫收缩、虹膜辐射状肌收缩、瞳孔散大等。但对小肠为抑制性效应,可使小肠的平滑肌舒张($α_2$ 受体)。酚妥拉明为 α 受体拮抗剂,可阻断去甲肾上腺素引起的血管收缩、血压升高的作用(表 10-6)。

(2) β 受体及效应:β 受体可分为 $β_1$、$β_2$ 和 $β_3$ 三种亚型。$β_1$ 受体主要分布于心脏组织中,

表 10-6　自主神经受体的分布、作用及拮抗剂

受体	部位及主要作用	拮抗剂
胆碱能受体		
M 受体	多数副交感神经节后纤维支配的效应器,产生副交感神经兴奋的效应;汗腺分泌增多,骨骼肌血管平滑肌舒张	阿托品
N 受体		筒箭毒碱
N_1	自主神经节神经元的突触后膜兴奋	六烃季胺
N_2	骨骼肌细胞膜兴奋	十烃季胺
肾上腺素能受体		
α 受体	大多数内脏平滑肌、腺体兴奋	酚妥拉明
β 受体		普萘洛尔
$β_1$	心肌兴奋	阿替洛尔
$β_2$	平滑肌抑制	丁氧胺

其作用是兴奋,它能促使心率加快、心肌收缩力加强。$β_2$ 受体分布于支气管、胃、肠、子宫及许多血管的平滑肌细胞上,其作用是抑制,它能促进上述平滑肌舒张;$β_3$ 主要分布在脂肪组织,与脂肪分解有关。普萘洛尔(心得安)能阻断 $β_1$ 和 $β_2$ 两种受体,阿替洛尔能单独阻断 $β_1$ 受体,使心率减慢,丁氧胺则主要阻断 $β_2$ 受体。临床上对合并呼吸系统疾病的心脏病患者,如需要降低心率时,应采用单独阻断 $β_1$ 受体的阿替洛尔(表 10-6)。

三、各级中枢对内脏活动的调节

(一) 脊髓对内脏活动的调节

交感神经和部分副交感神经起源于脊髓,因此脊髓是内脏反射活动的初级中枢。脊髓可完成一些基本的内脏反射,如血管张力反射、发汗反射、排尿反射、排便反射、生殖器勃起反射等。但是这种反射调节只是初级的,远不能适应生理功能的需要,正常时还受到高位中枢调控。如脊髓高位离断的病人,从脊休克状态恢复后,基本的排尿反射虽可以进行,但不能受意识控制,而且排尿也不完全。

(二) 低位脑干对内脏活动的调节

脑干是很多重要内脏活动的中枢。其中,因为心血管运动、呼吸运动等重要的生命活动基本反射中枢都位于延髓。因此,一般称延髓为"生命中枢"。中脑是瞳孔对光反射的中枢,如果瞳孔对光反射消失,表明病变侵害到中脑。此外,脑桥还有呼吸调整中枢和角膜反射中枢。

(三) 下丘脑对内脏活动的调节

下丘脑是调节内脏活动的较高级中枢,它能把自主神经系统活动、内分泌活动和躯体活动三者联系起来,对体温、营养摄取、水平衡、内分泌、情绪反应、生物节律等许多重要的生理活动进行整合,下丘脑能够完成复杂的整合功能主要由于它本身具有以下几方面的具体调节功能:①通过调节饮水和咸味觉控制血液的容量和电解质的组成,从而控制了血压;②通

过调节代谢和改变行为调节和控制体温;③通过调节摄食行为和自主神经活动控制能量代谢;④通过直接和间接地控制内分泌系统的功能从而调节性行为和生殖;⑤通过整合躯体、内脏活动以及情绪反应调节机体的应急和应激反应。下丘脑通过调节这些基本的生命活动,起到维持机体内环境保持稳态的重要作用。

(四)大脑皮质对内脏活动的调节

大脑皮质是内脏活动的最高级中枢。与内脏活动有关的皮质结构主要是新皮质和边缘系统的某些区域,但是,具体功能尚不清楚。

1. 新皮质　与内脏活动密切相关,如电刺激皮质运动区及其周围区域,除了引起相应部位的躯体运动外,还可引起内脏活动的变化,如呼吸运动、血管运动、消化道运动和分泌、膀胱运动,以及竖毛、出汗等。

2. 边缘系统　边缘系统是调节内脏活动的高级整合中枢,它能将各种内脏活动与躯体活动整合起来,以实现对情绪活动、摄食和饮水等功能的调节。因此有人将边缘系统称为内脏脑。另外,边缘系统还调控性行为和生殖过程,并与学习和记忆有关。

四、情绪对内脏活动的影响

随着现代医学模式由生物医学模式向生物–心理–社会模式的转变,社会心理因素对人体功能的影响越来越引起人们的重视。当人接受到各方面的心理和社会因素的刺激,长期处于紧张、愤怒、郁闷、忧虑等不良情绪时,常可引起自主神经功能紊乱,导致一些心身疾病,如冠心病、胃肠溃疡、高血压和糖尿病等的发生。病人一般更容易受不良情绪的影响,因此作为医护工作者不仅要重视疾病的治疗和护理,而且要重视对病人的心理治疗和护理。

第五节　脑的高级功能和脑电图

大脑除了在产生感觉、调节躯体运动和内脏活动中发挥重要作用以外,还涉及许多更为复杂的功能,例如学习、记忆、思维语言等,这些功能统称为脑的高级功能。条件反射和非条件反射是神经活动的主要方式,也是学习和记忆这些高级神经活动的基础。

一、条件反射与学习

本世纪初,俄国生理学家巴甫洛夫通过客观的实验方法,系统地研究了条件反射活动的规律,从而创立了高级神经活动的学说。巴甫洛夫的条件反射是一种典型的学习模式,换句话说,学习的过程就是建立条件反射的过程。因此,要了解学习、记忆、思维语言等过程,必须先了解条件反射。

(一)条件反射

1. 条件反射的建立和消退　条件反射是机体在后天生活过程中,在非条件反射的基础上,于一定条件下建立起来的反射。建立条件反射的基本条件是无关刺激与非条件刺激在时间上的结合,这个过程叫强化。经过多次强化,当无关刺激转化为条件刺激时,条件反射也就形成。例如给狗食物时会引起它分泌唾液,这是非条件反射。引起非条件反射的刺激(如食物)就是非条件刺激。给以铃声刺激不会引起狗分泌唾液,即铃声与唾液分泌无关,称为无关刺激。但是,如果每次先出现铃声,然后再给狗喂食,这样,铃声和喂食在时间上多次结合后,当铃声一出现,狗就有唾液分泌。这时,铃声已由无关刺激转化为条件刺激,由条件刺激引起的反射就是条件反射。

条件反射建立之后,如果反复应用条件刺激而不同时给予非条件刺激强化,条件反射就会逐渐减弱,最后完全不出现。这种现象叫条件反射的消退。例如上述铃声引起唾液分泌的条件反射建立以后,反复单独给以铃声而不喂食(即不强化),则铃声引起的唾液分泌量逐渐减少,最后完全不能引起唾液分泌。巴甫洛夫认为条件反射的消退是由于在不强化的条件下,原来引起唾液分泌的条件刺激,转化成了引起大脑皮质抑制的刺激。

2. 条件反射的泛化和分化　条件反射建立后,给予与条件刺激相似的刺激,也能获得同样的条件反射效果,这种现象称为条件反射的泛化。如"一朝被蛇咬,十年怕井绳"即是这个含义。泛化出现后,如果以后只对原来的刺激加以强化,而对其他相似的刺激不给予强化,反复进行多次后,动物对其他刺激不再产生条件反射的现象称为条件反射的分化。巴甫洛夫认为条件反射的泛化是由于条件刺激引起的兴奋向周围皮质扩散引起;而条件反射的分化则是由于那些近似刺激引起了大脑皮质的抑制,并把这种抑制称为分化抑制。分化抑制是大脑对各种刺激具有精细分辨能力的基础。

3. 条件反射的生物学意义　机体生活在复杂多变的环境中,对环境的适应是通过非条件反射和条件反射实现的。非条件反射是先天的本能行为,数量有限;在质量上,非条件反射比较恒定、少变化,只能对恒定的、具体的环境因素发生适应性反应。条件反射是后天经过学习和训练、在非条件反射的基础上建立起来的更高级的反射形式。机体能随着环境的变化不断地形成新的条件反射,因此条件反射是易变的,数量无限。条件反射的建立大大提高了机体对外界环境的适应能力,使机体更具有预见性。

4. 人类条件反射的特征　条件反射是由刺激信号引起。在人类,可以用信号来形成条件反射。信号常分为两类:第一信号指现实的、具体的刺激物,如声音、颜色、气味等。第二信号指由语言中的词汇组成的刺激物,它是具体信号的信号,是一种抽象和概括化的信号,可以代替第一信号而起作用,如语言和文字。大脑皮质对第一信号发生反应的功能系统称为**第一信号系统(first signal system),**如视觉、听觉系统等;而对第二信号发生反应的皮质功能系统称为**第二信号系统(second signal system),**如语言中枢等。第一信号系统,是人类和动物所共有的。第二信号系统是人类所特有的,也是人类区别于动物的主要特征。

第二信号系统是在第一信号系统活动的基础上建立的,是个体在后天发育过程中逐渐形成的。人类有了第二信号系统活动,就能借助于语言和文字来表达思维,并通过抽象思维进行推理,极大地提高了认识世界和改造世界的能力。从医学角度来看,第二信号系统对人体心理和生理活动都能产生重要影响,作为医务工作者,不仅要注意自然环境因素对病人的影响,还应注意语言、文字对病人的作用。临床实践表明,语言运用恰当,可以收到治疗疾病的效果,而运用不当,则可能成为致病因素,甚至使病情恶化,给病人带来不良后果。

(二) 学习和记忆

学习和记忆是两个密切联系的神经过程。学习是指神经系统接受外界环境信息而影响自身行为的过程。记忆则是将学习到的信息储存和"读出"的神经活动过程。学习和记忆既有区别又密切联系。因为，若不通过学习，也就不存在记忆；若无记忆，获得的信息随时丢失，就失去了学习的意义。

学习与记忆的基本过程可以大致分为三个阶段，即**获得（acquisition）**、**巩固（consolidation）**和**再现（retrieval）**。获得是感知外界事物或接受外界信息的阶段，也就是通过感觉系统向脑输入信息的过程，这是学习阶段；巩固是获得的信息在脑内编码储存和保持的阶段，保持时间的长短和巩固程度的强弱与该信息对个体的意义以及是否反复应用有关；再现是将储存于脑内的信息提取出来使之再现于意识中的过程。

1. 学习的分类　按学习的形式不同，可以分为非联合型学习和联合型学习。也有人将学习分为简单学习、联合学习和复合（杂）学习三类。

(1) 简单学习：不需要在刺激和反应之间形成某种特定的联系，机体通过反复接受刺激获得经验，改变自身行为称为简单学习。学习是以行为或行为潜能的改变为标志的。例如学会了骑自行车是一种行为改变。学习生词，虽然没学会，但下次学起来更容易，这种学习属于行为潜能的改变。习惯化和敏感化属于简单学习。习惯化是指一种不产生伤害性效应的刺激，反复地出现，机体对该刺激的反射效应逐渐减弱以至消退的过程，例如人们对运转的机器发出噪音的适应过程，其意义在于使机体去除那些无意义信息的应答。敏感化是指机体反射反应加强的过程，例如在一个较强的伤害性刺激过后，机体对另一个弱刺激的反应也增强了。

(2) 联合型学习：条件反射的建立是两个或两个以上事件在时间上很接近地重复发生，并在脑内形成联系。如经典的条件反射和操作式条件反射。动物从中逐渐获得有利于机体的经验，可以对特定刺激信号做出特定反应。例如小孩看到穿白大褂的护士，就想到打针，所以害怕。

(3) 复合（杂）学习：这种学习具有人类的"判断与推理"的性质。如潜伏学习和模仿学习。潜伏学习是指新经验的获得依赖潜在性的经验，学习的速度和效果取决于对这项学习任务的相关环境的熟悉程度；模仿学习即是模仿同类动物其他个体的行为的过程。

2. 记忆　记忆即信息储存于大脑的过程。外界通过感觉器官进入大脑的信息量是很大的，但估计仅有1%的信息能被较长期地储存，大部分都被遗忘。能被长期储存的信息都是对个体具有重要意义的、并且反复应用的信息。因此，在信息储存过程中必然包含着对信息的选择和遗忘两个因素。

人类的记忆过程可以分为感觉性记忆、第一级记忆、第二级记忆和第三级记忆四个阶段（图10-25）。其中前两个阶段属于短时性记忆，后两个阶段属于长时性记忆。①感觉性记忆：又称瞬时记忆，是指通过感觉获得的信息在脑的感觉区内储存的阶段，信息在此阶段储存的时间不超过1 s，如没有经过注意和处理，很快就会消失。如果在这段时间内经过加工处理，把不持续的、先后进来的信息整合成新的、连续的印象，就可以从短暂的感觉性记忆转入第一级记忆。②第一级记忆：指对信息只作几秒到几分钟的记忆，其特点是瞬时有效性，即所记忆的信息大多只有即时应用的意义。③第二级记忆：通过反复学习运用，信息在第一级记

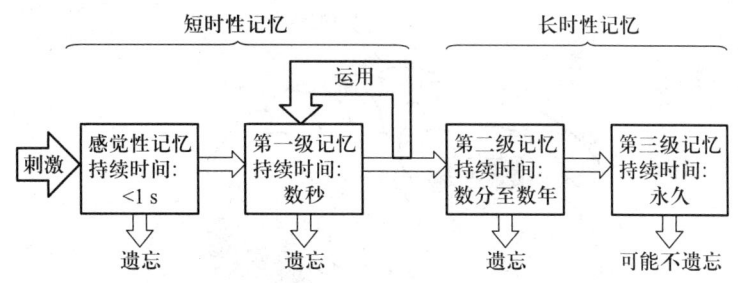

图 10-25　记忆的几个阶段

忆循环后,可转入第二级记忆中。第二级记忆持续时间较长,可记忆数分钟至数年。④第三级记忆:又称永久性记忆,是一种深深刻在脑中的记忆,记忆可持续终生。如对自己的名字、每天操作的手艺的记忆等。

有关学习和记忆的机制尚未研究清楚,目前认为海马环路结构可能与近期记忆功能有关,而神经元之间的环路联系可能是第一级记忆的基础,长时性记忆则可能与新的突触联系的建立及脑内蛋白质合成有关。

(三) 遗忘

遗忘是指部分或完全失去回忆和再认的能力。外界通过感觉器官进入大脑的信息量是很大的,但估计仅有 1% 的信息能被较长期地储存,即形成记忆,大部分都被遗忘。遗忘并不意味着记忆痕迹的完全消失,因为复习已遗忘的信息或知识总比学习新的信息或知识容易。所以,遗忘是一种正常的生理现象。正常的生理性遗忘具有适应性保护作用,有利于脑内储存更有用的信息。

遗忘在学习后就开始,最初遗忘的速率很快,以后逐渐减慢。产生遗忘的原因有:①条件刺激长久不予强化所引起的消退;②后来信息的干扰。疾病状态下的遗忘称为记忆障碍,分为顺行性遗忘和逆行性遗忘。凡不能保留新近获得的信息的称为顺行性遗忘,患者易忘近事而远的记忆仍存在,可能是由于信息不能从短时记忆转入长时记忆所致。逆行性遗忘是不能回忆脑功能发生障碍之前的一段记忆,常见于脑震荡,可能是长时记忆发生了紊乱,不过永久性记忆不受影响。

二、大脑皮质的语言功能

语言是人类独有的认识功能之一,因其特殊的定位结构和联系,通过研究大脑皮质与语言的关系,有助于了解复杂的人类行为。

(一) 大脑皮质的语言中枢

语言是大脑高级整合功能的产物。其研究方法之一是对脑损伤病人的临床观察;通过观察发现,人类大脑皮质一定区域的损伤,可以引起不同特点的语言功能障碍,说明人类大脑皮质的语言功能具有一定的分区(图 10-26)。

大脑皮质的主要的语言相关脑区有:①说话语言中枢,在中央前回底部前方,该区受损的病人不会讲话,但能看懂文字,也能听懂别人的讲话,此即**运动性失语症**(**motor aphasia**)。该现象首先由**布罗卡**(**Broca**)发现,故该区被称为布罗卡皮质区。②书写语言中枢,为额

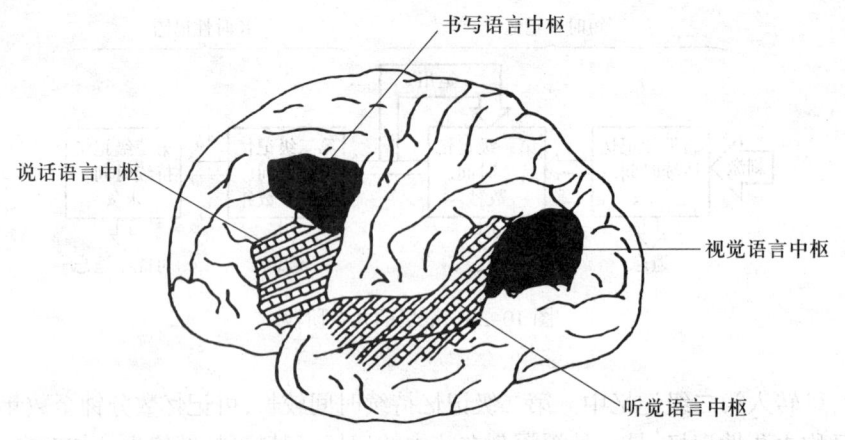

图 10-26　大脑皮质语言功能区

中回后部接近中央前回手部代表区的部位。该区损伤,病人可以听懂别人的谈话,看懂文字,自己也会讲话,但不会书写,不过手部的其他运动并不受影响,这种情况称为**失写症(agraphia)**。③听觉语言中枢,为颞上回后部。该区损伤,会引致**感觉失语症(sensory aphasia)**,病人可以讲话及书写,也能看懂文字,能听到别人的声音,但听不懂别人的谈话的含义。④视觉语言中枢,角回损伤,患者看不懂文字的含义,但视觉和其他的语言活动功能仍健全,称为**失读症(alexia)**。如严重的失语症可同时出现上述四种语言活动功能的障碍。

(二) 大脑皮质功能的一侧优势现象

语言活动的中枢主要集中在一侧大脑半球,该侧大脑被称为优势半球。这种现象称为大脑皮质功能的一侧优势现象,仅为人类所特有,它的出现除与一定的遗传因素有关外,还与人类后天习惯运用右手劳动有密切的关系。临床实践证明,习惯用右手的人,其优势半球在左侧,因此左侧颞叶受损可发生感觉失语症,而右侧颞叶受损不会发生此病。

一侧优势现象说明人类两侧大脑半球以语言为基础的智力功能是不对等的,但是,这种优势是相对的,不是绝对的。更重要的是两侧大脑皮质的功能是密切相关的,且右侧半球也有其特殊的重要功能,如对于空间的辨认、深度知觉、触觉认识、音乐欣赏等。

三、脑电图和脑的诱发电位

大脑皮质的生物电活动有两种形式:一种是在安静、无明显外来刺激的情况下所产生的持续而有节律性的电位变化,称为自发脑电活动。如将引导电极放置在头皮上,通过脑电图机所记录到的皮质自发电位变化称为**脑电图(EEG)**。而打开颅骨直接把引导电极安放在脑皮质表面记录到的脑电波称为脑皮质电图;另一种是在外加刺激引起的感觉传入冲动激发下,大脑皮质的某一区域产生的较为局限的电位变化,称为脑的**诱发电位(evoked potential of brain)**。

(一) 脑电图的基本波形

正常脑电图的波形不规则,按其频率、波幅和生理特征的不同,可分为四种基本类型(图 10-27,表 10-7)。

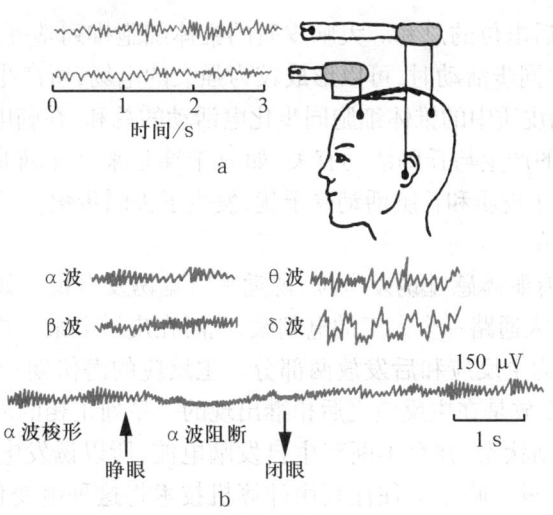

图 10-27 正常脑电波的描记和波形
a. 记录方法；b. 波形

表 10-7 正常人脑电图的几种基本波形

波形	频率/次·s^{-1}	波幅/μV	出现的条件
α波	8~13	20~100	安静闭眼时，枕叶、顶叶
β波	14~30	5~20	活动时，额叶
θ波	4~7	100~150	困倦
δ波	0.5~3	20~200	深睡、极度疲劳和麻醉状态、婴幼儿正常脑电波

1. α波　成年人α波在清醒、安静并闭眼时即出现。当α波出现时，可有一阵波幅自小而大，又由大而小的变化，形成所谓α波的"梭形"波群（图10-27）。每一梭形波群，持续时间1~2 s。睁开眼睛或接受其他刺激时，α波立即消失而呈现快波，这一现象称为"α波阻断"。如果被试者又安静闭眼，则α波又复现。

2. β波　β波在成年人睁眼或大脑皮质处于紧张活动状态时可在额叶和顶叶记录到。因其较α波频率高而幅度低，故常称为快波。β波主要代表大脑皮质处于兴奋状态。

3. θ波　θ波见于成年人困倦时或少年，在额叶和顶叶可记录到。θ波是中枢神经系统抑制状态的一种表现。幼儿时期，脑电图频率比成年人慢，一般常出现θ波。

4. δ波　成年人在入睡后或处于极度疲劳和麻醉状态时，可以出现δ波。δ波在颞叶和枕叶较明显。如果将睡者唤醒，则脑电波即由δ波再转成快波。再入睡，则快波经过α波而又转成δ波。

脑电图对某些疾病，如癫痫、脑炎、颅内占位病变等，有一定的诊断意义，尤其是癫痫患者，即使在发作间歇，脑电波也可出现异常波形。

(二) 脑电波形成的机制

关于自发性脑电节律活动产生的机制，较多的人认为，脑电波是记录电极下的神经元群活动时所产生的突触后电位的总和。大脑皮质的锥体细胞排列整齐，其树突部分都垂直于皮质表面，当它们发生同步活动时，可以形成较为强大的电场，所产生的电变化在头皮上可记录下来。因此，大脑皮质中的锥体细胞同步化电活动的总和，在脑电波的产生中起着主要的作用。脑电波节律的产生与丘脑活动有关，如 α 节律是来自丘脑非特异投射系统的一些神经核团，β 节律是由于皮质和丘脑活动受干扰，发生了去同步化。

（三）脑的诱发电位

常见的诱发电位有躯体感觉诱发电位、视觉和听觉诱发电位。如躯体感觉诱发电位的记录，一般是给感觉传入通路一个人工的电刺激，此时在皮质上某一局限区域可引导出电位变化（图 10-28），可分为主反应和后发放两部分。主反应的潜伏期一般为 5~12 ms，是先正后负的电位变化。后发放是在主反应之后相继出现的一系列正相的周期性电变化。由于皮质神经元总是处于活动状态，并且不断产生自发脑电波，所以诱发电位往往在自发脑电波的背景上出现，很难分辨。临床上往往利用计算机技术将这种电变化叠加起来，成为平均诱发电位。

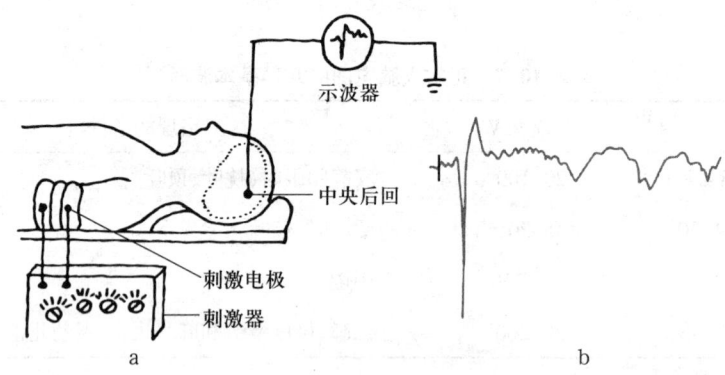

图 10-28　脑诱发电位的记录和波形
a. 描记方法；b. 波形

四、觉醒与睡眠

觉醒（wakefulness）和**睡眠**（sleep）是人类正常的生理活动，呈现昼夜交替。作为一种典型的生物节律性的生命现象，睡眠和觉醒是两种明显不同的行为状态，以近似昼夜节律交替和规律性相互转化，并伴随有机体多种生理功能的改变，如呼吸、循环、内分泌、体温等的改变。由于觉醒使得机体能进行各种活动，而睡眠则可使精力和体力得以恢复，以保持良好的觉醒状态。因此，在人的一生中，大约有 1/3 的时间用于睡眠，每天所需要的睡眠时间，随年龄、个体和工作情况而不同：成年人每天需要的睡眠时间为 7~9 h，新生儿为 18~20 h，儿童为 12~14 h，老年人为 5~7 h。

（一）觉醒

觉醒状态有行为觉醒和脑电觉醒两种状态。行为觉醒状态是指动物出现觉醒时的各种行为表现，如眼球活动以频繁、快速、协调的环视运动或左右摆动为特征，还有瞬眼反射。大脑在觉醒时由于处于不同的"警戒"状态，故脑电觉醒状态是以去同步化的低幅高频的 β 快波为特征。

觉醒的机制一般认为与各种感觉冲动的传入有关。感觉传入在脑干的分支进入脑干网状结构,通过脑干网状结构上行激动系统(以乙酰胆碱为神经递质)维持和调节大脑皮质的激醒状态。此外,蓝斑核的去甲肾上腺素神经元和中脑神经元的上行投射,在觉醒的维持中也发挥着重要作用。

(二) 睡眠

睡眠是指知觉解除对周围环境反应的一种可逆性行为状态。睡眠在行为方面按四个标准确定:①肌肉运动减少;②对刺激反应减弱;③姿势相对保持不变;④相对易可逆性(这点与昏迷、冬眠、夏眠有显著差异)。

根据睡眠过程中脑电波的表现和特征,可将睡眠分为慢波睡眠(SWS)和快波睡眠(FWS)两个时相。

1. 慢波睡眠时相　脑电图特征为同步化慢波,又称正相睡眠。慢波睡眠期间,人体的嗅、视、听、触等感觉功能暂时减退,出现骨骼肌反射活动和肌紧张减弱(但能保持一定姿势),心率和呼吸频率减慢,血压下降,代谢降低,体温下降,尿量减少,胃液分泌增加但唾液分泌减少,发汗功能增强等一系列自主神经功能的改变。同时由于生长素释放明显增多,有利于促进儿童生长发育。因此,慢波睡眠有助于促进机体生长和精力的恢复。

2. 快波睡眠时相　脑电活动呈现去同步化快波,又称异相睡眠(PS)。快波睡眠期各种感觉功能进一步降低,能中断睡眠的最低刺激强度(唤醒阈)提高。肌肉几乎完全松弛,但常发生不规则的肌肉抽动和快速的眼球转动,所以又称快动眼睡眠(REM)时相。此期内,自主神经系统的活动出现明显而不规则的短时变化,如心率加快,血压升高或降低,呼吸加快,这可能与某些疾病如心绞痛、哮喘病在夜间突然发作有关。快波睡眠可以促进机体精力的恢复,对成年人建立新的突触联系以及增强记忆,对幼儿神经系统的发育、成熟有重要的意义。

成年人整个睡眠期间,慢波睡眠和异相睡眠交替出现。首先进入慢波睡眠,持续 80~120 min 后转入异相睡眠,持续 20~30 min 后又转入慢波睡眠。可反复 4~5 次,越接近睡眠后期,异相睡眠持续时间越长。慢波睡眠和快波睡眠都可以直接转化为觉醒状态,但由异相睡眠自动醒来的可能性更大些。

(三) 睡眠的中枢机制

睡眠是一个主动的过程,与中枢神经系统内的主动调节过程有关。目前认为,延髓网状结构中的一些核团,包括孤束核、中缝核和蓝斑等,在低频电刺激作用下,可引起脑电波呈现同步化慢波,故称为睡眠中枢,也被称为网状结构上行抑制系统。睡眠中枢发出的冲动向上传导,作用于大脑皮质,与脑干网状结构上行激动系统相对抗,调节睡眠与觉醒的相互转化。研究发现睡眠的发生还与中枢递质系统功能有关,慢波睡眠主要与脑内 5- 羟色胺递质系统有关,异相睡眠主要与脑干内 5- 羟色胺和去甲肾上腺素递质系统有关。

(黄霞丽)

思 考 题

1. 名词解释:突触、牵涉痛、脊休克、牵张反射、去大脑强直、腱反射、条件反射、第二信号系统。

2. 简述特异投射系统与非特异投射系统的概念、特点及功能。
3. 内脏痛与皮肤痛比较有哪些特点?
4. 牵张反射可分为哪两种类型?有何特点?其意义如何?
5. 锥体系和锥体外系的功能各是什么?
6. 自主神经的递质和受体的类型、分布及递质的生理效应有哪些?
7. 简述交感神经和副交感神经的生理功能和意义。
8. 试述化学突触与电突触的结构基础及突触传递过程、特征和生理意义。
9. 试述突触后抑制与突触前抑制的结构基础、形成机制和生理意义。

第十一章 内 分 泌

学习要点:

1. 掌握激素的概念及生理作用,腺垂体的激素及生理作用,甲状腺激素、甲状旁腺激素、肾上腺皮质激素、肾上腺髓质激素、胰岛素的生理作用。

2. 熟悉激素作用的特征,下丘脑与垂体之间的功能联系,神经垂体激素及生理作用,下丘脑-腺垂体-甲状腺轴、下丘脑-腺垂体-肾上腺皮质轴的调节及意义。

3. 了解内分泌及神经分泌的概念,激素的分类、运输及作用原理,交感-肾上腺髓质系统、应急反应与应激反应的概念,甲状腺激素的合成过程及碘对甲状腺激素合成的影响。

内分泌系统是体内重要的功能调节系统,是由内分泌腺和散在于某些器官组织中的内分泌细胞组成。内分泌腺和内分泌细胞是通过所分泌的激素来发挥调节作用的,激素不经导管,而是直接释放于体液中,这种现象称为内分泌。内分泌系统与神经系统密切联系,相互配合,共同调节机体的各种功能活动,维持内环境相对稳定。

人体主要的内分泌腺有:垂体、甲状腺、肾上腺、甲状旁腺、胸腺、松果体。内分泌组织是分散存在于其他器官组织中的内分泌细胞团块。如胰腺内的胰岛、睾丸内的间质细胞、卵巢内的卵泡和黄体。内分泌细胞分布更为广泛,如胃肠道黏膜、心血管、肾、肺、下丘脑、胎盘等器官组织内都存在有内分泌细胞。

第一节 激素的概述

由内分泌腺或内分泌细胞所分泌的高效能的生物活性物质,经组织液或血液传递而发挥其调节作用,这种化学物质称为**激素**(hormone)。

一、激素的信息传递方式

激素是内分泌系统的信息传递者,可将化学信息传递到它们所作用的器官或组织细胞。激素的信息传递方式有以下几种途径:①大多数激素是经血液循环运送到远距离的器官或组织细胞而发挥作用,这种传递方式称为**远距分泌**(telecrine),如生长激素、甲状腺激素。②某些细胞分泌的激素是经组织间液弥散作用于邻近细胞,称为**旁分泌**(paracrine),如消化管分泌的一些激素。③神经细胞分泌的激素可沿神经轴突借轴浆流动运送至末梢而释放,这种方式称为**神经分泌**(neurocrine)，如抗利尿激素。④有些内分泌细胞所分泌的激素在局部扩散后，又返回作用于该内分泌细胞而发挥反馈作用，这种方式称为**自分泌**(autocrine)。

二、激素的生理作用和特征

(一) 激素的生理作用

1. 调节新陈代谢　多数激素参与调节组织细胞物质代谢和能量代谢，维持机体的营养和能量平衡，如肾上腺皮质激素、甲状腺激素、胰岛素以及生长激素都是以调节代谢为主的激素。

2. 维持内环境稳态　有些激素参与机体水、电解质和酸碱平衡的维持，以及机体体温、血压的调节过程；参与机体的应激反应；参与调节人体的免疫功能，以保持机体对不良环境的抵抗力，如生长激素、胸腺激素、甲状腺激素、肾上腺皮质激素、抗利尿激素等。

3. 维持机体生长发育　许多激素可以促进组织细胞的生长、增殖、分化和成熟，参与细胞凋亡过程，如生长激素、甲状腺激素等都是以促进生长发育为主的激素。

4. 调控生殖过程　部分激素能维持生殖器官的生长发育、成熟和生殖过程，如性激素。

此外，激素还能影响神经系统的发育和功能活动，还与学习、记忆和行为有关。

(二) 激素作用的一般特征

1. 激素作用的特异性　激素释放进入血液被运送到全身各个部位，但激素只选择性地作用于某些器官、组织和细胞，激素具有选择性地作用于器官或细胞的特性称为激素作用的特异性。被激素选择性作用的器官、组织和细胞分别称为**靶器官**(target organ)、**靶组织**(target tissue) 和**靶细胞**(target cell)。有些激素专一地选择作用于某一内分泌腺称为**激素的靶腺**(target gland)。特异性的本质与靶细胞上存在能与该激素发生特异性结合的受体有关。激素与受体相互识别，并发生特异性结合，从而发挥生理效应。

有些激素作用的特异性很强，只作用于某一靶腺或靶细胞，如腺垂体的促甲状腺激素只作用于甲状腺的腺泡细胞。而有些激素的作用范围大，受它作用的靶器官、靶细胞数量较多，分布较广，如生长激素、甲状腺激素等，它们几乎对全身的组织细胞的代谢过程都发挥调节作用。但是，这些激素也是与细胞的相应受体结合而起作用的，因此仍具有一定的特异性。

2. 激素作用的高效能性　激素在血液中的浓度很低，一般在纳摩尔(**nmol/L**)，甚至在皮摩尔(**pmol/L**)数量级。虽然激素的含量甚微，但其作用显著，这是由于激素与受体结合后，在细胞内发生一系列酶促放大作用，逐级放大，形成一个效能极高的生物放大系统。例如 0.1 μg 促肾上腺皮质激素释放激素，可使腺垂体释放 1 μg 促肾上腺皮质激素，后者能引起肾上腺皮质分泌 40 μg 糖皮质激素，放大了 400 倍。因此，某内分泌腺分泌的激素稍有过多或不足，便可引起机体代谢或功能的异常，分别称为内分泌腺功能亢进或功能减退。

3. 激素的信息传递作用　激素作用于靶细胞，并不引起细胞新的功能活动，也不为原有功能活动提供能量，仅仅起着"信使"的作用，即将生物信息传递给靶细胞，调节其原有的生理生化反应。

4. 激素的相互作用

(1) 协同作用：如生长激素、肾上腺素、糖皮质激素及胰高血糖素，均能提高血糖，在升糖效应上有协同作用。

(2) 拮抗作用：如胰岛素能降低血糖，肾上腺素、糖皮质激素、胰高血糖素等升高血糖，其效应是相互拮抗作用。

(3) 允许作用:有的激素本身并不能直接对某些器官、组织或细胞产生生理效应,然而在它存在的条件下,另一种激素的作用才能发挥出来,即对另一种激素的效应起支持作用,这种现象称为激素的**允许作用**(permissive action)。如糖皮质激素没有收缩血管作用,但在它存在的条件下,去甲肾上腺素才能发挥收缩血管作用。

(4) 竞争作用:化学结构相似的激素可竞争同一受体位点,它取决于激素与受体的亲和性和激素的浓度,如黄体酮与醛固酮化学结构相似,受体亲和性很小,但当黄体酮浓度升高时,则可与醛固酮竞争同一受体而减弱醛固酮的生理作用。

三、激素的分类及作用机制

(一) 激素的分类

人体内激素种类繁多,来源和性质各异,通常按其化学性质不同,可分为含氮激素、类固醇激素、固醇类激素和脂肪酸衍生物。

含氮激素包括蛋白质类、肽类及胺类。含氮类激素易被胃肠道消化液分解而破坏,不宜口服,一般需注射,但甲状腺激素例外,因其结构中无肽键。

类固醇(甾体)激素是由肾上腺皮质和性腺分泌的激素,如皮质醇、醛固酮、雌激素、孕激素、雄激素等。这类激素可以口服。

此外,固醇类激素包括胆骨化醇(维生素 D_3)、25-羟维生素 D_3 和 1,25-二羟维生素 D_3。主要激素的化学性质及主要来源见表 11-1。

表 11-1 主要激素的化学性质及来源

激素分类	化学性质	主要来源
含氮类激素		
下丘脑调节性多肽(HRP)	蛋白质、肽类	下丘脑
生长激素(GH)、促甲状腺激素(TSH)	蛋白质、肽类	腺垂体
促肾上腺皮质激素(ACTH)、催乳素(PRL)	蛋白质、肽类	腺垂体
卵泡刺激素(FSH)、黄体生成素(LH)	蛋白质、肽类	腺垂体
促黑素细胞激素(MSH)	蛋白质、肽类	腺垂体
抗利尿激素(ADH)、催产素(OXT)	蛋白质、肽类	神经垂体
甲状旁腺激素(PTH)	蛋白质、肽类	甲状旁腺
降钙素(CT)	蛋白质、肽类	甲状腺 C 细胞
胰岛素、胰高血糖素	蛋白质、肽类	胰岛
促胃液素、促胰液素	蛋白质、肽类	消化道
甲状腺素(T_4)、三碘甲状腺原氨酸(T_3)	胺类	甲状腺
去甲肾上腺素(NE)、肾上腺素(E)	胺类	肾上腺髓质
类固醇激素		
皮质醇、醛固酮	甾体	肾上腺皮质
睾(丸)酮、雌二醇、黄体酮	甾体	性腺及胎盘

(二) 激素的作用机制

1. 含氮激素的作用机制——第二信使学说 该学说认为,激素作为第一信使,经血液循环运送到靶细胞,与靶细胞膜表面的特异性受体结合,可激活膜上的鸟苷酸结合蛋白(简称 G 蛋白),继而激活位于细胞膜内侧面的**腺苷酸环化酶(adenyl cyclase, AC)**,在 Mg^{2+} 参与下,促使三磷酸腺苷(ATP)转变为环-磷酸腺苷(cAMP),cAMP 作为第二信使激活细胞内蛋白激酶系统,蛋白激酶的活化有赖于 Ca^{2+} 的存在。激活的蛋白激酶可使多种蛋白质或酶发生磷酸化反应,进而调节细胞的各种功能。cAMP 发挥作用后,即被细胞内磷酸二酯酶降解为 $5'-AMP$ 而失活(图 11-1)。

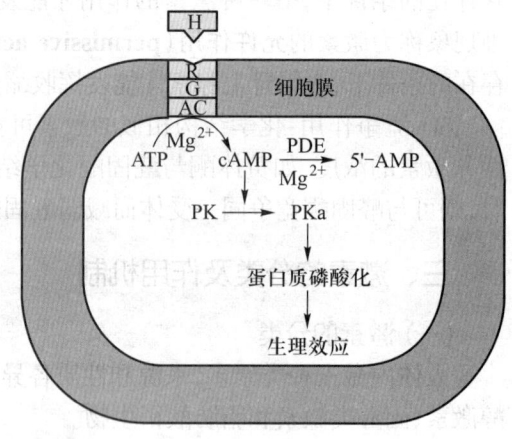

图 11-1 含氮激素的作用机制
H:激素;R:受体;G:鸟苷酸结合蛋白;AC:腺苷酸环化酶;cAMP:环-磷酸腺苷;PDE:磷酸二脂酶;PKa:活化蛋白激酶

目前认为,除 cAMP 外,环-磷酸鸟苷(cGMP)、Ca^{2+}、三磷酸肌醇(IP_3)、二酰甘油(DG)以及前列腺素等也能作为含氮类激素的第二信使。另外,细胞内的蛋白激酶除蛋白激酶 A(PKA)外,还有蛋白激酶 C(PKC)及蛋白激酶 G(PKG)等。

2. 类固醇激素的作用机制——基因表达学说 类固醇激素分子量小,脂溶性高,能透过靶细胞膜进入细胞内,与胞浆受体结合,形成激素-胞浆受体复合物,再进入核内与核内受体结合,转变为激素-核受体复合物,从而激发 DNA 的转录过程,生成新的 mRNA,诱导某种蛋白的合成,而产生生理效应。另外有的激素(如甲状腺激素,维生素 D)可直接进入核内,与附着于 DNA 上的核内受体分子结合,调节基因表达和蛋白质的合成。

应该说明,上述两类激素作用原理不能绝对分开。例如胰岛素除作用于细胞膜受体外,还能进入细胞内发挥作用。甲状腺激素虽属含氮激素,也是通过进入细胞核,调节蛋白质合成中的转录过程而发挥作用(图 11-2)。

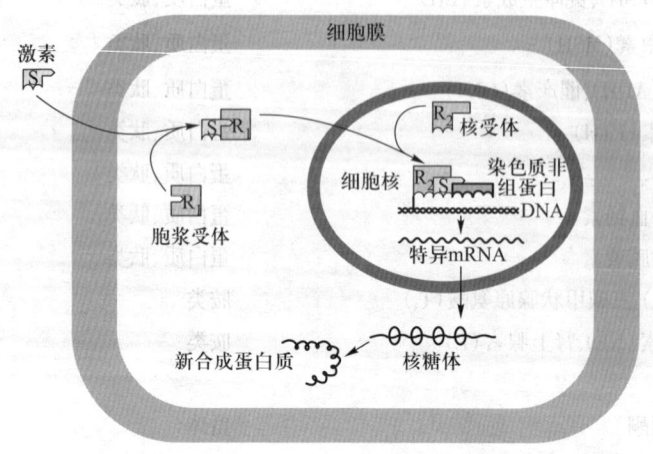

图 11-2 类固醇激素的作用机制

四、激素分泌的调节

激素是调节和维持机体内环境稳态的重要因素,其分泌有序,呈明显的周期性,血中的激素浓度表现出日周期、月周期、年周期波动,能适应机体各种活动的需要。激素分泌的调节形式有以下几种。

(一)下丘脑-腺垂体-靶腺轴的调节

下丘脑-腺垂体-靶腺轴调节系统是控制一些激素分泌稳态的调节环路,如下丘脑-腺垂体-甲状腺轴、下丘脑-腺垂体-肾上腺皮质轴、下丘脑-腺垂体-性腺轴等。在这些调节轴系中,激素的作用具有等级性,构成三级水平的调节轴系:系统内高位激素对下位内分泌活动具有促进作用,而下位激素对高位内分泌活动多起抑制作用,从而形成具有自动控制能力的反馈环路。此轴系反馈调节是激素分泌维持稳态的基本调节方式。

(二)代谢产物的反馈调节

代谢产物的反馈调节是由激素作用于靶细胞后所产生的外周效应物来执行的。例如胰岛素是调节血糖水平的重要激素,当血中葡萄糖浓度升高时,可直接刺激胰岛的B细胞,使胰岛素分泌增加,胰岛素分泌增加的结果是使血糖浓度降低;反之,血糖浓度降低时,胰岛素分泌减少。因此,血糖与胰岛素分泌之间的反馈调节可维持血糖浓度的相对稳定。

一般来说,当血液中某种激素的含量超过一定水平或受其控制的某种物质在血液中超过一定浓度时,通过负反馈调节可抑制这一内分泌腺的活动,使其分泌的激素合成和分泌减少。反之,当该激素或受激素控制的物质在血液中的浓度低于某一水平时,则负反馈作用减弱,该激素的分泌就增加(图11-3)。

(三)神经反射性调节

神经活动对激素分泌的调节具有重要意义,它使激素分泌与机体功能的需求更加适应。下丘脑是神经系统与内分泌系统相互联络的重要枢纽,下丘脑的上行和下行神经通路广泛而复杂,内、外环境的变化可影响这些神经通路,从而影响下丘脑的神经内分泌细胞的分泌活动,实现对内分泌系统以及整体活动的高级整合作用。

人生活在社会环境之中,无数的社会、心理因素均可作为刺激作用于人体,影响激素的分泌。例如少数妇女可因紧张、焦虑,出现月经失调或闭经,可能就是社会心理因素通过下丘脑干扰了性激素的释放所造成的。

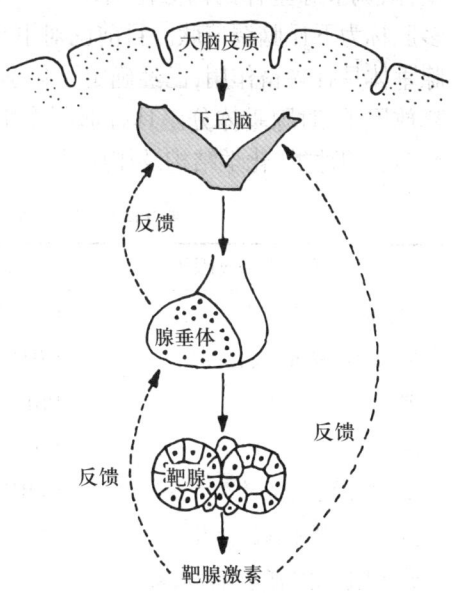

图11-3 激素的反馈调节
⟶表示促进;⋯▶表示抑制

总之,激素分泌随内外环境的变化而变化,主要是通过神经调节完成;而体内激素水平维持相对稳定,则主要是通过反馈调节实现的。

第二节 下丘脑－垂体的内分泌

下丘脑和垂体位于大脑基底部,两者在结构和功能上有着密切的联系。垂体分为腺垂体和神经垂体两部分(图11-4)。

一、下丘脑－腺垂体系统

下丘脑与腺垂体之间没有直接的神经纤维联系,而是通过特殊的血管系统——垂体门脉系统发生功能联系,构成了下丘脑－腺垂体系统。

(一)下丘脑的内分泌

下丘脑基底部存在一个"促垂体区",主要包括正中隆起、弓状核、视交叉上核、室周核和腹内侧核等核团。这些核团的神经元(称肽能神经元)能合成至少9种具有活性的多肽,通过垂体门脉系统运送至腺垂体,调节腺垂体的内分泌活动,因此这些

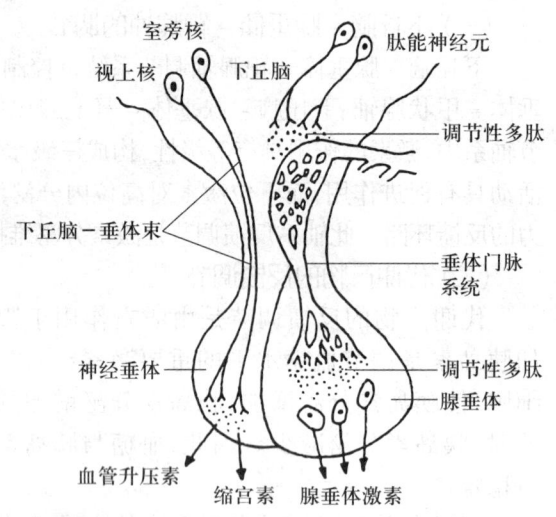

图11-4 下丘脑与垂体的联系

多肽称为下丘脑调节肽。目前已对下丘脑调节肽中的9种多肽激素作了较深入的研究。对腺垂体具有兴奋作用,已经确定了化学结构的,称为释放激素;没有确定其化学结构的,称为释放因子,对腺垂体分泌具有抑制作用的称为释放抑制激素或释放抑制因子。下丘脑调节性多肽的种类、化学结构及作用见表11-2。

表11-2 下丘脑调节性多肽的种类、化学结构及作用

释放激素或释放因子	缩写	化学结构	对腺垂体激素的作用
生长激素释放激素	GHRH	44,40,37肽	刺激生长激素的分泌
生长激素释放抑制激素	GIH	14肽	抑制生长激素的分泌
催乳素释放因子	PRF	未定	刺激催乳素的分泌
催乳素释放抑制因子	PIF	未定	抑制催乳素的分泌
促性腺激素释放激素	GnRH	10肽	刺激黄体生成素和卵泡刺激素分泌
促甲状腺激素释放激素	TRH	3肽	刺激促甲状腺激素和催乳素分泌
促肾上腺皮质激素释放激素	CRH	41肽	刺激促肾上腺皮质激素的分泌
促黑素细胞激素释放因子	MRF	未定	刺激促黑素细胞激素的分泌
促黑素细胞激素释放抑制因子	MIF	未定	抑制促黑素细胞激素的分泌

下丘脑促垂体区的肽能神经元还接受中枢神经系统的控制,它们与中脑、边缘系统及大脑皮质等处传来的神经纤维形成突触联系。

(二) 腺垂体激素

腺垂体能合成和分泌七种激素,包括**生长激素(GH)、催乳素(PRL)、促黑激素(MSH)、促甲状腺激素(TSH)、促肾上腺皮质激素(ACTH)、卵泡刺激素(FSH)和黄体生成素(LH)**。其中促甲状腺激素、促肾上腺皮质激素、卵泡刺激素、黄体生成素均有各自的靶腺,分别形成:下丘脑-垂体-甲状腺轴;下丘脑-腺垂体-肾上腺皮质轴;下丘脑-腺垂体-性腺轴。腺垂体的这些激素是通过促进靶腺分泌激素而发挥作用,所以也称这些激素为"促激素"。关于"促激素"的生理作用及分泌调节则在相关腺体内容中介绍,这里不再赘述,下面重点介绍生长激素、催乳素和促黑激素。

1. 生长激素　生长激素(growth hormone,GH)是腺垂体中含量最多、分泌量最大的一种激素,**人生长激素(human growth hormone hGH)** 是由腺垂体生长激素细胞合成和分泌的,由191个氨基酸组成,化学结构与人催乳素(hPRL)相似,故与PRL的作用有交叉。

(1) 生长激素的主要生理作用

1)促进机体生长:生长激素主要作用是促进人体生长,特别是促进骨骼、肌肉和内脏器官的生长。人在幼年时期生长激素分泌不足,将出现生长迟缓,身材矮小,称为**侏儒症**;若幼年时期生长激素分泌过多,身材过于高大,称为**巨人症**;成年后分泌过多,因骨骺已闭合,长骨不再增长,可刺激肢端的短骨、颅骨及软组织生长异常,出现手足粗大、鼻大唇厚、下颌突出等症状,称为**肢端肥大症**。

生长激素促进骨质生长是通过诱导肝细胞产生胰岛素样生长因子而实现的。胰岛素样生长因子(IGF)曾称为**生长介素(somatomedin,SM)**。IGF是在GH的作用下,主要由肝、肾产生的一种小分子多肽物质,经血液循环作用于软骨,促进硫酸盐、氨基酸进入软骨细胞,加速软骨细胞蛋白质合成、增加软骨胶原组织,促进软骨细胞分裂,使软骨生长、骨化,长骨变长。但是,在饥饿或蛋白质缺乏时,生长激素不能刺激胰岛素样生长因子生成,所以,营养不良的儿童生长迟缓。

2)对代谢的影响:生长激素对代谢的影响较广泛,它可通过激活靶细胞生长激素受体和诱导产生胰岛素样生长因子间接刺激靶细胞,而产生多种生物效应。如促进蛋白质的合成,包括软骨、骨、肌肉、肝、肾、心、脑及皮肤等组织的蛋白质合成增加;促进脂肪分解,增强脂肪氧化,抑制外周组织摄取与利用葡萄糖,减少葡萄糖的消耗,提高血糖水平。但是,过量的生长激素会抑制糖的利用,使血糖升高,引起垂体性糖尿。

(2) 生长激素的分泌调节和影响因素

1)下丘脑对生长激素分泌的调节:生长激素分泌受下丘脑生长激素释放激素和生长激素释放抑制激素的双重调节,生长激素释放激素促进生长激素的分泌,生长激素释放抑制激素抑制生长激素分泌。因为生长激素释放激素呈脉冲式释放,所以,GH也呈脉冲式分泌,每隔1~4 h出现一次波动。一般认为生长激素释放激素是生长激素分泌的主要调节者,而生长激素释放抑制激素则只在应急情况下生长激素过多时,才显著抑制生长激素的分泌。

2)影响因素:人在觉醒状态下生长激素分泌较少;慢波睡眠时,生长激素分泌明显增加;快波睡眠分泌减少。血中糖、脂肪酸与氨基酸也可影响生长激素的分泌:低血糖时对生长激素分泌的刺激最强;血中脂肪酸和氨基酸增多时,也可引起GH的分泌;在饥饿、运动、应激状态等,可使 GH 分泌增加。

2. 催乳素　催乳素(prolactin,PRL)是含 199 个氨基酸的多肽,相对分子质量 22 000。催乳素作用很广泛,主要作用是促进妊娠期乳腺发育生长,引起并维持成熟乳腺泌乳。

(1) 催乳素的生理作用:①对乳腺及泌乳的作用:促进乳腺发育,引起并维持泌乳。女性青春期乳腺的发育主要是由于雌激素的刺激作用,糖皮质激素、生长激素、孕激素及甲状腺激素也起一定协同作用。在妊娠期,催乳素、雌激素和孕激素分泌增加,使乳腺进一步发育成熟并具备泌乳能力,但不泌乳。分娩后,血中雌、孕激素明显降低后,催乳素才能与乳腺细胞受体结合,发挥启动和维持泌乳的作用。②对性腺的作用:小剂量催乳素能促进排卵和黄体生长,促进雌激素和孕激素合成和分泌,大剂量有抑制作用。在男性,催乳素可促进前列腺和精囊的生长,促进睾酮的合成,对生精过程也有调节作用。过多的 PRL 可抑制男女两性的生殖功能。③参与应激反应:在应激状态下,催乳素在血中的浓度升高,与促肾上腺皮质激素和生长激素的浓度增加一同出现,因而被认为是应激反应中腺垂体分泌的三大激素之一。此外催乳素可参与人体免疫调节,并与胎儿肺的生长发育有关。

(2) 催乳素的分泌调节:催乳素的分泌调节受下丘脑 PRF 与 PIF 的双重调节。PRF 促进催乳素的分泌,PIF 抑制催乳素的分泌。哺乳期间,婴儿吸吮乳头的刺激,通过传入神经传至下丘脑,导致下丘脑 PRF 释放增多,促使腺垂体 PRL 大量分泌。应激刺激、紧张、剧烈运动、大手术等,都会出现 PRL 水平升高的现象。

3. 促黑(素细胞)激素　促黑激素(melanocyte-stimulating hormone,MSH)作用的靶细胞为黑素细胞。在人体,黑素细胞主要分布于三处:皮肤与毛发、眼虹膜和视网膜的色素层、软脑膜。促黑激素的主要作用是促进黑素细胞中的酪氨酸酶的合成和激活,从而促进酪氨酸转变为黑色素,使皮肤与毛发等部位的颜色加深,但对正常人皮肤的色素沉着关系不大。而在病理情况下,如肾上腺皮质功能过低(艾迪生病)时,血中 ACTH、MSH 都增多,患者的皮肤色素沉着可能与此有关。

促黑激素分泌主要受下丘脑分泌的 MPF 和 MIF 双重调节,两者分别促进和抑制垂体 MSH 的分泌。腺垂体激素的主要生理作用见表 11-3。

表 11-3　腺垂体激素的主要生理作用

腺垂体激素名称	主要作用
生长激素(GH)	促进机体生长发育,特别是骨骼和肌肉的生长
催乳素(PRL)	促进已发育完全具备泌乳条件的乳腺分泌乳汁
促黑激素(MSH)	促进皮肤黑素细胞合成黑色素
促甲状腺激素(TSH)	促进甲状腺增生、激素合成和分泌
促肾上腺皮质激素(ACTH)	促进肾上腺皮质的组织增生,刺激糖皮质激素的分泌
卵泡刺激素(FSH)	促进女性卵泡生长发育成熟,使卵泡分泌雌激素
(精子生成素)	促进男性睾丸的生精过程
黄体生成素(LH)	促进排卵、黄体生成和分泌孕激素
(间质细胞刺激素)	在男性可刺激睾丸间质细胞分泌雄激素

(三) 腺垂体功能的调节

1. 下丘脑对腺垂体分泌功能的调节　下丘脑调节性多肽经垂体门脉系统到腺垂体,调节腺垂体功能,促进或抑制腺垂体分泌相应的激素。

2. 靶腺激素对下丘脑和腺垂体的反馈调节　腺垂体分泌的促激素作用于靶腺(甲状腺、肾上腺皮质、性腺),促进靶腺分泌激素,维持靶腺正常功能,而靶腺激素在血中的浓度会影响下丘脑、腺垂体的活动,当靶腺激素在血中浓度升高时,将反馈作用于下丘脑和腺垂体,主要是负反馈,使相应的释放激素和促激素分泌减少,因而使靶腺激素维持血中的正常浓度。

二、下丘脑 - 神经垂体系统

下丘脑与神经垂体有着直接的神经联系。下丘脑视上核和室旁核有神经纤维下行到神经垂体,构成下丘脑 - 垂体束。神经垂体属神经组织,它不含腺细胞,本身不能合成激素,它只是下丘脑神经元所合成的**血管升压素(vasopressin,VP)和缩宫素(oxytocin,OT)**储存和释放的部位。这两种激素在下丘脑的视上核与室旁核均可产生,但视上核以产生血管升压素为主,室旁核以产生缩宫素为主。两种激素沿下丘脑 - 垂体束通过轴浆运输到神经垂体储存,在适宜的刺激下,释放入血液循环。

(一) 血管升压素

血管升压素(VP)又称抗利尿激素(ADH),是含 9 个氨基酸的多肽,生理情况下,血浆中血管升压素浓度很低,为 1.0~1.5 ng/L,其作用有两方面:①生理剂量下,主要促进肾远曲小管和集合管对水的重吸收,使尿量减少;②大剂量的血管升压素,可使全身小动脉收缩,升高血压。由于血管升压素的生理浓度很低,几乎没有收缩血管而致血压升高的作用,但在失血情况下血管升压素释放较多,对维持血压有一定的作用,但临床并不用于提高血压,而主要用于某些脏器出血时的止血,如肺咯血。

(二) 缩宫素

缩宫素(OT)也称催产素,其化学结构与血管升压素极为相似,因此这两种激素的生理作用有一定程度的交叉。

1. 缩宫素的生理作用　缩宫素的主要靶器官是乳腺和子宫,具有泌乳和收缩子宫的双重作用,但以对乳腺的作用较为重要。

(1) 对乳腺的作用:缩宫素可使乳腺周围肌上皮细胞收缩,使具备泌乳功能的乳腺排乳。此外还有维持哺乳期乳腺不致萎缩的作用。

(2) 对子宫的作用:对非孕子宫作用较弱;对妊娠子宫作用较强,能使之强烈收缩。雌激素能增加子宫对缩宫素的敏感性,而孕激素则相反。因此,缩宫素只有在分娩(或临产)时,才能发挥其收缩子宫的生理作用。

2. 缩宫素的分泌调节

(1) 射乳反射:吸吮乳头的感觉信息传至下丘脑,可反射性引起神经垂体储存的缩宫素释放入血,导致乳汁的排出,称射乳反射。在射乳反射的基础上很容易建立条件反射,例如母亲看见婴儿或听到婴儿的哭声,甚至抚摸婴儿,均可引起条件反射性的射乳反射。情绪反应如惊恐、焦虑等可抑制缩宫素分泌。

(2) 分娩:在分娩时,子宫和阴道受到压迫和牵拉刺激可反射性引起缩宫素分泌增加,促使子宫收缩加强,有利于分娩过程的进行。因此,缩宫素在临床上主要用于诱导分娩(催产)及产后止血。

第三节 甲状腺的内分泌

甲状腺是人体内最大的内分泌腺,其重量为 20~25 g。甲状腺主要由甲状腺腺泡构成,甲状腺腺泡上皮细胞能合成和释放甲状腺激素。在甲状腺组织中,还有腺泡旁细胞(又称 C 细胞),可分泌降钙素。

甲状腺激素(thyroid hormone,TH) 为酪氨酸的碘化物,主要有两种:四碘甲状腺原氨酸($3,5,3',5'$-tetraiodothyronine,T4),和三碘甲状腺原氨酸($3,5,3'$-triiodothyronine,T_3)。甲状腺分泌的 T_4 较 T_3 多,但 T_3 的生物活性却比 T_4 强 3~5 倍,是甲状腺激素发挥生理作用的主要形式。

一、甲状腺激素的合成与代谢

合成甲状腺激素的主要原料是碘和甲状腺球蛋白(TG)。人体合成 TH 所需的碘 80%~90% 来源于食物,人从食物中摄取的碘为 100~200 μg/d,正常人最低需要量为 50~70 μg/d,所以从食物中得到的碘是足够的。甲状腺的含碘量为 8~10 mg,约占全身总碘量的 90%。

甲状腺激素的合成包括甲状腺腺泡的聚碘与碘的活化、酪氨酸碘化和甲状腺激素的合成三个过程。

(一) 甲状腺腺泡的聚碘与碘的活化

人体每天从饮食中摄取的碘有 1/3 被甲状腺摄取。甲状腺从血浆中摄取碘的能力极强,是依靠甲状腺上皮细胞膜上的碘泵,逆电化学梯度进行的。由腺泡上皮细胞摄取的 I^- 并不能与酪氨酸结合。首先,需要在过氧化酶(TPO)作用下氧化成具有活性的碘,这一过程称为碘的活化。

(二) 酪氨酸碘化

活化后的碘在 TPO 催化下,与甲状腺球蛋白分子中某些酪氨酸残基上的氢置换,生成一碘酪氨酸(MIT)和二碘酪氨酸(DIT),这一过程称为碘化。

(三) 甲状腺激素的合成

碘化后形成的 MIT 和 DIT,同样在 TPO 的催化下,同一 TG 分子内的 2 个分子的 DIT 耦联生成 T_4,或 1 个分子的 MIT 与 1 个分子的 DIT 发生耦联形成 T_3。

以上 I^- 的活化、酪氨酸碘化以及耦联过程都是在同一过氧化酶系催化下完成的(图 11-5)。因此,抑制此酶活性的药物,如硫氧嘧啶类药物,有阻断 T_4 与 T_3 合成的作用,可用于治疗甲状腺功能亢进。

(四) 甲状腺激素的储存、释放、运输与代谢

1. 储存 甲状腺激素合成后,以甲状腺球蛋白的形式储存在腺泡腔中,构成腺泡腔胶质的主要成分。甲状腺激素储存量相当大,可供机体利用 2~3 个月之久。

2. 释放 甲状腺在 TSH 的刺激下,腺泡上皮细胞通过吞饮作用将腺泡腔内的甲状腺球

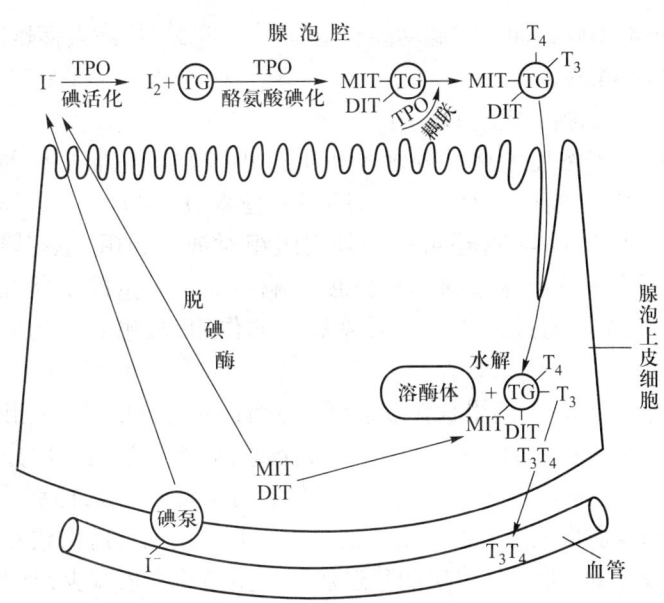

图 11-5 甲状腺激素的合成、储存与释放
TPO:过氧化酶;TG:甲状腺球蛋白;MIT:单碘酪氨酸残基;DIT:双碘酪氨酸残基

蛋白吞入细胞内,与溶酶体融合形成吞噬体。在溶酶体蛋白水解酶的作用下,T_3、T_4 从甲状腺球蛋白分子中水解下来并释放入血。

3. 运输 T_3、T_4 释放入血液后,以两种形式在血液中运输:一种是与血浆蛋白结合,占 99% 以上;另一种是呈游离状态,少于 1%。只有游离型激素才能进入组织细胞发挥作用。结合型与游离型之间可以互相转换,使游离型激素在血液中保持一定浓度。T_3 主要以游离型存在。

4. 代谢 20% 的 T_3 和 T_4 在肝内降解,与肝的葡萄糖醛酸或硫酸盐结合后,经胆汁排入小肠,分解后随粪便排出。80% 的 T_3 和 T_4 首先在外周组织脱碘,所脱下的碘可由甲状腺再摄取或经肾排出。

二、甲状腺激素的生理作用

甲状腺激素的生物学作用十分广泛,其主要作用是促进物质和能量代谢,促进生长及发育过程,对心血管、神经系统、消化系统等都有影响。

(一) 对代谢的作用

1. 对能量代谢的作用 甲状腺激素能增加组织的耗氧量和产热量,提高能量代谢水平,使基础代谢率增高,这些作用称为甲状腺激素的产热作用,是甲状腺激素最明显的作用之一。1 mg 甲状腺激素可使人体产热量增加 4 200 kJ,基础代谢率提高 28%。研究表明,甲状腺激素的产热效应可能是由于甲状腺激素能与靶细胞的核受体结合,刺激 mRNA 的形成,从而诱导 Na^+-K^+-ATP 酶的活性增强,此酶促进细胞的 Na^+、K^+ 主动转运,消耗 ATP,使产热增加。此外,甲状腺激素也能促进脂肪酸氧化,产生大量热量。

甲状腺功能亢进时,产热量增加,因而病人怕热喜凉,极易出汗,基础代谢率明显增高,常超过正常值的50%~100%；而甲状腺功能减退时,产热量减少,病人喜热畏寒,基础代谢率可低于正常值的30%~45%。

2. 对糖类、蛋白质和脂肪代谢的作用

(1) 糖类代谢:生理浓度的甲状腺激素可促进小肠黏膜对葡萄糖的吸收,增加糖原的分解和糖异生作用,并能增强肾上腺素、胰高血糖素、皮质醇和生长激素的生糖作用,使血糖升高;但是,由于T_4与T_3还可加强外周组织对糖的利用,也有降低血糖的作用。因此,在正常情况下,甲状腺激素对血糖浓度影响不大。大量的甲状腺激素,如甲状腺功能亢进时,因生糖作用超过外周组织对糖利用的作用,故患者血糖常常升高,甚至出现尿糖。

(2) 蛋白质代谢:生理浓度的甲状腺激素可促进蛋白质的合成,肌肉、肝和肾的蛋白质合成明显增加,从而有利于机体的生长、发育。但大剂量时,则促进蛋白质分解。当甲状腺激素分泌过多(如甲状腺功能亢进症)时,蛋白质的分解明显大于合成,特别是骨骼肌中的蛋白质大量分解,患者出现肌肉消瘦和肌无力。还可由于骨蛋白的分解而致不同程度的骨质疏松。当T_4与T_3分泌不足(如甲状腺功能减退症)时,蛋白质合成减少,肌肉无力,但组织间的黏液蛋白增多,由于黏液蛋白可吸附一部分水和盐,在皮下形成一种压之不凹陷的特殊水肿,称为黏液性水肿。

(3) 脂肪代谢:甲状腺激素既能促进脂肪和胆固醇的合成,又能加速脂肪的动员、分解,还能促进肝对胆固醇的降解,但分解的速度大于合成。因此,甲状腺功能亢进症患者血胆固醇常低于正常,而甲状腺功能减退症患者血胆固醇高于正常。

(二) 对生长发育的作用

甲状腺激素是促进机体正常生长、发育必不可少的激素,特别是对骨和脑的发育尤为重要。T_4、T_3对神经系统生长发育的影响在胚胎期及出生后最初的4个月内最为明显。先天性甲状腺功能不全或出生后甲状腺功能低下的婴幼儿,不仅身材矮小,而且脑发育明显障碍,脑各部位的神经细胞较小,轴突、树突与髓鞘均比正常人减少,胶质细胞数量也较少,表现为智力低下,称为**呆小症**(克汀病)。所以,治疗呆小症要抓住时机,在出生后3个月内补充甲状腺激素,过迟则难以奏效。

甲状腺激素影响生长、发育的机制,与它可促进神经细胞的生长以及可刺激骨化中心发育、软骨骨化,促进长骨的生长有关。此外,甲状腺激素还对垂体生长激素有允许作用,缺乏甲状腺激素,生长激素便不能很好发挥作用,而且生长激素的合成和分泌也减少。

(三) 对神经系统的作用

甲状腺激素具有兴奋中枢神经系统的作用。甲状腺功能亢进时,中枢神经兴奋性增高,主要表现为注意力不集中,烦躁不安、失眠、多愁善感、喜怒无常等。甲状腺功能低下时,中枢神经系统兴奋性降低,表现为记忆力减退,说话缓慢、动作迟缓、表情淡漠、终日嗜睡等。

(四) 对心血管活动的作用

甲状腺激素可直接作用于心肌,增加心肌的收缩力,并可增快心率,使心排血量增加。甲状腺功能亢进症患者心动过速,严重者可致心力衰竭。甲状腺激素由于增加组织的耗氧量而使外周组织相对缺氧,以至小血管舒张,外周阻力降低,但同时心排血量增加,所以收缩压升高,舒张压降低,脉压增大。现已证明,T_4、T_3 增强心脏活动是由于它直接作用于心肌,促使心肌细胞的肌质网释放 Ca^{2+},激活与心肌收缩有关的蛋白质,增强肌凝蛋白横桥 ATP 酶的活性,从而加强心肌的收缩力。

(五)其他作用

除上述作用外,甲状腺激素还能增加食欲;维持男、女性腺功能,甲状腺激素分泌过多或过少,均能导致生殖功能的紊乱。对胰岛、甲状旁腺及肾上腺皮质等内分泌腺的分泌也有不同程度的影响。

三、甲状腺功能的调节

甲状腺激素分泌活动主要受下丘脑—腺垂体—甲状腺轴的调节。此外,还可进行一定程度的自身调节,神经调节也可影响其分泌活动。

(一)下丘脑—腺垂体—甲状腺轴

1. 下丘脑促甲状腺激素释放激素的作用 下丘脑促垂体区分泌的 TRH,经垂体门脉系统运至腺垂体,促进腺垂体合成、分泌 TSH(图 11-6)。下丘脑神经元可受某些环境因素的影响而改变 TRH 的分泌量,最后影响甲状腺的分泌活动。例如寒冷刺激的信息到达中枢后,通过一定的神经联系使 TRH 分泌增多,继而通过 TSH 的作用促进 T_4、T_3 的分泌,结果产热量增加,有利于御寒。

2. 腺垂体促甲状腺激素的作用 TSH 对 T_4、T_3 合成和释放的每个环节均有促进作用,因而促使甲状腺激素分泌增多。TSH 还能刺激甲状腺腺泡细胞核酸与蛋白质的合成,使腺泡细胞增生,腺体增大。

3. 甲状腺激素的反馈作用 血中游离的 T_4 与 T_3 浓度的升降,对腺垂体 TSH 的分泌起经常性反馈调节作用。当血中 T_3 与 T_4 浓度增高时,将反馈于腺垂体,抑制腺垂体合成分泌 TSH,TSH 合成分泌减少(图 11-6),从而使 T_3、T_4 浓度降至正常水平。负反馈调节在维持 T_3、T_4 浓度相对稳定过程中起重要的作用。

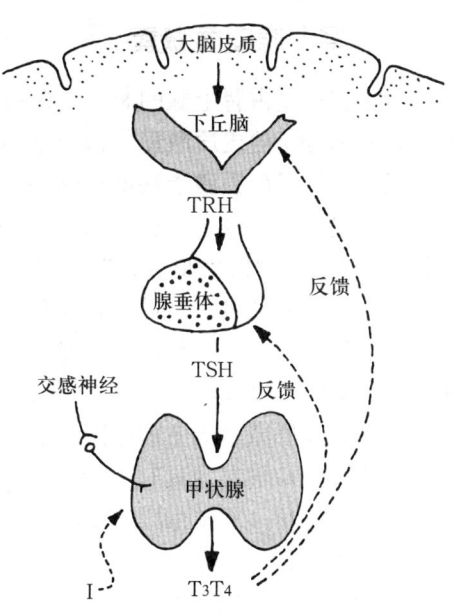

图 11-6 甲状腺激素分泌调节
TRH:促甲状腺激素释放激素;TSH:促甲状腺激素
⟶ 表示促进;⸺▶ 表示抑制

(二)自身调节

甲状腺能根据机体碘供应的情况,调整自身对碘的摄取和利用,以及甲状腺激素的合成与释放,称为自身调节。这是一种有限度的、缓慢的调节。当饮食中碘含量不足时,甲状腺对碘的运转机制增强,对 TSH 的敏感性提高,T_4、T_3 合成与释放增加,因而使 T_4、T_3 的合成与释放不致因碘供应不足而比正常减少。反之,当碘供应过多时,甲状腺对碘的摄取减少,对 TSH 敏感性也降低,甲状腺激素合成与释放受到抑制。因此,甲状腺自身调节是甲状腺本身对碘供应变化的一种适应能力。当超过甲状腺的自身调节限度,食物中缺碘即会造成 T_4、T_3

合成减少,对腺垂体的负反馈作用减弱,使 TSH 分泌增多,甲状腺细胞增生,甲状腺肿大,临床上称为单纯性甲状腺肿或地方性甲状腺肿。

(三) 自主神经对甲状腺活动的影响

甲状腺受自主神经的支配。交感神经兴奋可使甲状腺激素合成与分泌增多;副交感神经兴奋则使甲状腺激素的分泌减少。

第四节 肾上腺的内分泌

肾上腺位于两侧肾内上方,左、右各一个,两腺重约 12 g。肾上腺实质分为周围皮质及中央髓质两部分,两者在发生、结构与功能上均不相同,它们合成和分泌不同种类的激素。因此,从功能上看,肾上腺皮质和髓质实际上是两个独立的内分泌腺,皮质是腺垂体的靶腺,分泌类固醇激素,其作用广泛,对维持机体的基本生命活动十分重要。髓质分泌儿茶酚胺类激素,在机体应急反应中起重要作用。

一、肾上腺皮质激素

肾上腺皮质占肾上腺的 80%~90%,由外至内可分三层,即球状带、束状带和网状带。球状带合成和分泌**盐皮质激素(mineralocorticoid)**,以醛固酮为代表,主要调节水盐代谢;束状带合成和分泌**糖皮质激素(glucocorticoid)**,以皮质醇(cortisol)为代表,是调节机体糖代谢的重要激素之一;网状带合成和分泌雄性激素和少量的雌激素,如脱氢异雄酮和雌二醇。摘除动物的双侧肾上腺后,如不适当处理,1~2 周内动物即可死去。如仅切除肾上腺髓质,动物则可以存活较长时间。说明肾上腺皮质是维持生命所必需的。

关于醛固酮的生理作用和分泌调节在肾的排泄一章中已经介绍,有关性激素的内容将在生殖一章中介绍,这里着重讨论皮质束状带所分泌的糖皮质激素。

(一) 糖皮质激素的生理作用

此类激素最早发现具有生糖效应,故称为糖皮质激素。实际上它具有多方面的生理功能,是维持生命所必需的激素。人体血浆中的糖皮质激素主要为皮质醇,其次为皮质酮。糖皮质激素在调节三大营养物质代谢,以及参与人体应激反应方面都具有重要作用。

1. 对物质代谢的作用

(1) 糖类代谢:糖皮质激素是调节机体糖代谢的重要激素之一。它促进糖异生,增加肝糖原的储存;同时有抗胰岛素作用,使外周组织对糖的摄取和利用减少,因而能够升高血糖,这对维持血糖浓度有重要意义。如果糖皮质激素分泌过多,可引起血糖升高,甚至出现糖尿,由此引起的糖尿称类固醇性糖尿;糖皮质激素分泌不足时,出现肝糖原减少和低血糖。

(2) 蛋白质代谢:皮质醇对肝外组织,特别是肌肉组织的蛋白质有促进分解和抑制合成的作用,同时使蛋白质分解生成的氨基酸加速进入肝,成为糖异生的原料。因此,皮质醇分泌过多常引起生长停滞、肌肉消瘦、皮肤变薄、骨质疏松、伤口不易愈合及淋巴组织萎缩以致影响免疫功能等现象。

(3) 脂肪代谢：皮质醇可促进脂肪分解，增强脂肪酸在肝内氧化过程，有利于糖异生。还能使体内脂肪重新分布，表现为四肢脂肪分解增强，面部和躯干的脂肪合成增加。肾上腺皮质功能亢进或长期使用糖皮质激素的病人，会出现面圆（"满月脸"）、背厚（"水牛背"）而四肢消瘦的特殊体形，呈现所谓"向心性肥胖"。

2. 对水盐代谢的影响　皮质醇可调节肾对水的排泄，既增加肾小球滤过率，又可拮抗抗利尿激素的作用，减少肾小管对水的重吸收，故有利尿作用。肾上腺皮质功能不全患者，排水能力明显降低，严重时可出现"水中毒"，此时若补充糖皮质激素即可好转，而补充盐皮质激素则无效。此外，皮质醇也有类似醛固酮保钠排钾的作用，但作用较弱，只有在长期大剂量应用时才会出现。

3. 参与应激反应　当机体受到各种有害刺激，如创伤、失血、感染、中毒、缺氧、疼痛、寒冷、精神紧张等，腺垂体立即释放大量的促肾上腺皮质激素，并使糖皮质激素增多，引起机体发生非特异性的防御性反应，称为**应激反应**。能引起应激反应的各种刺激称为应激原。通过应激反应可增加机体对有害刺激的抵抗能力，对维持生命有重要意义。在应激反应中，人体主要靠 ACTH 和糖皮质激素的增加来提高机体对有害刺激的耐受力，从而渡过"难关"。

此外，在应激反应中，除了 ACTH、糖皮质激素分泌增加外，其他许多激素如生长激素、催乳素、抗利尿激素和阿片肽等分泌也增加，交感-肾上腺髓质系统的活动大大增强，血中儿茶酚胺含量相应增加，说明应激反应是多种激素参与的一种非特异性反应。

4. 对各系统组织的作用

(1) 对血细胞的影响：糖皮质激素能增强骨髓造血功能，可使血中的红细胞、血小板数量增加，同时，它能促使附着在小血管边缘的粒细胞进入血液循环，使血液中中性粒细胞增多。皮质醇还能抑制淋巴细胞 DNA 的合成过程，因而使淋巴细胞数量减少。此外，它可加强网状内皮细胞吞噬和分解嗜酸性粒细胞，使血中嗜酸性粒细胞的数量减少。

(2) 对心血管系统的影响：糖皮质激素对维持正常血压有重要意义，它能增强血管平滑肌对儿茶酚胺的敏感性，从而提高儿茶酚胺收缩血管的作用，这种作用称为糖皮质激素的允许作用。另外，能降低毛细血管壁的通透性，抑制舒血管物质，如前列腺素的合成，减少血浆的滤出，有利于血容量的维持。在实验中还能看到皮质醇对离体心脏有加强作用，但对在体心脏的作用不明显。

(3) 对神经系统的影响：糖皮质激素有维持中枢神经系统正常功能的作用。皮质醇增多可提高中枢神经系统兴奋性，小剂量可引起欣快感，大剂量（如肾上腺皮质功能亢进时）则引起思维不能集中、烦躁不安和失眠等现象。

(4) 对消化系统的影响：皮质醇能增加胃酸和胃蛋白酶的分泌，使胃黏膜的保护和修复功能减弱。因此，长期大量服用糖皮质激素，可诱发和加剧胃溃疡，应加以注意。

除上述作用外，糖皮质激素尚能促进胎儿肺泡发育以及肺泡表面活性物质的生成，防止新生儿肺透明膜病的发生；药理剂量的糖皮质激素还具有抗炎、抗毒、抗过敏、抗休克等药理作用。

(二) 糖皮质激素分泌的调节

糖皮质激素分泌调节与甲状腺功能调节类似，主要受下丘脑-腺垂体-肾上腺皮质轴活动的调节及糖皮质激素反馈性调节(图11-7)。

1. 下丘脑 CRH 的作用　下丘脑分泌的 CRH 经垂体门脉到达腺垂体,作用于腺垂体,促进 ACTH 的合成和分泌。各种应激刺激(如创伤、寒冷、剧痛、缺氧及精神紧张等)信号传入中枢神经系统,最后将信息汇集于下丘脑 CRH 神经元,使 CRH 分泌增加,通过下丘脑-腺垂体-肾上腺皮质系统的活动加强,血中 ACTH 和糖皮质激素水平明显升高。

2. 腺垂体 ACTH 的作用及分泌　肾上腺皮质束状带及网状带处于腺垂体 ACTH 的经常性控制之下。ACTH 既可促进束状带糖皮质激素的合成与分泌,又能刺激肾上腺皮质束状带和网状带的发育和生长。因此,当腺垂体功能低下时,ACTH 分泌减少,肾上腺皮质网状带和束状带萎缩。

ACTH 的分泌具有昼夜周期性变化,一般 6:00—8:00 时达最高峰,以后逐渐下降,到午夜分泌最少。由于 ACTH 分泌的周期变化,使糖皮质激素的分泌也呈现相应的周期性波动。临床在应用此类药物时,掌握好用药时间,可以提高治疗效果。

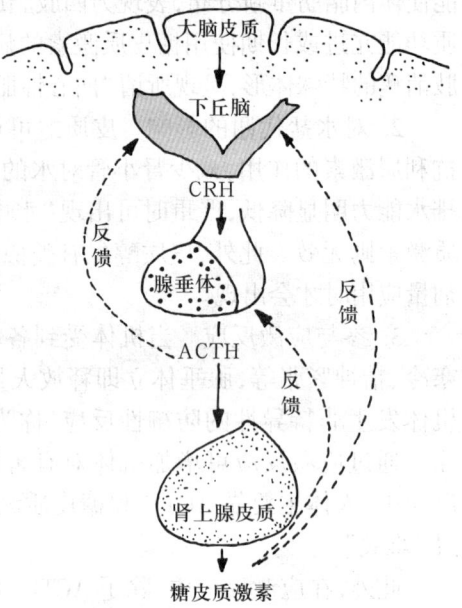

图 11-7　糖皮质激素分泌调节
CRH:促肾上腺皮质激素释放激素;
ACTH:促肾上腺皮质激素
⟶ 表示促进;⋯⟶ 表示抑制

3. 糖皮质激素的反馈调节　当血中糖皮质激素浓度升高时,通过反馈作用既可抑制腺垂体 ACTH 的分泌,又可抑制下丘脑使 CRH 分泌减少,同时使腺垂体对 CRH 的反应降低。此外,血中 ACTH 的升高也可通过反馈作用抑制 CRH 的释放。但是在应激状态下,这些负反馈作用暂时失效,ACTH 和糖皮质激素的分泌会大大增加。

由于 ACTH 和糖皮质激素的分泌存在上述负反馈抑制,因此,长期大量使用糖皮质激素的病人,会引起肾上腺皮质萎缩,分泌功能降低或停止。如突然停药,可能出现糖皮质激素分泌不足的症状,甚至危及生命,故应采取逐渐减量停药。长期应用时,可间断给予 ACTH,防止肾上腺皮质萎缩。

综上所述,下丘脑分泌 CRH,通过垂体门脉系统,促进腺垂体分泌 ACTH,ACTH 促进肾上腺皮质束状带和网状带生长发育,并促进肾上腺皮质分泌糖皮质激素。当血中糖皮质激素浓度升高时,可抑制腺垂体分泌 ACTH,使 ACTH 合成、分泌减少,这是糖皮质激素对腺垂体的负反馈作用,另外糖皮质激素也可抑制下丘脑分泌 CRH,这种反馈称为长反馈。ACTH 可反馈抑制下丘脑合成分泌 CRH,这称为短反馈。

总之,糖皮质激素是维持生命活动的重要激素,其分泌直接受 ACTH 的调节,而 ACTH 的分泌又取决于 CRH 和血中糖皮质激素的浓度。正常情况下,下丘脑-腺垂体-肾上腺皮质之间密切联系,协调统一,既维持血中糖皮质激素浓度相对稳定,又保证在应激状态下的生理需要量。

二、肾上腺髓质激素

肾上腺髓质嗜铬细胞能合成、分泌**肾上腺素(epinephrine,E)和去甲肾上腺素(norepinephrine,NE)**,二者都是儿茶酚胺的单胺类化合物,统称为儿茶酚胺。肾上腺髓质中肾上腺素约占80%,去甲肾上腺素约占20%。但在不同情况下,分泌的比例会发生变化。体液中的NE,除由髓质分泌外,主要来自肾上腺素能神经纤维末梢,而血中的肾上腺素则主要来自肾上腺髓质。

(一)肾上腺髓质激素的生理作用

肾上腺髓质激素的作用非常广泛而多样,对代谢、心血管、内脏平滑肌、骨骼肌乃至神经系统都有作用。其主要生理作用已在有关章节中分别介绍,见表11-4。这里主要讨论其在应急反应中的作用和对代谢的影响。

表11-4 肾上腺素和去甲肾上腺素的主要生理作用

	肾上腺素	去甲肾上腺素
心脏	心率加快,收缩力明显增强,心排血量增加	心率减慢(减压反射的作用)
血管	皮肤、胃肠、肾血管收缩;冠状动脉、骨骼肌血管舒张	冠状动脉舒张(局部体液因素),其他血管均收缩
血压	上升(心排血量增加)	明显上升(外周阻力增大)
支气管平滑肌	舒张	稍舒张
代谢	增加	稍增强

1. 在应急反应中的作用 肾上腺髓质直接受交感神经节前纤维的支配,交感神经兴奋时,髓质激素分泌增多。肾上腺髓质激素的作用与交感神经兴奋时的效应相似。因此,把交感神经与肾上腺髓质在结构和功能上的这种联系,称为交感-肾上腺髓质系统。当人体遇到紧急情况时,如运动、恐惧、焦虑、剧痛、失血等,这一系统的活动明显增强,肾上腺髓质激素大量分泌(可达基础分泌的1 000倍),此时中枢神经系统兴奋性增高,使人体处于警觉状态,反应灵敏;心率加快,心肌收缩力增强,心排血量增多,血压升高;呼吸加深加快,肺通气量增大;代谢增强,血糖升高等,这些变化都有利于调整机体各种功能,以应付环境变化,使机体渡过紧急时刻而"脱险"。这种在紧急情况下,通过交感-肾上腺髓质系统活动增强所发生的适应性变化称为**应急反应**。

"应急"与"应激"的概念不同,两者既有区别又有联系。引起"应急"反应的各种刺激实际上也是引起"应激"反应的刺激,但前者是交感-肾上腺髓质系统活动增强,血液中肾上腺髓质激素浓度明显升高,从而充分调动人体的储备能力,克服紧急情况对人体造成的困难;后者是下丘脑-腺垂体-肾上腺皮质系统活动加强,使血液中ACTH和糖皮质激素浓度明显升高,以增加人体对有害刺激的耐受能力。二者相辅相成,使机体的适应能力更加完善。

2. 对代谢的作用 加强肝糖原、肌糖原分解;加速脂肪分解,促使乳酸合成糖原,抑制胰岛素分泌,使血糖升高;分解脂肪使血中脂肪酸增多,为骨骼肌、心肌等活动提供更多的能量,还能增加组织耗氧量从而使机体产热量增加。肾上腺素对代谢的作用比去甲肾上腺素的作用稍强。

（二）肾上腺髓质激素分泌调节

肾上腺髓质接受交感神经节前纤维支配，交感神经兴奋时，节前纤维释放乙酰胆碱，通过肾上腺髓质嗜铬细胞上 N 型受体，使肾上腺素和去甲肾上腺素分泌增加。ACTH 与糖皮质激素也可促进肾上腺素和去甲肾上腺素的合成和分泌。另外，当血中儿茶酚胺的浓度增加到一定量时，可反馈性地抑制儿茶酚胺的某些合成酶的活性，使儿茶酚胺合成减少，浓度下降。

第五节 胰 岛

胰岛是散在胰腺腺泡组织之间大小不等的分泌细胞团，呈岛状，故称胰岛。人类的胰腺中含有 100 万~200 万个胰岛，主要有 A 细胞、B 细胞、D 细胞及 PP 细胞。A 细胞约占胰岛细胞的 20%，分泌**胰高血糖素（glucagon）**；B 细胞占 70%，分泌**胰岛素（insulin）**；D 细胞占 10%，分泌**生长抑素**。目前认为胰岛 D 细胞分泌的生长抑素并不进入血液循环，而是通过旁分泌抑制 B 细胞和 A 细胞的分泌。PP 细胞数量很少，分泌胰多肽。本节只介绍胰岛素和胰高血糖素。

一、胰岛素

胰岛素是由 51 个氨基酸组成的小分子蛋白质，相对分子质量为 6 000。由含有 21 个氨基酸的 A 链和含有 30 个氨基酸的 B 链借助 2 个二硫键联结而成。正常人空腹状态下血清胰岛素浓度为 35~145 pmol/L。血液中胰岛素以游离型和结合型存在，游离型具有生物活性，半衰期为 5 min，主要在肝灭活。

1965 年，我国生物化学家首先人工合成了具有高度生物活性的胰岛素，是人类历史上第一次人工合成生命物质（蛋白质）。

（一）胰岛素的生理作用

胰岛素是促进合成代谢的重要激素，其最明显的效应是降低血糖。它是体内唯一能降低血糖的激素，对机体能源物质的储存和人体生长是不可缺少的激素。

1. 对糖代谢的调节　胰岛素能促进全身组织对葡萄糖的摄取、氧化和利用，加速肝糖原和肌糖原的合成并促进葡萄糖转化为脂肪；另外，还能抑制糖原分解和糖异生，从而使血糖降低。胰岛素分泌不足最明显的表现为血糖升高，当血糖超过肾糖阈时，糖即随尿排出，造成糖尿病。糖尿病患者使用适量胰岛素可使血糖维持在正常浓度，但如使用过量，则可引起低血糖乃至发生低血糖性休克。

2. 对脂肪代谢的调节　胰岛素能促进脂肪的合成，促进葡萄糖进入脂肪组织合成三酰甘油和脂肪酸。胰岛素还可抑制脂肪酶的活性，减少脂肪分解，使血中游离脂肪酸减少。胰岛素缺乏可造成脂肪代谢紊乱，脂肪的储存减少，分解加强，血脂升高，可引起动脉硬化，进而导致心血管和脑血管系统的严重疾病。由于胰岛素使脂肪酸分解的增多，加速脂肪酸在肝内氧化，生成大量酮体，可引起酮血症与酸中毒。

3. 对蛋白质代谢的调节　胰岛素促进氨基酸进入细胞；促进 DNA、RNA 和蛋白质的合成；抑制蛋白质分解。由于生长激素促进蛋白质合成的作用，必须在有胰岛素存在的情况下才能表现出来。因此，胰岛素也是人体生长不可缺少的激素之一。同时，胰岛素缺乏时，蛋白质合成减少而分解增加，使血中氨基酸浓度升高，尿氮排出增加，造成负氮平衡。由于体内蛋白质减少，糖尿病病人伤口不易愈合，机体抵抗力降低，加上细胞外液葡萄糖浓度升高，是易并发感染的一个重要原因。

（二）胰岛素分泌的调节

1. 血糖浓度　血糖浓度是调节胰岛素分泌的最重要因素。血糖升高可直接刺激 B 细胞，使胰岛素分泌增多，从而促进血糖降至正常；血糖降低则可抑制胰岛素的分泌，促使血糖回升。血糖浓度对胰岛素分泌的负反馈作用是维持血中胰岛素以及血糖正常水平的重要机制。

2. 氨基酸和脂肪酸的作用　血中游离脂肪酸、酮体和氨基酸（尤以精氨酸和赖氨酸）大量增加时，可刺激 B 细胞分泌胰岛素。如果血糖升高同时伴有氨基酸升高时，则可成倍增强促进胰岛素分泌的作用。当代谢失调情况下，长期高血糖、血氨基酸升高和高脂血症，可经常刺激胰岛素分泌，使胰岛 B 细胞劳损以至衰竭，进而产生糖尿病。

3. 激素的作用　促胃液素、缩胆囊素、促胰液素和抑胃肽等胃肠激素对胰岛素的分泌都有一定促进作用（尤以后两种促进胰岛素分泌的作用最强）。此外，胰高血糖素在胰岛内既可通过旁分泌直接刺激 B 细胞分泌胰岛素，入血后又可通过提高血糖浓度而间接促进胰岛素的分泌。另外，甲状腺激素、生长激素、皮质醇、黄体酮、雌激素等对胰岛素的分泌也有促进作用，肾上腺素对胰岛素的分泌则有抑制作用。必须指出的是，上述任何一种促进胰岛素分泌的激素长期大量分泌，或在临床上长期使用，都可能使胰岛 B 细胞衰竭而导致糖尿病，应予以注意。

4. 神经调节　胰岛受迷走神经和交感神经支配。迷走神经兴奋时，既可直接促进胰岛素分泌，又可通过刺激胃肠激素的分泌而间接促进胰岛素分泌；交感神经兴奋则抑制胰岛素分泌。

二、胰高血糖素

胰高血糖素是动员体内供能物质的重要激素之一。人的胰高血糖素是含有 29 个氨基酸的多肽，相对分子质量 3 485，血清浓度为 50~100 ng/L，循环中的半衰期为 5~10 min，主要在肝灭活。

（一）胰高血糖素的生理作用

胰高血糖素的生理作用与胰岛素促进合成代谢作用相反，是体内促进分解代谢、促进能量动员的激素，肝是它的主要靶器官。胰高血糖素具有很强的促进肝糖原分解，促进糖异生的作用，从而使血糖浓度明显升高。它还能活化脂肪中的脂肪酶，促进脂肪的分解和脂肪酸的氧化，使血液酮体增多。胰高血糖素对蛋白质也有促进分解和抑制合成的作用，因而组织蛋白质含量下降，同时能使氨基酸迅速进入肝细胞，脱去氨基异生为糖。

（二）胰高血糖素分泌的调节

血糖浓度是重要的调节因素，血糖升高抑制胰高血糖素的分泌，血糖降低则促进胰高血糖素的分泌；胰岛素也可直接作用于 A 细胞，抑制胰高血糖素的分泌，并通过降低血糖间接刺激胰高血糖素的分泌；另外，交感神经兴奋促进胰高血糖素的分泌，迷走神经兴奋抑制胰高血糖素的分泌。

胰岛素与胰高血糖素是一对作用相反的激素,它们都受血糖浓度负反馈性调节。当机体处于不同的功能状态时,血中胰岛素和胰高血糖素的比值不同,饥饿或长时间运动时,比值减小。此时,胰岛素分泌减少,胰高血糖素分泌增加,这对于维持血糖浓度,保证大脑、心脏的葡萄糖能量供应具有很重要的意义。

第六节 甲状旁腺和甲状腺 C 细胞

甲状旁腺分泌甲状旁腺激素(PTH),甲状腺 C 细胞分泌降钙素(CT)。PTH、CT 和 1,25-二羟维生素 D_3 是体内调节钙磷代谢的三种主要激素,它们共同作用,从而控制血浆中钙和磷的水平。PTH 和 CT 的主要靶器官为骨和肾。

一、甲状旁腺激素

甲状旁腺位于甲状腺两侧叶的后面,上、下各一对。甲状旁腺分泌**甲状旁腺激素**(parathyroid hormone,PTH),甲状旁腺素是由 84 个氨基酸组成的直链肽,正常人血浆 PTH 浓度为 10~25 ng/L。

(一) 甲状旁腺素的生理作用

甲状旁腺素是体内调节血钙浓度的最重要激素,其主要生理作用是升高血钙和降低血磷。人体神经、肌肉正常兴奋性的维持与血钙浓度密切相关。外科在进行甲状腺手术时,如不慎误将甲状旁腺切除,可引起严重的低血钙,将出现神经和肌肉的兴奋性异常增高,导致手足抽搐,甚至因呼吸肌痉挛而窒息。PTH 的作用是通过下列途径引起的(图 11-8)。

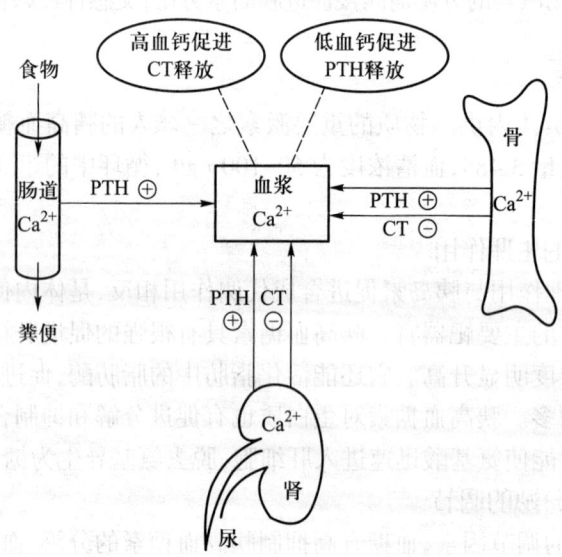

图 11-8 甲状旁腺素和降钙素在调节血钙中的作用
⊕表示增加;⊖表示减少

1. 对骨的作用 体内钙总量的 99% 以钙盐形式储存在骨组织中。PTH 能动员骨钙入血,使血钙浓度升高。此作用可分为快速效应和延缓效应两个时相:①快速效应:在几分钟即可产生,主要是增强骨细胞膜上钙泵的活动,将钙转运入细胞外液,使血钙升高。②延缓效应:在 12~14 h 才能表现出来,通常在几天或几周后达到高峰。这一效应是通过加强破骨细胞的溶骨作用而促进破骨细胞增生,使骨钙溶解加速、钙大量入血而实现的。PTH 的上述两种效应相互补充,不但能保证机体对血钙的急需,而且能使血钙较长时间维持在一定水平。

2. 对肾作用 PTH 可抑制近端小管对磷酸盐的重吸收,增加尿磷排出,使血磷下降。同时,促进远端小管对钙的重吸收,减少尿钙排出,使血钙升高,即保钙排磷作用。

3. 对肠道的作用 PTH 能激活肾的 1,25-羟化酶,使 25-羟维生素 D_3 转化成有活性的 1,25-二羟维生素 D_3,后者促进小肠对钙的吸收,从而升高血钙。所以,PTH 是通过间接影响钙在肠内的吸收升高血钙的。

(二) 甲状旁腺素分泌的调节

PTH 的分泌主要受血钙浓度的反馈调节。血钙浓度降低时,PTH 分泌迅速增加,长时间低血钙可使甲状旁腺腺体增生;反之,血钙浓度升高,则 PTH 分泌减少,长时间高血钙可使甲状旁腺萎缩。这种负反馈调节作用是人体 PTH 分泌和血钙浓度维持于相对稳定水平的重要机制。此外,血磷升高可通过降低血钙而刺激 PTH 分泌,降钙素能促进 PTH 分泌。

二、降钙素

甲状腺 C 细胞分泌**降钙素**(calcitonin,CT),CT 是由 32 个氨基酸组成的肽类激素,相对分子质量 3 400。

(一) 降钙素的生理作用

CT 的生理作用与 PTH 相反,主要是降低血钙,也能降低血磷浓度。CT 的靶器官与 PTH 相同(图 11-8)。

1. 对骨的作用 CT 抑制破骨细胞活动,使成骨细胞活动增强。由于溶骨过程减弱和成骨过程加速,骨盐沉积,使血钙、血磷浓度下降。

2. 对肾的作用 抑制肾小管对钙、磷、钠、氯等的重吸收,增加它们在尿中的排出量。

3. 对小肠的间接作用 CT 抑制肾的 1,25-羟化酶,从而抑制肾 1,25-羟维生素 D_3 的合成,间接地影响小肠黏膜对钙的吸收,因而血钙浓度下降。

(二) 降钙素分泌的调节

降钙素的分泌主要受血钙浓度的调节,血钙浓度升高时,其分泌增加;反之,分泌减少(图 11-8)。此外,胰高血糖素和某些胃肠道激素,如促胃液素、缩胆囊素也可以促进 CT 分泌。

三、1,25-二羟维生素 D_3

(一) 1,25-二羟维生素 D_3 的生成

体内的维生素 D_3(VD_3)主要由皮肤中 7-脱氢胆固醇经日光中紫外线照射转化而来,也可由动物性食物中获取。VD_3 无生物活性,它首先在肝中羟化为 25-羟维生素 D_3,这是 VD_3

在循环血液中存在的主要形式。然后,进一步在肾中羟化为 1,25- 二羟维生素 D_3,这是 VD_3 发挥作用的主要形式。

(二) 1,25- 二羟维生素 D_3 的生理作用

1. 对肠道的作用　促进小肠黏膜上皮细胞对钙的吸收。这是因为它作用于小肠黏膜上皮细胞,促进钙结合蛋白合成,同时促进其他蛋白质,如钙依赖的 ATP 酶、碱性磷酸酶的生成,并能增加膜的通透性,这些均有利于钙的吸收。如 VD_3 缺乏,正常成骨作用不能进行,在儿童可产生维生素 D 缺乏症。

2. 对骨的作用　对骨钙动员和骨盐沉积均有作用。一方面 VD_3 促进钙和磷的吸收,增加血浆钙、磷含量,增加成骨细胞的活动,促进骨盐沉积;另一方面,当血钙下降时,提高破骨细胞的活性,动员骨钙入血从而升高血钙。

3. 对肾的作用　促进近曲小管对钙和磷的重吸收,升高血钙。

第七节　其他内分泌腺

一、松果体

松果体位于丘脑后上方,以柄附于第三脑室顶的后部。松果体内主要为神经胶质细胞和具有内分泌特征的基质细胞,在儿童时期较发达,青春期到来之前开始钙化和退化,成年后不断有钙盐沉着。在头部 X 线片上可见其阴影,临床上常根据其位置的改变,作为颅内病变诊断的参考。

松果体细胞分泌的激素主要有**褪黑素(melatonine,MLT)**和肽类激素,MLT 对哺乳动物最明显的作用是抑制下丘脑 - 腺垂体 - 性腺轴和下丘脑 - 腺垂体 - 甲状腺轴的活动。切除年幼动物的松果体,出现性早熟,性腺与甲状腺的重量增加,功能活动增强。人类的松果体具有抗生殖、防止性早熟的作用。正常妇女血中褪黑素在月经周期的排卵前夕最低,随后在黄体期逐渐升高,月经来潮时达顶峰,表明妇女月经周期的节律与松果体活动的节律有关。松果体的肽类激素也能抑制性腺发育,抗生殖作用更强。

松果体分泌 MLT 呈现明显的昼夜节律变化,白天分泌减少,黑夜分泌增加。近年来的研究表明,在人和哺乳动物,生理剂量的 MLT 具有促进睡眠的作用,而且 MLT 的昼夜分泌节律与睡眠的昼夜节律同步化。因此认为,MLT 是睡眠的促发因子,并参与昼夜睡眠节律的调控。

二、胸腺

胸腺位于胸腔内,在胸骨上部的后方和主动脉的前方。胸腺既是一个淋巴免疫器官,又兼有内分泌功能。能分泌多种肽类物质,如**胸腺素(thymosin)、胸腺生长激素(thymopoietin)**等。胸腺素在治疗胸腺发育不良等免疫缺陷症和辅助治疗恶性肿瘤上有一定的效果。胸腺素的主要作用是使淋巴干细胞成熟并转变为 T 淋巴细胞,从而参加机体的细胞免疫。

人类胸腺于 14~16 岁时发育成熟,胸腺素的分泌在儿童期活跃,青春期分泌增多,青春

期后开始退化,随着年龄增长逐渐萎缩,至老年期胸腺素水平最低。一般认为,免疫缺陷及老年期易患感染性疾病可能与此有关。

三、前列腺素

前列腺素(prostaglandin,PG) 广泛存在于机体组织中,具有极高的生物活性,因其首先在精液中发现,推测由前列腺分泌,故命名为前列腺素。现在已知,体内许多组织均可合成PG。各组织合成的PG大部分不进入血液循环,它们在局部产生和释放,并在局部发挥作用,属于局部激素。

由于各组织内合成的酶系不同,生成的PG在结构上有所差异,按结构的差异,PG分别为 A、B、C、D、E、F、G、H、I、J 十种。

前列腺素的作用广泛而复杂,几乎对人体各个系统的功能均有影响,包括参与炎症反应、体温和自主神经调节;参与调节甲状腺、肾上腺、卵巢、睾丸等腺体的内分泌功能以及胰腺和肠道黏膜等组织的外分泌功能;还可影响生殖系统、心血管系统、消化系统和呼吸系统平滑肌的功能;影响血小板聚集和免疫功能等。近年来发现,在许多组织、细胞上存在着不同的PG受体,从而决定了PG的不同作用。例如PGE能抑制非孕子宫收缩,而PGF促进其收缩;PGE抑制胃液分泌;PGF可引起支气管平滑肌收缩。

(冯润荷)

思 考 题

1. 名词解释:激素、激素的允许作用、应急反应、应激反应。
2. 比较甲状腺激素与生长激素对生长发育作用的异同点及其不足时引起的病症。
3. 胰岛素和胰高血糖素是如何相互作用来维持机体血糖稳定的?
4. 说明长期大量使用糖皮质激素不能突然停药的原因。
5. 用生理学知识解释侏儒症、巨人症和肢端肥大症发生的原因。
6. 正常情况下,甲状腺激素的分泌是如何维持相对稳定的?
7. 根据胰岛素的生理作用,解释胰岛素分泌不足或缺乏时患者可能出现的异常改变。
8. 说明应激反应与应急反应的区别、联系及意义。

第十二章 生　殖

> **学习要点:**
> 　　1. 掌握睾丸的功能,雄激素的生理作用,卵巢的功能,雌激素与孕激素的生理作用,月经周期的概念及月经周期中子宫内膜的变化,月经周期形成的原理。
> 　　2. 熟悉下丘脑－腺垂体－睾丸轴调控系统对生精功能和雄激素水平的调控,下丘脑－腺垂体－卵巢轴调控系统对生卵功能和雌激素与孕激素水平的调控。
> 　　3. 了解男性附性器官的功能,妊娠、受精、着床的概念与机制,胎盘分泌的激素及其生理作用,分娩、授乳及社会心理因素对月经周期、妊娠的影响,避孕的概念、方法和原理。

　　生殖是指生物体生长发育成熟后,能够产生与自身相似的子代个体并借以繁殖种族的生理功能,是生物区别于非生物的基本特征之一。高等动物的生殖是通过两性器官的共同活动来实现的,包括两性生殖细胞(精子和卵子)的形成、受精、着床、胚胎发育和分娩等多个环节。

　　在高等动物的生殖系统中,能产生生殖细胞的性器官为主性器官,男性的主性器官为睾丸,产生精子;女性为卵巢,产生卵子。睾丸和卵巢还具有内分泌功能,可分泌性激素,所以又称性腺。由于男女性腺分泌性激素的种类、生物学作用和每种激素在体内的水平不同,从而形成男女两性在青春期后特征和外貌的差异,称为**第二性征**(secondary sexual characteristics)或**副性征**。

　　人类的生殖活动较为复杂,它不仅是一个生物学问题,而且还涉及政治、经济、伦理等一系列社会问题。

第一节　男性生殖功能与调节

　　男性的生殖功能包括精子的产生、输送和性激素的合成与分泌。男性的生殖过程是在中枢神经系统和下丘脑－腺垂体－睾丸轴的调控下完成的。

一、睾丸的功能

　　睾丸由曲细精管和间质细胞组成,具有生精和内分泌双重功能。曲细精管的上皮由处于不同发育阶段的生精细胞和支持细胞构成,是生成精子的部位;间质细胞分布于曲细精管之间。

(一)睾丸的生精功能

男性从青春期开始,生精细胞开始发育分化。最原始的生精细胞为精原细胞,紧贴于曲细精管基底膜上。精原细胞的发育过程依次经过初级精母细胞、次级精母细胞、精子细胞及精子等几个不同的发育阶段(图12-1)。精子形成后脱离支持细胞进入曲细精管管腔。从精原细胞发育成为精子的过程为一个生精周期,人类的生精周期约64 d。

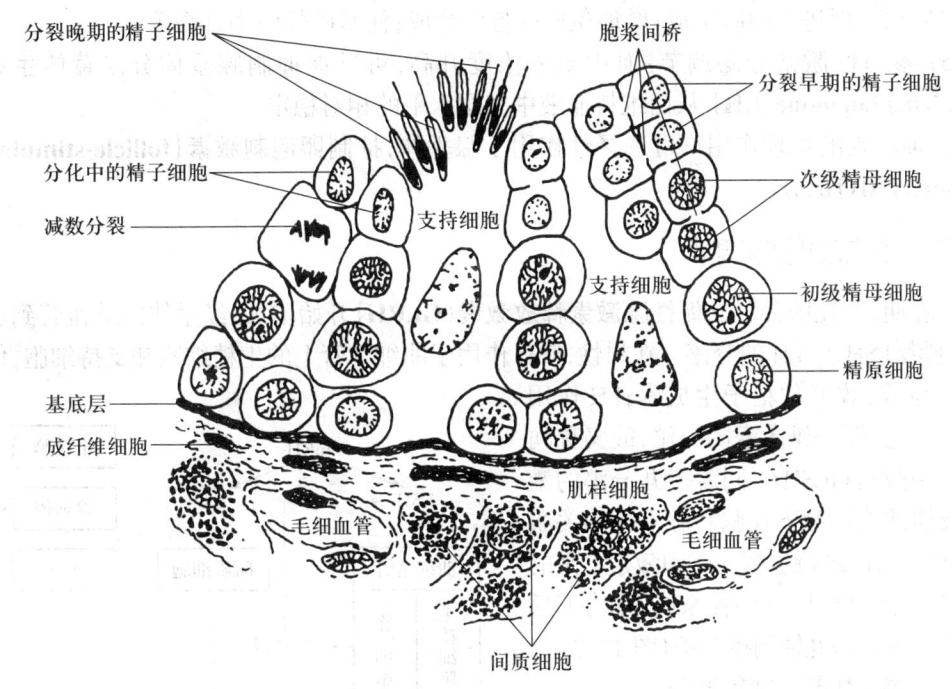

图12-1 睾丸曲细精管生精过程

温度对精子的生成影响很大,睾丸内的温度通常在32℃左右,较腹腔的温度低2℃左右,适合于精子的生成。在胚胎发育时期,由于某种原因使睾丸不能下降到阴囊而停留在腹腔内或腹股沟,称**隐睾症**。隐睾症患者由于睾丸处于温度较高的部位,致使生精细胞退化、萎缩,不能生成精子,是男性不育的原因之一。此外,X线的过度照射也能破坏睾丸的生精功能。

从青年到老年,睾丸都有生精能力。50岁以后,随着曲细精管逐渐萎缩,生精细胞发育变慢,生精能力也逐渐减弱。

支持细胞可分泌多种激素,参与精子生成过程的调节;还能吞噬损伤、变性及死亡的生精细胞;并为各发育阶段的生精细胞提供营养、支持和保护作用。

(二)睾丸的内分泌功能

睾丸的间质细胞分泌雄激素,支持细胞分泌抑制素。雄激素主要有**睾酮(testosterone,T)、双氢睾酮(dihydrotestosterone,DHT)、脱氢异雄酮(dehydroisoandrosterone,DHIA)、雄烯二酮(androstenedione)**。双氢睾酮的生物活性最强,睾酮次之,其余的均较弱。

1. 睾酮的生理作用

(1)影响胚胎发育:胚胎7周时分化出睾丸并分泌雄激素,诱导有关结构分化为男性内、外生殖器。雄激素也可以导致神经系统分化的性差异。此外,睾酮还影响睾丸的下降。

(2) 维持生精作用:睾酮自间质细胞分泌后,进入支持细胞并可转变为双氢睾酮,两者随后进入曲细精管,促进生精细胞的分化和精子的生成。

(3) 促进与维持男性第二性征和性欲:青春期开始,雄激素刺激男性副性征的出现和维持性欲,如胡须生长、喉结突出、声调低沉、肌肉发达、骨骼粗壮等。

(4) 促进新陈代谢:促进肌肉和生殖器官蛋白质的合成,加速机体生长;促进骨骼的生长和钙、磷沉积;促进红细胞生成;增加免疫球蛋白合成;使基础代谢率升高等。

(5) 参与性激素分泌调节:血中睾酮浓度升高,可反馈抑制腺垂体分泌**黄体生成素(luteinizing hormone,LH)**,从而维持血液中睾酮水平的相对稳定。

2. 抑制素的生理作用 可选择性作用于腺垂体,抑制**卵泡刺激素(follicle-stimulating hormone,FSH)**的分泌。

二、睾丸功能的调节

青春期,下丘脑分泌的**促性腺激素释放激素(GnRH)**开始增加,经垂体门脉血管到达腺垂体,刺激 FSH 与 LH 的分泌。在男性,FSH 作用于曲细精管上的生精细胞和支持细胞,促进精子的生成,故又称精子生成素;LH 作用于间质细胞,促进雄激素的分泌,故又称间质细胞刺激素(ICSH)。同时睾丸分泌的激素又反馈性地抑制下丘脑和腺垂体相关激素的分泌,从而维持生精功能和激素水平的相对稳定,这样的闭合调控系统,称为下丘脑-腺垂体-睾丸轴调控系统(图12-2)。

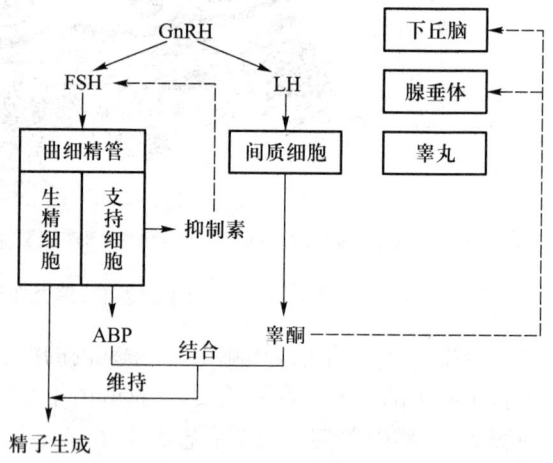

图12-2 下丘脑-腺垂体-睾丸轴系统调控
⟶表示促进;┈▶表示抑制

(一) 睾丸生精功能的调节

睾丸的生精功能受 LH 和 FSH 的调节。LH 刺激间质细胞产生睾酮,FSH 调控精原细胞的分化与增殖,刺激支持细胞分泌雄激素结合蛋白(ABP)。ABP 与睾酮和双氢睾酮结合后转运至曲细精管内,使局部雄激素浓度增大,从而维持和促进生精细胞的发育和成熟。因此,生精过程不是单一的 FSH 所能完成的,必须有雄激素的协同作用。而 LH 对生精的调控是通过睾酮间接实现的。同时,FSH 还能刺激支持细胞分泌抑制素,抑制素通过抑制 FSH 的分泌而抑制睾丸的生精功能。

(二) 睾丸内分泌功能的调节

睾丸内分泌功能主要受 LH 的调控。下丘脑产生的 GnRH 作用于腺垂体,使之分泌 LH。LH 能刺激间质细胞的发育并合成和分泌睾酮,血中睾酮浓度随之增多。当睾酮浓度升高到一定水平时,对下丘脑和腺垂体产生负反馈作用,抑制了 GnRH 和 LH 的分泌,使 LH 的分泌减少,血中睾酮浓度也随着降低。导致睾酮对下丘脑和腺垂体的负反馈抑制解除,

GnRH 和 LH 分泌增加,从而使血中睾酮浓度保持于稳态。

在下丘脑的控制下,睾酮的分泌呈现一种昼夜节律,早晨醒来时最高,傍晚最低,但波动范围较小。

三、男性附性器官的功能

男性附性器官如附睾、输精管、精囊腺、前列腺、阴茎等与精子的成熟、储存、运输及排射有关。

(一) 精子的储存和运输

新产生的精子被释放入曲细精管管腔后,由于其本身并没有运动能力,靠管腔内液体流动、管壁纤毛摆动和平滑肌收缩,将精子运送到附睾。在附睾分泌物的作用下,精子进一步发育成熟,并获得运动和使卵子受精的能力。附睾内可储存少量精子,大量的精子储存于输精管中,所以在做计划生育手术结扎输精管时,应冲洗储存于外段输精管内的精子。

(二) 射精和精液

精子连同附睾和输精管内的液体一起被移送到阴茎根部的尿道内,在此处与前列腺、精囊腺和尿道球腺的分泌物混合形成精液。在性高潮时,精液由阴茎射出体外的过程称为射精。射精是一个复杂的反射活动,其初级中枢位于脊髓腰骶部,受大脑皮质的控制。

精液为乳白色、弱碱性的液体。正常男子每次射出的精液为 3~6 mL,每毫升精液含精子 0.2 亿 ~4 亿个。如每毫升精液少于 2 000 万个精子,则受精机会显著减少,若少于 400 万个,则不易受精。精子细胞在演变过程中常会出现精子形态的变异,如大头、双头、双尾等。这些异常形态的精子如超过 20% 则可能导致不孕。

第二节　女性生殖功能与调节

女性的主性器官是卵巢,能产生卵子和分泌激素;附性器官是输卵管、子宫、阴道及外阴等,与输送卵子、受精、着床、妊娠、分娩等有关。

一、卵巢的功能

女性从青春期开始,下丘脑 – 腺垂体 – 卵巢轴调控系统建立后,女性生殖系统的活动呈现明显的周期性变化,主要是卵巢卵泡的发育和激素的分泌以及子宫内膜出现月周期变化。

(一) 卵巢的生卵功能

女性出生时,两侧卵巢皮质有 30 万 ~40 万个原始卵泡,在一生中,只有 400~500 个能够发育成熟。从青春期起,每月有 15~20 个原始卵泡同时发育,但只有 1~2 个可以发育为优势卵泡,成熟后排出其中的卵细胞,其余的则先后退化形成闭锁卵泡(图 12-3)。成熟女性生殖器官的这种规律性周期变化,称为性周期。在一个性周期中,以卵巢排卵之日为界,将卵巢的活动周期分为两个阶段:①卵泡期,又称排卵前期;②黄体期,又称排卵后期。

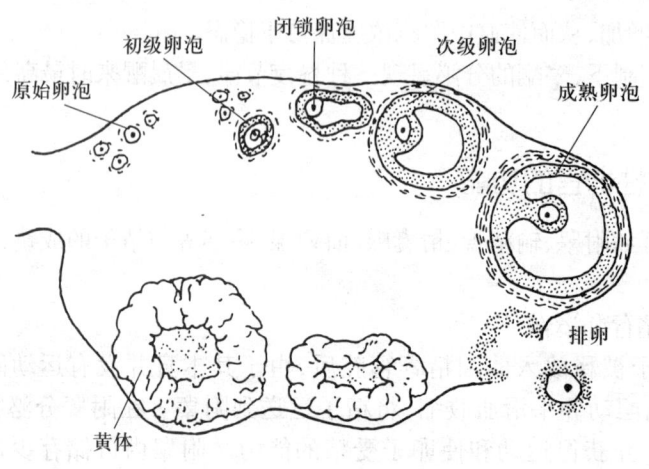

图 12-3 卵巢生卵过程

1. **卵泡期** 原始卵泡由一个卵母细胞和周围的单层颗粒细胞组成,直径约 40 μm,经初级卵泡、次级卵泡,最后发育为成熟卵泡。原始卵泡和早期初级卵泡没有 FSH 和 LH 受体。因此,其发育不受垂体促性腺激素的控制,而取决于卵泡自身内在的因素。初级卵泡发育晚期,颗粒细胞和内膜细胞分别出现 FSH 和 LH 受体,促性腺激素开始调控卵泡的发育。次级卵泡一般经过 12~14 d,发育为成熟卵泡,直径可达 8 mm 以上并突向卵巢表面。在 LH 等多种激素的刺激下,成熟卵泡壁破裂,卵细胞与透明带、放射冠随卵泡液一起排入腹腔,这一过程称为**排卵**(ovulation)。

2. **黄体期** 排卵后的卵泡壁内陷,血液充填于卵泡腔中并凝固形成血体。随着血液被吸收,新生血管长入,颗粒细胞和内膜细胞增殖,胞浆中出现丰富的黄褐色颗粒,所形成的细胞团呈现分泌类固醇激素的细胞结构特征,外观呈黄色,故称之为**黄体**。在 LH 的作用下,颗粒细胞和内膜细胞分别转化成粒黄体细胞和膜黄体细胞,并分泌大量的孕激素和雌激素。

排出的卵子如果没有受精,黄体维持 14 d 左右便开始萎缩退化,随后逐渐被结缔组织取代,形成白色瘢痕,称为白体,此时,不再分泌孕激素和雌激素。如果排出的卵子受精,则黄体继续生长发育形成妊娠黄体。妊娠至 5 个月以后,则逐渐退化形成白体。

(二)卵巢的内分泌功能

卵巢主要分泌雌激素和孕激素,还可分泌抑制素和少量的雄激素。

1. **雌激素** 雌激素主要由颗粒细胞、内膜细胞和膜黄体细胞分泌,包括有**雌二醇**(estradiol,E_2)、**雌酮**(estrone)和**雌三醇**(estriol),以雌二醇的生物活性最强。雌激素的主要生理作用如下。

(1) 促进生殖器官的生长发育:对不同的生殖器官的作用是①促进卵巢组织的生长,协同 FSH 促进卵泡的发育,诱导 LH 高峰出现而促进排卵。②促进输卵管上皮增生、分泌及其节律性收缩,有助于精子与卵子的运行。③促进子宫内膜腺体、血管和基质细胞增生;使子宫颈分泌大量清亮、稀薄的黏液,有利于精子的穿行;促进和维持子宫肌的发育,提高子宫肌对缩宫素的敏感性,有利于分娩。④促进阴道上皮增生、角化并合成大量糖原。含有糖原的上皮细胞脱落后,其中的糖原被阴道内的乳酸杆菌分解成乳酸,使阴道呈酸性(pH 4~5),从而抑制致病菌生长，维持阴道的自净作用，增强阴道抵抗力。

（2）促进女性第二性征的出现：青春期后，在雌激素的作用下，逐渐发育并维持女性的第二性征：脂肪沉积于乳房、臀部；毛发分布呈女性特征及发音声调较高等；促进乳腺导管和结缔组织增生，使乳晕着色和乳房增大。

（3）对代谢的影响：雌激素加速蛋白质合成，促进机体生长发育，增强成骨细胞的活动和钙、磷的沉积，促进骨的成熟及骨骺愈合；降低血中胆固醇；高浓度的雌激素可促进醛固酮分泌增加，导致机体水、钠潴留。

（4）对垂体激素分泌的调节：在一个月经周期中，血中雌激素浓度有两次形成高峰。排卵前夕的高峰对下丘脑、腺垂体激素的分泌起正反馈作用，特别是促进 LH 的分泌，从而诱发排卵；黄体期出现的高峰则反馈地抑制腺垂体激素的分泌。

2. 孕激素　孕激素主要由粒黄体细胞分泌，有**孕酮**（progesterone，P）、**20α- 羟孕酮**（20a-hydroxyprogesterone）和 **17α- 羟孕酮**（17α-hydroxyprogesterone），以孕酮的生物活性最强。孕激素必须在雌激素作用基础上才能发挥作用，主要是保证胚泡着床及维持妊娠。其主要生理作用如下。

（1）影响生殖器官的生长发育：孕激素能抑制输卵管细胞增生、分泌，减弱输卵管节律性收缩；促进子宫内膜中的腺体、血管增生并引起腺体分泌，为胚泡着床提供适宜的环境；降低子宫肌细胞的兴奋性，降低子宫肌对缩宫素的敏感性，抑制母体对胎儿的排斥反应；使宫颈腺体分泌少而黏稠的黏液，阻止精子穿行；使阴道上皮细胞角化减少，上皮细胞脱落增加。

（2）促进乳腺腺泡的发育：促进乳腺腺泡的发育及成熟，并与缩宫素等激素一起为分娩后泌乳作准备。

（3）升高女性基础体温：孕激素可使女子基础体温在排卵后升高 0.3~0.6℃，在黄体期一直维持于该水平，直至下次月经来临。故临床可根据基础体温的变化作为判断排卵日期的标志之一。

（4）调节腺垂体激素的分泌：排卵前，孕酮有协同雌激素诱发腺垂体 LH 分泌高峰的出现；排卵后，孕酮反馈抑制垂体激素的分泌。

二、卵巢功能的调节

青春期前下丘脑 GnRH 神经元未发育成熟，对卵巢激素的负反馈抑制作用十分敏感，所以 GnRH、FSH 和 LH 的分泌均极少。青春期开始，随着下丘脑 GnRH 神经元发育的成熟，对卵巢激素负反馈抑制作用敏感性明显降低，故 GnRH 分泌增加，腺垂体的 FSH、LH 和卵巢激素分泌开始活跃。机体迅速建立了下丘脑 - 腺垂体 - 卵巢轴调控系统（图 12-4）。

（一）卵巢生卵功能的调节

卵泡期之初，GnRH 呈脉冲性分泌（16~20 次 /d），经垂体门脉血管促进腺垂体 FSH 和 LH 的分泌，主要以 FSH 为主。FSH 促进颗粒细胞增殖及其膜上 FSH 受体生成，进而导致雌激素分泌增加。雌激素达一定水平时，与抑制素一起负反馈地抑制腺垂体，使 GnRH 和 FSH 分泌减少。血中 FSH 降低，使多数卵泡停止发育而退化闭锁，只有优势卵泡能继续发育。初级卵泡晚期，颗粒细胞和内膜细胞分别出现 FSH 受体和 LH 受体，卵泡发育开始受到 FSH 和 LH 的控制。随着卵泡发育成熟，FSH 受体和 LH 受体不断增多，卵泡生长加速。在排卵

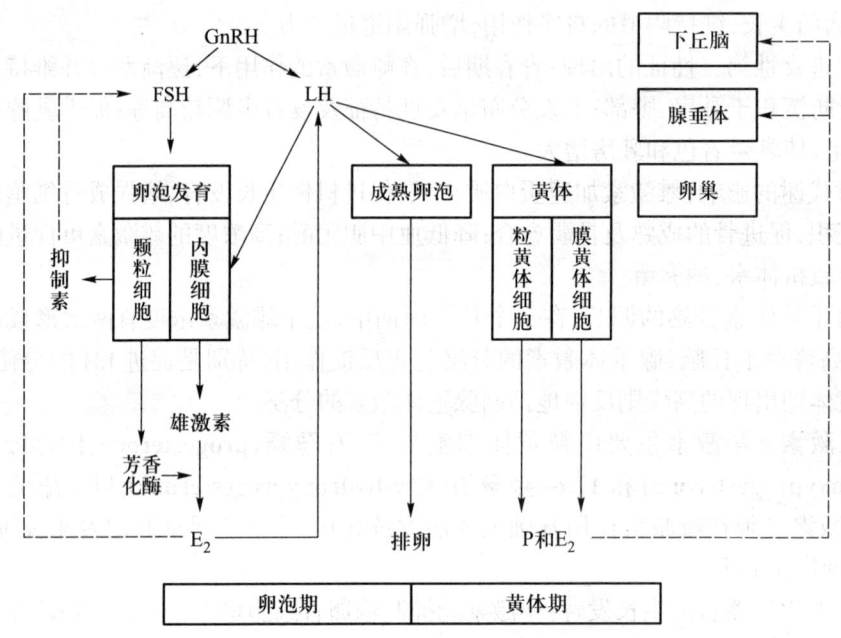

图 12-4 下丘脑－腺垂体－卵巢轴调控系统
──▶ 表示促进；┈┈▶ 表示抑制

的前一天,由于血中出现雌激素浓度的第 1 次高峰,促使了 GnRH 分泌脉冲增加(约 36 次/d),从而诱导排卵前 LH 高峰和 FSH 的释放,引发了成熟卵泡的排卵。这种排卵前雌激素促进腺垂体大量分泌 LH 的作用,称为雌激素的正反馈效应。

进入黄体期,LH 促使卵泡细胞转化为黄体细胞并分泌大量的孕激素和雌激素。若卵子未受精,孕激素和雌激素对下丘脑、腺垂体产生负反馈抑制作用,使 GnRH 的分泌下降,FSH 和 LH 随之减少,黄体失去了 LH 的支持,便萎缩、退化,使血中孕激素和雌激素骤然下降,这种负反馈抑制便解除,卵巢又进入下一个性周期活动。

(二) 卵巢内分泌功能的调节

卵泡期初,卵泡分泌能力低,血中的性激素处于低水平,对腺垂体的反馈抑制作用弱。随着 GnRH 分泌的增加,腺垂体 FSH 和 LH 的分泌也增加。LH 使内膜细胞产生雄激素。FSH 将由内膜细胞产生并扩散至颗粒细胞内的雄激素转化为雌激素。这种由内膜细胞分泌雄激素,经颗粒细胞转化成雌激素的现象称为雌激素合成的"双重细胞学说"。在排卵的前一周左右,卵泡的内分泌功能增强,雌激素浓度迅速上升,在排卵前一天第 1 次达到高峰。

进入黄体期,LH 与颗粒细胞和内膜细胞上的 LH 受体结合,促使它们转化为粒黄体细胞和膜黄体细胞,并维持粒黄体细胞分泌孕激素和膜黄体细胞分泌雌激素。至排卵后第 8~10 d,孕激素在血液中浓度达到高峰,雌激素第 2 次达到高峰,但比第 1 次低。高浓度的孕激素和雌激素可抑制下丘脑 GnRH 释放和腺垂体 FSH 及 LH 的分泌。随着 LH 的减少,黄体便萎缩、退化,孕激素和雌激素分泌也迅速减少,至黄体期末降到最低水平。

三、月经周期

女性青春期起,除妊娠外,每月 1 次子宫内膜脱落出血,经阴道流出的现象,称为**月经**(menstruation)。月经形成的周期性过程,称为**月经周期**(menstrual cycle)。正常女性的月经周期为 20~40 d,平均为 28 d。女性的月经周期是相对稳定的。

(一)月经周期子宫内膜的变化

月经周期从子宫出血的第 1 d 算起,以第 14 d 排卵为分界点,包括了排卵之前的月经期和增生期以及排卵之后的分泌期(图 12-5)。

1. 月经期 从月经开始至出血停止的时期,称为月经期,为月经周期的第 1~4 d,该期的主要特点是子宫内膜脱落、阴道流血。经血量为 50~100 mL,经血黏稠不凝固,含有子宫内膜碎片、宫颈黏液及阴道脱落细胞。月经是因子宫内膜的螺旋动脉交替痉挛性收缩和扩张,管壁破裂,同时细胞内溶酶体膜稳定性破坏,释放水解酶促使组织蛋白质分解,导致内膜缺血、坏死、脱落出血而形成的。月经期内,子宫内膜脱落形成创面容易感染,故要保持外阴清洁和避免剧烈运动。

2. 增生期 从月经停止到排卵的这段时期,称为增生期,为月经周期的第

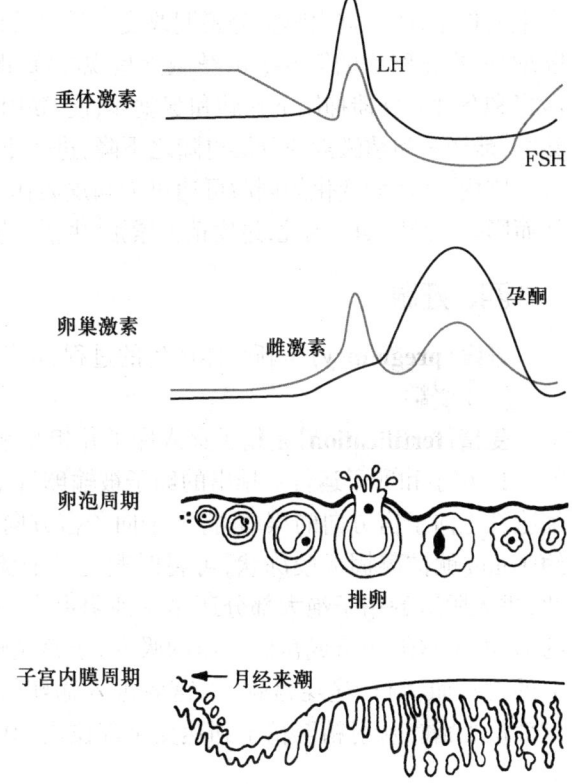

图 12-5 月经周期中激素含量与子宫内膜变化

5~14 d,该期的主要特点是子宫内膜显著增厚。月经停止后,子宫内膜基底层开始增殖修复,腺体增生弯曲但不分泌,间质血管增多变长并弯曲呈螺旋状,子宫内膜增厚 3~4 倍。

3. 分泌期 从排卵后到下次月经之前的时期,称为分泌期,为月经周期的第 15~28 d,该期的主要特点是子宫内膜的腺体出现分泌。子宫内膜继续增生变厚,血管扩张充血,腺体进一步弯曲并分泌含糖原的黏液,间质疏松而富含营养物质,子宫肌相对静止,为胚泡的着床和发育提供了适宜的环境。

(二)月经周期形成的原理

月经周期的形成是由于下丘脑-腺垂体-卵巢轴激素的周期性波动,从而引起子宫内膜发生的周期性变化(图 12-5)。

1. 月经期 由于黄体退化,血中雌激素和孕激素分泌减少,子宫内膜失去这两种激素的支持便脱落出血形成月经。

2. 增生期 血中雌激素和孕激素的下降,解除了对下丘脑和腺垂体的负反馈抑制作

用,GnRH 的分泌开始增加,刺激腺垂体分泌 FSH 和 LH 增多,FSH 和 LH 促使卵泡分泌雌激素和少量孕激素,雌激素使子宫内膜发生增生期变化。此期末雌激素达到第 1 次高峰,通过雌激素的正反馈效应,促使 LH 大量分泌,LH 的高峰触发排卵。

3. 分泌期　排卵后 LH 使残余卵泡形成黄体,继续分泌雌激素和大量孕激素,尤其是孕激素的作用,使子宫内膜呈分泌期改变。随着黄体的不断增长,雌激素和孕激素的分泌也不断增加,在排卵后的第 6~8 d,孕激素呈现高峰,雌激素亦达第 2 次高峰。若卵子未受精,雌激素和孕激素反馈抑制下丘脑和腺垂体,使 GnRH 分泌减少,FSH、LH 逐渐降低,黄体退化、萎缩,雌激素和孕激素的分泌也随之下降,进入下次月经期。

因内、外环境变化的刺激可通过大脑皮质作用于下丘脑 - 腺垂体 - 卵巢轴的功能活动,从而影响月经周期。因此,过度精神紧张、生活环境变化、机体疾病等因素均可导致月经失调。

四、妊娠

妊娠(pregnancy) 是新个体产生的过程,包括受精、着床、妊娠维持、胎儿生长及分娩。

(一) 受精

受精(fertilization) 是精子穿入卵子并相互融合的过程。

1. 精子和卵子运行　排出的卵子被输卵管伞端拾取后,通过输卵管节律性收缩和上皮细胞纤毛向子宫方向的摆动,将卵子向子宫方向运送(图 12-6)。当精液射入阴道穹隆后,约 1 min 就被凝固成胶冻状,可暂时避免精液流出体外和被阴道酸性环境破坏。尽管如此,进入阴道的精子绝大部分还是受到阴道内酶的作用而失去活力,少部分精子靠其自身的活动、子宫舒张造成宫腔负压的吸入、子宫及输卵管的节律性收缩和输卵管上皮细胞纤毛的摆动而运行,途经宫颈、子宫腔进入输卵管,通常在输卵管壶腹部与卵子相遇,并在该部位受精。从射精至精子到达受精部位需 30~60 min。

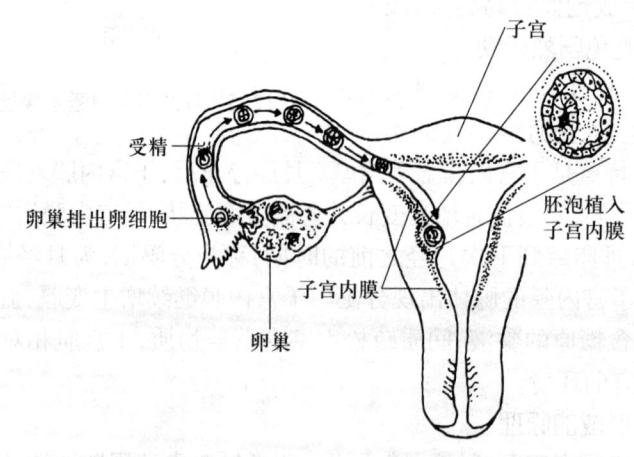

图 12-6　排卵、受精与着床

2. 精子获能　精子必须在女性生殖道停留一段时间,才能获得使卵子受精的能力,称为精子获能。精子获能的主要部位在子宫,其次是输卵管。精子在附睾和精浆中与去能因子结合,妨碍了精子对卵子的识别,阻止了顶体反应的发生,使精子丧失受精能力。当精子进入女性生殖道后,解除了去能因子的顶体抑制作用,暴露精子表面与卵子识别的装置,精子便恢复了受精的能力。

3. 受精过程　精子与卵子相遇时,许多精子与卵子外围透明带上的受体结合,导致精子顶体破裂而释放顶体酶系,如顶体酶、放射冠穿透酶、顶体素等,这些酶多为蛋白酶,可以溶解透明带及放射冠,协助精子穿透卵子外层而进入细胞内。这种顶体破裂释放顶体酶使卵子外围放射冠及透明带溶解的过程,称为顶体反应。当一个精子进入卵细胞后,卵子立即释放一些物质与透明带反应,封锁透明带,使其他精子不能再穿入。同时,触发卵子完成第2次成熟分裂,形成第二极体。精子头部细胞核膨大形成雄性原核,卵细胞核形成雌性原核,两性原核融合成新的细胞核,形成一个具有23对染色体的受精卵(图12-7)。

避孕(contraception)是指采用一定的方法使妇女暂不受孕。子宫帽、避孕套可阻止精子和卵子的相遇而避孕。精子和卵子在女性生殖道维持受精的能力很短,卵子为6~24 h,

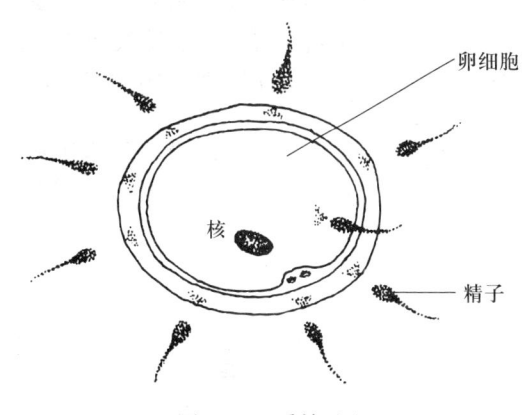

图12-7　受精过程

精子为1~2 d。所以,射入女性生殖道的精子只在排卵前后2~3 d内有受精可能。避免在这段时间内性交,为安全期避孕。但因排卵可受许多因素的影响提前或延后,甚至发生额外排卵,所以安全期避孕并不完全可靠。

(二) 着床

着床(implantation)是指胚泡植入子宫内膜的过程,也称为植入。受精卵不断分裂分化后形成胚泡,通过输卵管节律性收缩、管壁上皮纤毛摆动和管内液体的流动,向子宫方向移动。于排卵后第4 d抵达子宫,开始时处于游离状态。约第8 d,胚泡被子宫内膜吸附,并通过与子宫内膜的相互作用逐渐进入子宫内膜,于排卵后第10~13 d,胚泡完成植入过程。

同时,子宫内膜在体内雌激素和孕激素的作用下,继续发育增厚,并在CO_2的刺激下发生蜕膜反应,此时的子宫内膜改称蜕膜。植入后的胚泡最外层的一部分细胞发育成绒毛膜,其他大部分细胞发育成胎儿。蜕膜与绒毛膜结合形成胎盘。

胚泡与子宫内膜的同步发育是成功着床的关键。胚泡与子宫内膜发育的不同步将使着床率明显下降,甚至不能着床。因此,使子宫内膜和胚泡的发育不同步,即可达到避孕目的,如宫腔内放置避孕环就是干扰胚泡植入的一种常用避孕方法。

(三) 胎盘激素与妊娠的维持

妊娠是胎儿在母体内生长发育的过程,从末次月经周期的第1 d算起约为280 d。正常妊娠的维持有赖于垂体、卵巢和胎盘分泌的各种激素的相互协调。妊娠的早期主要受垂体和卵巢激素的调控。胎盘形成后,胎盘不仅是母体和胎儿之间进行物质交换的重要结构,而且能分泌多种激素参与妊娠的调控,故是妊娠后出现的暂时性内分泌腺,对维持中、晚期妊娠顺利进行起着重要的生理作用。

1. **人绒毛膜促性腺激素** 人绒毛膜促性腺激素（human chorionic gonadotropin, HCG）是由胎盘绒毛组织合体滋养层细胞分泌的一种糖蛋白激素，与 LH 有高度的同源性，它的主要生理作用是①在妊娠早期发挥类似 LH 的作用，刺激卵巢的月经黄体转变成妊娠黄体，继续分泌孕激素和雌激素，以维持妊娠过程的顺利进行。②抑制淋巴细胞的活性，防止母体对胎儿发生排斥反应，具有"安胎"效应。

受精后第 6 d 左右，胚泡形成滋养层细胞，开始分泌 HCG。于妊娠第 8~10 周，分泌达高峰，随后开始下降，至妊娠 20 周左右降到较低水平，以后维持此水平一直到妊娠末期（图 12-8）。如无胎盘残留，于产后第 4 d 血中 HCG 消失。

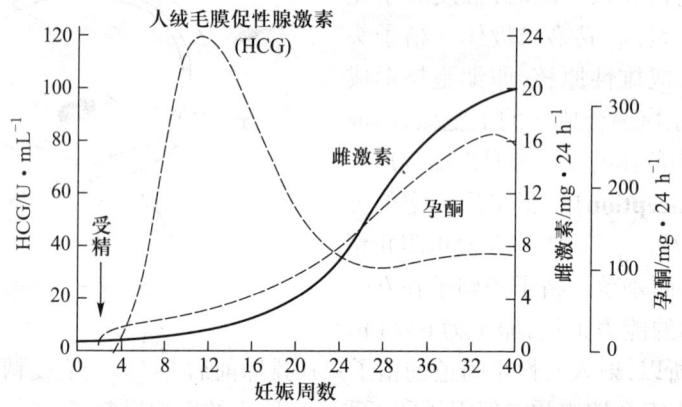

图 12-8 妊娠期人绒毛膜促性腺激素、雌激素和孕酮的分泌变化
U 为国际单位；雌激素的量指相当于雌二醇活性的量

HCG 从尿中排出，且尿中含量的动态变化与血液相似，故临床上将测定孕妇尿或血中的 HCG，作为早期妊娠的诊断指标。

2. **人绒毛膜生长素** 人绒毛膜生长素（human chorionic somatomammotropin, HCS）是胎盘合体滋养层细胞分泌的一种单链多肽类激素，具有与生长素相似的作用：①促进胎儿生长，但作用远低于生长素；②调节母体和胎儿的糖、脂肪和蛋白质代谢。低血糖时，动员脂肪分解，减少外周组织对葡萄糖的利用；高血糖时，促进脂肪合成及能源的储存，促进蛋白质合成。可见，HCS 在血中维持高浓度对于母体和胎儿的合成代谢十分重要。

3. **孕激素和雌激素** 妊娠约 12 周，由于 HCG 的减少导致妊娠黄体萎缩退化，同时胎盘分泌孕激素和雌激素含量迅速增加，逐渐取代妊娠黄体的功能，维持妊娠，直至分娩。

（1）孕激素：由胎盘合体滋养层细胞分泌，主要是孕酮。胎盘在第 6 周开始分泌孕酮，第 12 周以后血中孕酮含量迅速增加，到妊娠末期达高峰，是黄体分泌峰值的 10 倍。

（2）雌激素：胎盘分泌的雌激素主要是雌三醇。雌三醇由胎儿和胎盘共同参与合成。所以，检测孕妇的尿或血中雌三醇含量，可以了解胎儿的存活状态。

整个妊娠期内，血中孕激素和雌激素都保持高水平，高浓度的雌激素和孕激素能抑制下丘脑－腺垂体－卵巢轴的功能，从而抑制排卵，故妊娠期内不来月经，日常用的女性全身性避孕药（如雌激素和孕激素）能够产生避孕作用的原因亦即如此。

五、分娩与授乳

(一) 分娩

分娩(parturition)是指成熟胎儿从母体子宫自然产出的过程。子宫平滑肌节律性收缩是分娩的动力。分娩时,胎儿机械刺激子宫及阴道可反射性地引起缩宫素分泌增加。缩宫素进一步加强子宫收缩,使子宫颈更受刺激。这种正反馈过程逐渐加强,直至胎儿娩出为止。膈肌、腹肌的收缩可以增加腹压,有助于胎儿娩出。分娩发生的动因、确切机制和激素调控至今仍不完全清楚。动物实验表明,糖皮质激素、雌激素、孕激素、缩宫素、松弛素、前列腺素及儿茶酚胺类激素等都参与了分娩的启动和完成。

(二) 授乳

胎儿娩出后24 h,母体乳腺即可分泌富含蛋白质的初乳。直接由乳腺供给婴儿乳汁的过程,称为**授乳**(lactation)。

妊娠期,催乳素、雌激素和孕激素分泌增加,使乳腺腺泡和导管进一步生长发育。但因雌激素和孕激素浓度过高,二者与催乳素竞争乳腺上的受体,故抑制了催乳素的泌乳作用。分娩后,由于胎盘的娩出,雌激素和孕激素浓度大大降低,对催乳素的抑制作用解除,乳腺便开始泌乳。因此,哺乳期间服用大剂量雌激素、孕激素类避孕药会抑制泌乳。

乳腺分泌受神经体液的调节。授乳时,婴儿吸吮乳头的刺激,可反射性地引起催乳素、缩宫素分泌增多,均有利于泌乳。催乳素可使乳汁中脂肪增加;促进淋巴细胞进入乳腺,并向乳汁中释放免疫球蛋白。缩宫素可促进乳腺腺泡肌上皮细胞和乳腺导管平滑肌收缩,引起射乳反射。

(冯润荷)

思 考 题

1. 名词解释:生殖、副性征、月经、月经周期、受精、着床、分娩。
2. 试述睾酮的生理作用。
3. 试述下丘脑和腺垂体对睾丸生精功能和内分泌功能的调节。
4. 试述雌激素和孕激素的生理作用。
5. 简述月经周期形成的原理。
6. 为什么妊娠期间不来月经?

第十三章 人体重要阶段的生理特征

> **学习要点：**
> 1. 掌握男、女两性在青春期、更年期、老年期不同生命阶段中的生理和心理特征及掌握这些特征在两性之间有何异同。
> 2. 熟悉人体在青春期、更年期、老年期组织、器官和细胞的形态和功能的变化过程及上述人体几个生命阶段的划分依据。
> 3. 了解人体衰老与死亡的概念及引起衰老的相关学说。

人体从出生到衰老直至死亡是一个循序渐进的生理过程。一般可分为：婴儿期、幼儿期、学龄前期、学龄期、青春期、成年期、更年期和老年期等几个阶段。在不同的生命阶段中，人体的生长与发育、形态与功能都发生了相应变化。人体在生命的过程中，不同阶段有不同的生理和心理特征。学习和掌握这些知识，将有助于临床医疗及护理工作的顺利开展。由于有些内容在其他医学课程中要重点涉及，所以本章仅对人体青春期、更年期、老年期以及衰老与死亡这几个阶段进行简要叙述。

第一节 青 春 期

青春期（adolescence）是指从儿童期步入成年的中间过渡阶段。医学上通常把从青春发育征象开始出现，到生殖功能发育成熟为止的一段时期称为青春期。青春期出现的早晚因人而异，一般女孩从 9~12 岁开始到 17~18 岁为青春期；男孩从 10~12 岁开始到 18~20 岁为青春期。男孩平均比女孩晚 2 年左右。男孩、女孩进入青春期后身体迅速生长发育，出现了生长发育的第 2 个高峰阶段。突出表现在运动系统、生殖系统的发育和心智的发展等方面。

一、男性青春期

（一）男性性器官的发育

青春期前，睾丸很小，曲细精管管壁上的各类细胞尚未分化，其间有少量的原始生精细胞。男性青春期最早的变化是睾丸体积的增大，这主要是由于曲细精管发育所引起的。进入青春期后，在垂体促性腺激素的作用下曲细精管的各类细胞迅速分化增生，从基膜至管腔可以看到排列有序的处于不同发育阶段的各种生精细胞。间质细胞开始分泌雄性激素，主要为睾酮,并逐渐增多。青春期的发育过程一般分为三个时期。

第一期:为青春期开始阶段,在 10~12 岁。此期睾丸的支持细胞、间质细胞数量稍有增加,睾丸开始增大,曲细精管量少而细,生精细胞仅有精原细胞和精母细胞,间质细胞开始分泌少量睾酮,附性器官开始缓慢生长,但仍处于幼稚状态。

第二期:为迅速发育阶段,在 12~15 岁。此期睾丸体积迅速增大,曲细精管明显发育,出现精子细胞和精子。但精子数低于成年人,间质细胞分泌睾酮增加。阴囊、阴茎、前列腺等附属性器官快速生长。

第三期:为成熟阶段,15 岁以后。此期生殖器官逐渐发育成熟,睾丸发育逐步接近成年人大小,精子的数量和睾酮的分泌量已达到成年人水平(图 13-1)。

(二) 男性第二性征发育

青春期在性激素的作用下,开始出现第二性征(或副性征)。男性第二性征主要表现为喉结突出,声音低沉、变粗,长出胡须、腋毛和阴毛(呈菱形),骨骼粗壮、肌肉发达健壮,面部和背部皮脂腺分泌活跃,常出现痤疮,并出现男人特有的气味。男性 11~16 岁开始生长阴毛,与肾上腺和睾丸分泌的雄性激素有关。

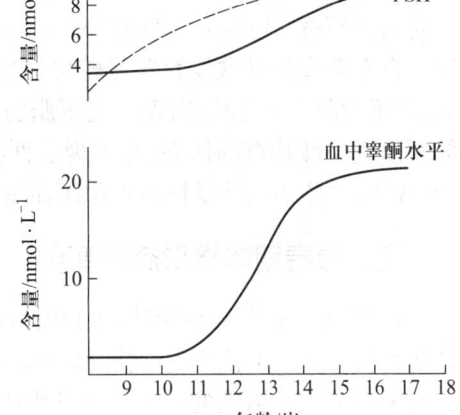

图 13-1 男子青春期发育过程中睾丸、前列腺重量与血中 LH/FSH 及睾酮含量的变化

二、女性青春期

女性从月经初潮到性器官发育成熟的时期为青春期。此期中枢神经系统及下丘脑迅速发育成熟,并充分发挥其调节作用,人体肌肉和内脏器官等生长发育加速,身高、体重迅速增加,性发育明显加快,心理行为变化极大。女性青春期的主要特征之一就是性发育。女性性发育包括月经初潮、生殖器官发育、第二性征发育。

(一) 月经初潮

第 1 次月经来潮称为月经初潮。这是青春期到来的特征,是女性性功能成熟的一项生理标志。月经初潮的平均年龄为 13 岁左右,但可以早在 10 岁或迟至 18 岁。月经初潮开始后一段时间,因卵巢并未完全成熟,功能并不稳定,月经周期多为无排卵性月经,往往不规律。一般从月经初潮到性成熟期需 3~5 年时间,但有部分女孩在月经初潮后很快有排卵的月经周期,具有受孕的能力。月经初潮的年龄受地区、海拔高度、种族、社会因素、环境、遗传、营养状况及生活条件等因素的影响。

(二) 生殖器官发育

女性生殖器官在青春期前发育缓慢,基本处于幼稚状态。进入青春期后,在激素的作用下迅速发育,并与其他系统共同进入成熟阶段。进入青春期,下丘脑 – 垂体 – 卵巢轴发育渐趋成熟,女性体内雌激素、孕激素与少量雄激素三种性激素水平增高。在性激素的作用下,生殖器官发育增大,逐渐趋于成熟。可见阴阜隆起,出现阴毛,大阴唇变肥厚,小阴唇变大且有色素沉着,处女膜变厚,中间孔径约 1 cm,前庭大腺功能开始活跃。阴道长度与宽度均增加,阴道长度由青春期前的 8 cm 左右增加到月经初潮时的 11 cm 左右。阴道黏膜变厚,出现褶皱,黏液腺发育并有分泌物排出,pH 为酸性。子宫增大,尤其是子宫体增大明显,宫颈仅占子宫全长 1/3,宫颈宽度增加,颈管变大,腺体增生,腺上皮产生大量透明分泌物,取分泌物涂片,镜下可见羊齿状结晶,是雌激素作用的表现。输卵管变长增粗,卵巢增大成扁卵圆形。卵巢的体积在 8 岁之前极小,表面光滑,8~10 岁开始发育较快,以后直线上升,重量由青春期前的 6 g 增加到 10 g,皮质内有发育不同程度的卵泡,卵巢由于排卵滤泡破裂后修复,使表面凸凹不平。

(三) 女性第二性征发育

第二性征(副性征)是指除生殖器官以外的女性所特有的外部特征。如声音变细,声调变高,乳房发育并逐渐丰满而隆起、乳头增大。骨盆的发育在 10 岁以前,男女之间几乎无差异。青春期女性骨盆发育明显较男性快,骨盆更加宽大,骨盆横径发育大于前后径发育,腋毛、阴毛(呈倒三角形)出现。皮下脂肪沉积,皮肤光滑而细腻。脂肪较多分布于肩、胸、臀部而形成女性特有的体态,并出现女性特有的气味。第二性征自开始发育至完全成熟历时 1.5~6 年,这些体征是受性激素作用而发生的,成为以外观推测性功能是否成熟的重要依据。

三、青春期体格形态的变化

1. 身高　进入青春期后,生长发育明显增快,是出生后体格发育的第 2 高峰,又称为青春期突长。骨骼生长速率增快,面部变长。女性青春期突长开始于青春期的早期,多数到月经初潮时结束。男性的青春期突长发生于接近青春期末期,故开始突长的年龄平均比女性晚 2 年。在突长期女性平均长高约 25 cm,男性平均长高约 28 cm。促进青春期生长的激素,在性激素中,女性主要是雌激素,以雌二醇最为重要;而男性则主要是雄性激素(睾酮),雌二醇也起作用。此外,甲状腺激素、生长激素、肾上腺皮质激素和胰岛素等激素的分泌水平,以及它们与促性腺激素、性激素的协调作用均与青春期突长有关。

2. 机体构成比　青春期男性和女性在机体构成比方面变化十分显著。青春期前两性的净体重、骨量和身体的脂肪基本相同。但青春期后,骨中有机物质和无机物质含量发生了明显的变化:男性骨的硬度加大,体重增加,男性肌肉明显增粗,男性的净体重、骨量和肌肉为女性的 1.5 倍;而女性皮下脂肪沉积,因而皮肤弹性较男性大,其脂肪含量则为男性的 2 倍。

四、青春期的心理特征

青春期不仅在机体及第二性征方面要发生改变,而且在心理和精神状态方面也是一个飞跃发展的过程。内分泌系统的功能要发生一系列的变化,自主神经功能也很不稳定,不仅在性生理及其心理活动、行为、爱好方面会发生很大程度的变化,而且在智力、心理(逻辑思维、道德观、世界观等)上都会达到新的水平。青春期既是身体发育的重要阶段,又是心理发育、智力发展的关键时期。此阶段,男性、女性有了性意识萌芽,并逐渐出现了性意识、性欲望及性冲动。生理的成熟常远早于心理和对社会认知的成熟,心智的发展和成熟又要受到社会、文化、教育、经济、环境等诸多因素的影响,个体发展差异性很大。

在青春期,人的精力充沛、追求新奇、对周围的事物有强烈的兴趣,富于想象力、有很强的独立意向和求知欲。此期,人的情绪变化大,往往是处于半独立、半依赖、半成熟,充满困惑和幻想的心理状态。

为了保护青少年身心健康,有利于青少年健康成长,应对青少年进行健康教育,适时传授性卫生知识,合理营养膳食,加强体育锻炼,加强道德法制教育。

五、青春期性成熟的调节

进入青春期后,在中枢神经系统影响下,下丘脑-垂体功能逐渐成熟,下丘脑分泌GnRH增加,刺激腺垂体促进FSH和LH的合成与释放。随着FSH和LH分泌增加,性腺和性器官发育成熟。下丘脑-腺垂体分泌活动增强对青春期的生理变化起到启动作用。在青春期前,下丘脑-腺垂体和性腺功能活动处于低水平状态,GnRH分泌量微小且呈无脉冲式释放,故LH与FSH水平较低,性腺不活跃,靶器官发育缓慢。这时下丘脑-腺垂体对性激素的敏感性较高,低水平的性激素就可以反馈抑制下丘脑GnRH的分泌,使垂体促性腺激素维持在较低水平,血浆中性激素水平也较低。进入青春期后下丘脑-腺垂体对性激素的敏感性降低,GnRH分泌增多且呈脉冲式释放,腺垂体分泌FSH和LH随之增多,从而促进性腺发育和性激素的分泌。也有人认为,青春期到来之前松果体退化,由于松果体分泌的褪黑素浓度骤降,解除了对下丘脑-腺垂体-性腺轴的抑制作用。因此,褪黑素也有青春期"开关"之说。

下丘脑GnRH的分泌还受脑内神经递质如去甲肾上腺素(NE)、多巴胺(DA)、5-羟色胺(5-HT)、阿片肽以及前列腺素等的调节。

此外,肾上腺皮质的功能也与性成熟有关。约在青春期前2年,垂体分泌促肾上腺皮质激素增多,促进人体性发育及骨骼生长,这一段时期称为**肾上腺皮质功能初现(adrenarche)**。在女性6~7岁,男性7~8岁开始,肾上腺分泌雄性激素增多,持续至青春期末。临床上可见,性腺功能不全的患者在青春期仍有阴毛和腋毛的生长,而肾上腺皮质功能低下者,几乎没有阴毛和腋毛。这说明青春期阴毛和腋毛的生长与肾上腺皮质功能有关,而与性腺功能关系不明显。

六、青春期异常

青春期异常是指青春期生殖内分泌功能紊乱所致的病理生理学变化及临床特征,包括性早熟和青春期延迟两种。

1. 性早熟 女性性早熟是指8岁前(其中约50%出现于6岁前)出现乳房发育,阴毛、腋毛生长,大阴唇、小阴唇增大,月经来潮等情况。男性在9岁以前若出现生殖器官明显发育和第二性征者,也应考虑为性早熟。性早熟常由于中枢神经系统,特别是下丘脑的功能紊乱,促性腺激素分泌过多,刺激性器官过早发育,性激素大量分泌而引起。

2. 青春期延迟 女性到13岁仍无乳房发育,18岁尚无月经来潮;男性年龄超过14岁仍无任何青春期发育的表现,称为青春期延迟。正常男子从副性征出现到具有成年人的性特征,一般需要4~5年,如果从躯体发育到生殖器官发育成熟超过5年以上者也属于青春期延迟。男子青春期延迟多有父系家族史,一般有下丘脑-垂体功能的遗传性缺陷。

第二节 更 年 期

更年期(climacteric)是指由生育能力旺盛和性活动由正常逐渐衰退到老年的一个过渡时期。一般女性在41岁后,男性在50岁以后,由于下丘脑-垂体功能调节的改变,人体性腺、性器官结构与功能出现了由旺盛到衰老的过程。女性出现月经周期紊乱,男性出现性功能减退同时伴随一系列生理、心理变化,并出现精神、神经一系列症状,称为**更年期综合征**(**climacteric syndrome**)。

一、男性更年期

一般认为男性进入50岁以后,男性性腺结构和功能也会出现一个由强到弱的演变过程,称为男性更年期。与女性相比,男性更年期是一个渐进性的漫长演变过程。如果说女性更年期存在着一定的个体差异,那么男性更年期个体差异更大,相当一部分人尚未意识到它的存在就不知不觉已进入老年期。因此,他们并未体会到男性更年期综合征所带来的不适。有的人50岁不到,有的人则在60岁甚至70岁时才开始出现更年期综合征症状。

(一)男性更年期性腺结构与功能变化

1. 睾丸变化 有人认为男性40岁之后睾丸的质量就缓慢下降,较睾丸的体积变化更早。睾丸体积50岁以后缓慢缩小,60岁以后更加明显,70岁时相当于11~12岁男孩睾丸的大小。50岁以后睾丸曲细精管开始萎缩,70岁时明显缩小,生精能力下降。睾丸间质细胞常有变性变化,同时对促性腺激素的应答能力减弱。

2. 男性激素变化 大多数50~60岁男子尿中的男性激素是青年时期的1/2,65岁左右不到1/2。50~60岁时男性激素活性比青年人轻度降低,60~70岁其活性减至青年期的1/3。很多学者发现大部分高龄者血浆中游离睾酮含量降低。

3. 性功能的变化 男性进入50岁以后可出现一系列性功能的变化,如性欲减退、性活动减少、勃起不坚、勃起功能障碍等。随着年龄的增大,前列腺变化较为显著,前列腺上皮逐渐改变,从柱状形到立方形,基质中的肌肉组织逐渐减少,致密的胶原纤维增多。腺腔内凝固体又称前列腺结石增多,分泌能力降低。

(二)男性更年期综合征的症状

男性更年期综合征的症状一般分为三大类。

1. 精神症状 主要是性情改变,表现为紧张焦虑、抑郁、易怒、偏执状态。患者精神不集中,情绪不稳定,可出现猜疑、嫉妒、妄想、疑病、幻觉、幻听、悲观失望、自知能力差,严重者可出现自伤、自杀企图等情绪障碍行为。

2. 自主神经功能紊乱 ①心血管系统症状:心悸、心前区不适、胸闷、呼吸不畅、血压波动、头晕、耳鸣、阵发性面部潮红、四肢麻木。②胃肠道症状:食欲减退、胃肠功能紊乱等;③神经衰弱表现:失眠、少寐多梦,易惊醒,记忆力减退、健忘、反应迟钝等。

3. 性功能和生殖器官方面的症状 表现为性功能减退,自感有勃起功能障碍、性欲降低、性交次数明显减少、射精强度减弱或不射精。这种性功能减弱有生理功能方面的原因,也有精神、心理方面的原因。

男性更年期综合征可进行心理预防、对症处理以及雄性激素替代疗法。更年期男性如果保持良好的心理和情绪,坚持体育锻炼,可减少衰老降临的恐慌。有人即使过了70岁,仍有良好的性功能。曾有报道90岁以上的老年人仍有生育能力,这方面除个体差异十分明显外,还有种族差异的存在。男子在更年期后保持一定的性活动,对其身心健康是有益的。

二、女性更年期

女性更年期是指从卵巢功能开始衰退到完全停止的阶段。卵巢功能衰退是妇女衰老的最早表现。由于它是一个逐步发展的过程,并且存在很大的个体差异。有些人在40岁即开始出现卵巢功能减退,因而出现月经紊乱,偶有排卵或持续出现无排卵的阴道流血,甚至闭经(女性若在40岁以前有卵巢功能减退称为卵巢早衰)。为了更准确表达这一概念,1994年,世界卫生组织(WHO)将延用百年的"更年期"一词改称为**围绝经期(peri-menopause)**。

(一)围绝经期

围绝经期是指从绝经前一段时间出现与绝经有关的内分泌、生物学改变及临床特征时开始到绝经后12个月内。其中包含绝经前期、绝经期、绝经后期(图13-2)。

目前国际公认的妇女围绝经期自41岁开始,可持续数年或20余年。

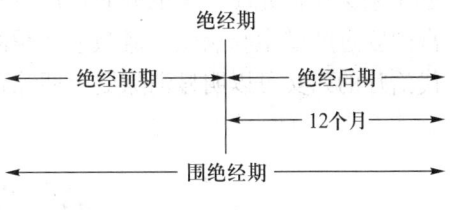

图13-2 女性围绝经期的分期

1. 绝经前期 绝经前期是指月经周期开始变化到最后一次月经前的时期。这期间由于卵巢功能减退,而垂体与下丘脑功能仍属于正常。主要表现在卵巢对垂体促性腺激素的敏感性降低,卵泡需要在高水平的促性腺激素作用下,方能逐步发育并排卵。因此,卵巢不能按时排卵,有些卵泡常发育到不同阶段时停滞不前,它们虽然能分泌一定量的雌激素,但难以对下丘脑和垂体产生正反馈作用。由于缺少孕激素,缺乏雌、孕激素共同对下丘脑、垂体促性腺激素分泌的负反馈抑制作用,导致垂体的促性腺激素分泌功能反而呈亢进状态。此期偶尔会出现排卵与不健全黄体,大多数属于无排卵的月经周期。

2. 绝经期 绝经期是指卵巢功能的进一步减退而使月经永远停止。从女性生命中的最后一次月经开始,在没有病理或其他生理原因的影响下连续闭经12个月,才算绝经。此期卵巢功能减退,卵泡对促性腺激素刺激不敏感,卵泡不能发育而退化。血中雌激素减少,一方面不足以使子宫内膜脱落出血,月经停止来潮。同时失去了对下丘脑、腺垂体的反馈功能,所以血中促性腺激素量增加,卵泡刺激素(FSH)可达正常分泌量的10倍以上,黄体生成素(LH)升高约3倍。我国妇女绝经年龄在45~55岁,平均49岁。绝经年龄有种族、个体差异,并与初潮年龄、孕产次数、营养状况、生活习惯、遗传、社会、心理等因素有关。

3. 绝经后期 绝经后期指从月经停止开始持续闭经12个月。此期卵巢逐渐萎缩、纤维化,体积减小,质变硬,卵巢功能丧失,生殖功能已不存在,渐渐步入老年期。

(二) 围绝经期综合征的症状特点

围绝经期综合征是指在绝经前后出现的一系列以自主神经系统功能紊乱为主的症候群,传统习惯称为更年期综合征。大多数妇女围绝经期症状轻微,在不知不觉中度过,但也有些人症状严重,影响正常工作和生活,需要进行治疗。围绝经期有关症状可概括为以下四个方面。

1. 神经、精神症状　如阵发性面部潮红、头颈胀热、出汗、烦躁不安、易激动、头昏、头痛、耳鸣、失眠、乏力;注意力不集中、记忆力减退、情绪低落、皮肤感觉异常等。

2. 月经不规律　经血量减少或突然增多,甚至大出血或出血淋漓不尽,然后逐渐减少而停止;经期延长或缩短,间或闭经等。

3. 心血管系统功能紊乱　出现心慌气短、血压升高或者不稳等症状。

4. 泌尿生殖道症状　泌尿生殖器官萎缩、排尿困难、尿急或压力性尿失禁、性交困难、性功能减退或亢进等。

围绝经期症状的发生机制还不十分清楚。除了与社会文化、心理、饮食习惯等因素有一定关系外,主要是由于长期缺乏雌激素,内分泌平衡的改变导致自主神经系统功能失调而产生不同程度的症状。早在20世纪50年代就有人提出并应用雌激素替代治疗来改善症状。近年来又在补充雌激素的同时加用孕激素,可以保护子宫内膜,避免长期单用雌激素造成子宫内膜过度增生与癌变。雌激素和孕激素联合治疗的方法称为激素替代治疗。接受激素替代治疗的妇女可以明显消除更年期综合征症状,提高生活质量。

第三节　老　年　期

人体进入到**老年期**(senility),是生命的最后阶段。世界卫生组织规定,65岁以上者为老年人。欧美国家及发达国家均采用这一标准,我国中华医学会老年医学学会根据我国情况研究确定,60岁以上作为我国划分老年人的标准。具体划分为:45~59岁为老年前期;60~89岁为老年期;90岁以上为长寿期。老年人的年龄范围可长达30~40年。在老年期机体内部发生衰变,此时机体细胞的形态、代谢和功能均发生明显变化,所有细胞都出现不同程度的功能不全,这就是通常所称的衰老。衰老的生物学基础包括细胞和细胞外基质的衰老。细胞的衰老导致器官、系统的衰老。由于神经细胞、心肌细胞不具备分裂的能力,心、脑又是人体最重要的器官,所以,衰老首先表现在中枢神经系统与心血管系统,最终导致整个机体衰老直至死亡。

一、老年期的生理特点

(一) 形体的变化

老年期,人体呈现老年人的外貌特征,如毛发变白,牙齿脱落,肌肉萎缩,头顶出现半秃或全秃,额纹增多、加深;皮肤老化,弹性降低,松弛,粗糙,失去光泽,出现皱纹和色素沉着,老年斑增多;眼睑下垂或眼球凹陷;身高体重下降。人体在20岁左右身高达到顶点,从35岁以后,每10年平均降低1 cm。这是由于椎间盘脱水变薄,出现萎缩性变化,脊柱弯曲度增加以及下肢弯曲所致。而骨质疏松,细胞和脏器组织萎缩、脱水等,导致体重下降。

(二) 身体构成成分的变化

1. 水分减少　成年人体重的60%为水分,60岁以上老年人全身含水量男性为51.5%,女性为42%~45.5%。老年人体内水分的减少主要为细胞内液的减少,其含水量由42%降到35%。有人认为,这是由于每个细胞的水分减少或老年人的细胞总数减少所致。

2. 细胞数量减少　人体的老化可使脏器组织中的细胞数量减少,细胞和细胞器萎缩,细胞体积缩小和功能降低,导致某些器官的重量减轻。各种细胞数量的减少一般从成熟期以后就开始了,75岁的老人组织细胞减少约30%。细胞间质中胶原纤维增加,弹性纤维变性,可见脂质和钙盐沉着。此外,可见血钾浓度升高,血钙浓度、血镁浓度降低。

3. 脂肪组织增加　随着年龄的老龄化,人体内脂肪组织增加,其增加的量存在个体差异。一般来说,25~70岁体内脂肪增加约16%。脂肪组织占体重的百分比,青年人为17%,老年人为33%。

(三) 神经系统的变化

老年期大脑、脊髓及周围神经都有衰老的变化。大脑的体积变小,重量减轻。大脑皮质变薄,脑回缩小变窄,脑沟增宽加深,脑室壁凸凹不平明显,侧脑室扩大,脑脊液增多。脑灰质和小脑变硬萎缩,脑的水分减少。人脑的神经细胞数约140亿。老年人其数目可以减少10%~17%,有的甚至达到20%~30%。据报道:自20岁开始人脑的神经细胞数每年丧失0.8%,60岁时大脑皮质细胞减少20%~25%,小脑皮质细胞减少25%,蓝斑核细胞减少40%~45%。神经细胞脂褐素的含量增多,以上橄榄核、脊髓前角细胞为显著。该物质阻碍细胞代谢,神经细胞中脂褐素的含量增多,RNA的含量相对减少,当其增加到一定程度时可导致细胞萎缩与死亡。周围神经系统中,神经束内结缔组织增生,神经内膜增生、变性。神经传导速度减慢,表现为感觉迟钝、信息处理功能和记忆功能减退,注意力不集中、性格改变、应急能力差、运动障碍等。

(四) 循环系统

心血管系统发生一系列退行性改变和适应性改变。心房增大,心室容积减少,瓣环扩大,瓣尖增厚成为老年人心脏改变的四大特点。心脏功能、血管功能、心血管活动的调节功能均减弱。心肌纤维数量减少,心肌间胶原纤维量逐渐增多和弹性纤维变性。心瓣膜硬化、纤维化并有钙盐沉着。传导系统中的窦房结起搏细胞、传导细胞和传导纤维束数目减少。冠状动脉扭曲、硬化。心收缩力降低,心排血量减少。大动脉壁中层进行性增厚,管壁僵硬度增加,弹性减弱。组织器官单位面积内有功能的毛细血管数量减少、代谢率下降,微循环发生衰老性改变。

(五) 呼吸系统

胸廓变形,多呈桶状胸。肋软骨钙化及骨化,胸廓僵硬度增大。肺组织弹性纤维减少,肺泡张力减低而肺泡扩大,肺泡壁变薄,肺泡融合。胸廓和肺的顺应性降低,呼吸肌力量减弱,肺的通气功能下降。肺毛细血管减少,血管内膜增生,管壁变厚,气体交换功能降低,易造成机体缺氧和二氧化碳的潴留。呼吸道黏膜萎缩,黏膜腺退化,分泌水分和黏液的功能下降。上皮细胞的纤毛部分粘连和排列紊乱,不利于异物、黏液的清除和排除。黏膜的分泌物中含有免疫球蛋白,由于分泌的减少,对入侵的细菌和病毒的局部防御作用降低,呼吸系统容易感染。

(六) 消化系统

老年期人体会出现消化系统形态与功能的改变,主要表现在消化液的分泌减少与消化管运动功能的降低。如在口腔出现牙齿的逐渐脱落,唾液分泌减少。食管括约肌松弛。胃肠血流量减少,胃黏膜萎缩,胃平滑肌层变薄,收缩力降低,胃液的分泌功能降低,胃排空时间延长。小肠黏膜萎缩,有效吸收面积减少,消化和吸收功能降低。大肠运动功能减退,20%的老年人排便次数增加,肛门括约肌张力减弱,可出现大便失禁。肝体积缩小,质量减轻,肝细胞体积变大但数量减少,对药物代谢速度减慢,代偿功能降低。胆汁分泌减少变浓,胆固醇含量增多,故老年人易形成胆结石。胰液分泌量减少,消化酶含量少,活力降低。

(七) 泌尿系统

肾重量减轻,年轻人单个肾的质量为 250~270 g,40~80 岁肾质量减轻约 20%,降至 180~200 g。肾体积缩小,正常肾小球与肾单位也逐渐减少,正常年轻人两肾有 100 万~200 万肾单位,70 岁后可减少 1/2~2/3。肾的动脉呈螺旋状改变,与肾小球无关的小动脉增加,肾皮质血流量减少。肾排泄代谢废物和产生生物活性物质的功能减退。膀胱容量变小出现不可控制的收缩,膀胱肌肉萎缩,肌层变薄,肌肉收缩无力。膀胱既不能充满,又不能排空,残余尿增多,夜尿增多。排尿反射减弱,缺乏随意控制的能力,可出现尿失禁。男性可由于前列腺增生,易发生尿潴留;女性尿道球腺分泌减少,抗菌能力下降,尿道感染发生率增加。肾尿液浓缩与稀释功能、酸碱平衡调节作用减退。

(八) 生殖系统

老年男性睾丸逐渐萎缩、纤维化,生精能力及精子活性降低。性激素分泌减少,雄性激素活力降低。性兴奋功能渐退,性欲反应迟钝,不应期延长,肌肉张力减弱,性器官组织弹性低,力度不足。但老年人性能力个体差异很大,男子究竟在多大年龄完全丧失性能力,现无明显界定。老年女性卵巢萎缩,质量逐渐减轻,原始卵泡明显减少,卵母细胞完全消失,内分泌功能减退,性功能下降。外阴皮下脂肪减少,弹性纤维消失,大阴唇变薄,皮肤皱缩,阴毛稀疏灰白、时而脱落,阴道变短、变窄。阴道黏膜变薄失去弹性,分泌物减少,易患老年性阴道炎。子宫变小,内膜萎缩,子宫腺体减少,子宫韧带松弛,肌肉萎缩无力,盆腔支持组织松弛,易出现子宫脱垂。

人体的衰老是生命发展的自然规律,机体全部组织细胞的衰老是一个渐进过程。在老年期,其他器官系统都要发生结构和生理功能的衰变,如血液系统中骨髓的造血功能减退。感官方面出现老视和听力减退。免疫系统功能逐渐下降,防御能力低下,免疫监护系统失调,自我识别能力异常。内分泌系统功能减退,体内各处内分泌腺及内分泌细胞都要发生衰老性变化等。有人认为垂体、甲状腺、性腺等在衰老中起主导作用。

二、老年期的心理特点

进入老年期,随着机体结构与生理功能的衰退和社会角色的改变,人的心理活动必然会随之发生一系列改变。心理能力和心理特征的改变主要体现在智力的变化、记忆力的变化、思维的变化、人格的变化、情感和意志的变化。这些变化会因为人生的经历和现实环境等因素的不同有很大的个体差异。其特点如下:身心变化不同步;心理发展仍具有潜能和可塑性;

心理变化体现出获得和丧失的统一。健康老年人的心理状态应该是：智力正常、情绪稳定、心情愉快、意志坚定、反应适度、心理协调。

第四节　衰老与死亡

衰老(aging)和死亡(death)是生命过程中的一部分，是生命发展的自然规律。衰老是指机体随着年龄的增长而逐渐发生的一系列组织器官结构退化及生理机能衰退的过程，是老化的最后阶段。人从出生后就循序渐进地走向衰老直至死亡。即使是长寿者最终也会无疾而终。

衰老是一个多因素、综合复杂的生理变化过程，它与先天性因素和后天性因素有关。衰老的发生机制一直是人们所探讨的问题，但至今尚未得出满意的结论。要给衰老下一个精确的定义，至今仍然是很困难的。随着人均寿命的延长，老年人口比例的增大，探讨人类衰老及正常死亡已成为一个重要课题。

一、衰老的相关学说

(一) 遗传决定学说

很多研究认为，在一定环境条件下，每一个生物种类的个体寿命非常一致。例如果蝇的寿命为30 d左右；一个特殊品系大鼠的群体寿命为3年；而人的寿命有的可达110岁或更长，这些都是由其遗传基础所决定的。也就是说每个生物种类从出生、发育、成熟、衰老、死亡有其固定时间表。这个时间表由类似"生物钟"基因控制着，按规定的时间依次完成。有些基因控制着机体的衰老过程，有些基因启动或促进细胞的衰老、死亡过程，两类基因相互作用，精确调控着细胞发育、衰老、死亡的进程，这便是"衰老相关基因"。相关研究还发现：线粒体不仅是机体能量代谢核心，也是调节程序性死亡的关键所在。控制程序性细胞死亡的基因编码蛋白，通过调节线粒体膜的通透性来决定细胞死亡的程序。

在遗传决定学说的基础上，从基因组水平上又有多种学说对此进行补充和加强。这些学说包括：①体细胞突变学说，此学说认为机体细胞可产生基因突变和功能基因丧失，减少功能性蛋白的产生，从而导致衰老死亡。②"差误"学说，此学说认为随着年龄的增长，机体细胞DNA复制效率下降，并常会发生核酸、蛋白质、酶等大分子物质合成差错，这些差错的增长和重复导致细胞功能降低、衰老、死亡。③密码子限制学说，认为细胞中蛋白质翻译的精确度取决于对mRNA中三联密码子的破译能力。随着年龄增长，翻译作用可能丧失了精确性，从而引起衰老。④氧化-损伤学说，正常情况下细胞代谢和生存过程中，代谢产生的氧化产物导致细胞基因分子损伤，如果不能及时修复和补充，受损基因积累增多导致细胞衰老和死亡。

(二) 自由基学说

自由基学说(free radical theory) 于1956年由harman提出，该学说认为，生物分子在生物代谢的过程中产生一些外层轨道中具有奇数"电子"的原子、原子团或分子，如($O_2·$)、($OH·$)、($NO·$)或类脂质($L·$)等，称为自由基。自由基具有较强的氧化作用，它与其他物质发生反应时会夺取电子，可能引起一些极重要的生物分子失活。细胞在代谢的过程中会连续不断地产生自由基,并对机体产生毒性作用。机体具有清除这类自由基的机制和功能。但随着年龄的增长,机体丧失了某种能力,因而清除能力下降。这类自由基在体内的积累,使细胞的生物膜受损,尤其是对线粒体、内质网、高尔基复合体、溶酶体的膜系统造成严重损害,最终导致细胞衰老、死亡。

(三) 神经内分泌学说

神经内分泌系统不仅在调控机体生长、发育、成熟过程中起着重要作用,而且也调控着机体衰老、死亡的一系列进程。有人将其称为神经内分泌阶段式调节学说。该学说认为,在脑内有衰老的内分泌系统控制中枢,其通过分泌激素而发挥作用,并认为下丘脑是人体"衰老生物钟",随着年龄的增加,由于下丘脑-垂体-内分泌腺系统的功能衰退,导致或调控着全身功能的退行性变化,引起内环境的破坏、平衡功能紊乱、代谢失调、最后导致衰老、死亡。

(四) 免疫学说

免疫系统的功能状态与衰老的发生和发展有着十分密切的关系。机体的免疫系统具有免疫监视、免疫自稳和免疫防御等多种功能,是体内重要的调节系统之一。随着年龄的增长,免疫器官逐渐退化,机体的免疫功能下降,尤其是胸腺随着年龄增长而体积缩小、重量变轻。例如新生儿胸腺的质量为15~20 g,13岁时为30~40 g,青春期后胸腺开始萎缩,40岁时胸腺实体组织由脂肪组织逐渐代替,而到老年时,实体组织基本消失,功能也基本丧失。T细胞减少,功能低下,传染病、自身免疫性疾病增多。免疫功能下降,导致细胞功能失调,代谢障碍,引起机体的衰老和死亡。

(五) 有害物质蓄积学说

有人认为,在代谢过程中会产生很多对机体健康有害的物质,这些物质在体内蓄积,就会引起代谢紊乱,功能失常,引起衰老和死亡。近年来,多数学者认为衰老主要与脂褐素有关。脂褐素的主要成分是脂类(约占50%)和蛋白质(约占30%),其中含有多种水解酶。在光学显微镜下呈棕色颗粒;电子显微镜下为多叶性大颗粒,局部有铁蛋白样微粒浓聚,有空泡状和同心排列的板层结构。脂褐素的产生与体内自由基的作用和大分子交联有关。脂类过氧化物在分解时产生醛类,醛类可与蛋白质、磷脂、核酸发生交联而形成脂褐素。脂褐素在机体的各类细胞中广泛存在,其蓄积量与年龄成正比。当脂褐素蓄积达到一定浓度时,细胞的RNA合成等代谢过程就发生障碍;并可扰乱细胞内的空间,改变物质扩散渠道,挤开了一些细胞的亚微结构,因而会对细胞产生不良影响,导致细胞萎缩、衰老、死亡。所以有人把有害物质蓄积学说又称之为脂褐素蓄积学说。

(六) 其他学说

关于衰老的成因除了上述学说外还有很多种,例如交联学说、钙调蛋白学说、染色体端粒学说、微量元素学说以及微循环理论等。如交联学说认为,交联反应是体内普遍存在的生化反应,主要发生在核酸、蛋白质、胶原等大分子中。如果异常交联发生在大分子,极小量的反应也会造成严重的损害作用,过多的交联干扰可引起生物的衰老和死亡。又如钙调蛋白学说认为,钙调蛋白是一种进化稳定性化合物,在衰老时含量明显下降,因而推测与衰老有关。染色体端粒学说认为,染色体端粒酶活性的高低直接影响染色体的终端即端粒的长度,而端粒的长短直接影响细胞内基因的表达,进而影响到细胞的增殖和寿命。再如微量元素学说认为,微量元素与人体生长、发育及衰老密切相关,它们作为辅酶和酶的活性中心在细胞代谢中起着特殊作用；也有研究认为微循环是细胞代谢物质交换场所，其功能下降也会导致衰老。到目前为止，有关衰老的学说很多，都有其一定的实验基础，但都是从一个侧面来解释衰老这一复杂的现象，都有其局限性，还没有哪个理论能够全面地解释衰老的全过程。因此，衰老的成因是一个多因素综合作用的过程。

二、死亡

死亡(death)是生命活动不可逆性的完全停止。它也是一个渐进过程，可分为临床死亡和生物学死亡。所谓临床死亡是指作为统一的人体生命活动的完全停止，是生命个体的死亡。生物学死亡是指人体全部的器官、组织、细胞结构已经破坏、功能完全丧失。传统的临床死亡把心搏、呼吸等重要的生命体征停止作为人体死亡的判断标准。随着现代科学技术的发展，判断临床死亡的标准不再是心搏、呼吸的停止，而是"脑死亡"。现在临床医疗中认为全脑的功能丧失，才是人体统一的个体生命的结束。"脑死亡"作为判断人体死亡的观念已被世界上很多国家以立法的形式认可。我国医学界对"脑死亡"的医学和社会学等有关方面正在展开积极研究。"脑死亡"概念已日趋被大家接受和认同，临床医疗中已出现用"脑死亡"标准来判断人体死亡的案例。这是因为只要人脑功能没有丧失，尽管自主心搏、呼吸已停止，但在人工心肺机维持下，人体生命仍有复苏的可能。若脑功能完全丧失，尽管通过心肺机来维持呼吸和心搏，人体生命是不可能复苏的。临床死亡在没有进入生物学死亡之前，人体除脑外，其他器官、组织、细胞在一定时间内新陈代谢并没有停止，具有生命活动，这在医学上可进行器官移植。一旦人体整个器官、组织、细胞结构被破坏，功能完全丧失，就进入了生物学死亡。

（周森林）

思 考 题

1. 名词解释：青春期、更年期、围绝经期。
2. 人体青春期有哪些生理特征？应采取哪些应对措施？
3. 围绝经期症状有哪些表现？
4. 在老年期神经系统、循环系统发生了哪些主要变化？
5. 何谓衰老的遗传决定学说？

参考文献

[1] 朱大年,王庭槐.生理学.8版.北京:人民卫生出版社,2013.
[2] 朱大年.生理学.7版.北京:人民卫生出版社,2008.
[3] 姚泰.生理学.2版.北京:人民卫生出版社,2012.
[4] 周森林.生理学.2版.北京:高等教育出版社,2007.
[5] 朱妙章.大学生理学.北京:高等教育出版社,2009.
[6] 刘春波.人体解剖生理学.2版.北京:人民卫生出版社,2010.
[7] 王云霞.正常人体功能.北京:高等教育出版社,2011.
[8] 樊小力.生理学.2版.北京:人民卫生出版社,2010.
[9] 彭波.正常人体功能.北京:高等教育出版社,2012.
[10] 王庭槐.生理学.2版.北京:高等教育出版社,2008.
[11] 白波.生理学.6版.北京:人民卫生出版社,2009.
[12] 彭波.生理学.2版.北京:人民卫生出版社,2010.
[13] 唐四元.生理学.2版.北京:人民卫生出版社,2006.
[14] 古天明.生理学基础.北京:高等教育出版社,2012.
[15] 马晓健.生理学.北京:高等教育出版社,2010.
[16] 徐筱跃.生理学.西安:第四军医大学出版社,2012.
[17] 叶绍贵,车春明.正常人体概论:生理学分册.北京:高等教育出版社,2005.
[18] 许红,叶绍贵.生理学.北京:中医古籍出版社,2002.
[19] 王爱梅.生理学.武汉:华中科技大学出版社,2010.

郑重声明

高等教育出版社依法对本书享有专有出版权。任何未经许可的复制、销售行为均违反《中华人民共和国著作权法》，其行为人将承担相应的民事责任和行政责任；构成犯罪的，将被依法追究刑事责任。为了维护市场秩序，保护读者的合法权益，避免读者误用盗版书造成不良后果，我社将配合行政执法部门和司法机关对违法犯罪的单位和个人进行严厉打击。社会各界人士如发现上述侵权行为，希望及时举报，本社将奖励举报有功人员。

反盗版举报电话　（010）58581897　58582371　58581879
反盗版举报传真　（010）82086060
反盗版举报邮箱　dd@hep.com.cn
通信地址　北京市西城区德外大街4号　高等教育出版社法务部
邮政编码　100120